中医一本通丛书

中医进补一本通

主　编　魏睦新　王　霞
副主编　魏　飞　林　青
编　委　管学忠　胡　平　冯小可
丰　翔　刘佳莅

科学技术文献出版社
Scientific and Technical Documents Publishing House
北　京

(京)新登字130号

内 容 简 介

本书是大型丛书《中医一本通》丛书之《中医进补一本通》分册。

进补是中医养生防病,促进疾病康复以及延年益寿的重要渠道。但是古人有是药三分毒的说法。所以合理进补显得尤为重要。为了帮助读者正确进补,全书的内容从学会认识自我开始,核心内容则分为:进补分类用法,体虚补养原则,常用补益中药,常用补益方剂,绿色食疗介绍,特殊人群进补,常见疾病进补等七个模块。

本书以传统的中医药理论为指导,采用条理清晰的文字以及图表尤其是思维导图的方式,知识点由浅入深、循序渐进。本书对居家进补起指导作用,对医学院校的学生,对临床医师及中医养生保健爱好者、自学者及美容工作者,也有重要参考价值。

《中医一本通》丛书编委会

主　编　魏睦新

副主编　（以姓氏笔画为序）

丁　炜　王　平　王　钢　王　霞
仲远明　吕　涛　刘振清　陈　理
陈燕萍　苏维维　林　青　胡　平
梁宁霞

编　委　（以姓氏笔画为序）

王　岚　王　栋　王桂英　丰　翔
白学武　冯小可　冯韵凝　庄天衢
朱　峰　朱伟坚　许丽清　刘佳莅
刘征堂　李　晨　李　逊　余中方
陈元元　陈庆宇　肖　斐　杜丽娜
邵丽娟　张朝晖　吴燕敏　周　泠
周定华　胥　波　陶文剑　徐　艳
徐民民　夏成勇　秦建平　殷　鸿
端木琰　蔡　红　管学忠　魏　飞
魏晴雪

前　　言

在现代科学技术迅猛发展以及西方医学体系占据主导地位的今天，老百姓对中医中药的热情却丝毫未减。这首先应该归功于中医中药对许多慢性病、疑难病的疗效，以及中医中药在体质调理、治疗未病、养生康复和提供生存质量方面所具有的不可替代的效用。中医学是中华民族千百年来医疗科技、文化、哲学、思维的智慧结晶，是中国传统科学和传统文化的载体，为中华民族的繁衍生息做出了巨大的贡献。但是我们也关注到了中医的很多理论、方法不能被解释与证明，很多疗效无法被确切再现，从而在其生长的土壤上一度遭遇了信任危机。另一方面，目前中医科普市场菁芜并存，既有科学活泼的好作品，也有缺乏科学性甚至误导读者的作品存在。由于历史的原因和学科的独特性，要在短期内把中医融入现代自然科学是不现实的。我们应该做的和能够做的，就是要加强科普宣传，让大众尤其是青年人更好地走近中医、了解接受中医。如果把中医比作开在树梢的美丽的鲜花，科普就是为摘花的朋友搭起脚手架，帮他一把，但又不是替代，而是要让读者凭借自己的智慧摘到鲜花，使中医的独特魅力为大家所认同，这就是编写本丛书的目的所在。

本丛书从基础到临床，从诊断到食养，共分 11 分册，分别是：中医基础一本通，中医诊断一本通，中药一本通，方剂一本通，中医内科一本通，中医妇科一本通，中医儿科一本通，中医进补一本通，中医食疗一本通，中医针灸一本通，中医推拿一本通。各分册自成体系，又相互关联。读者可以成套购买学习备查，也可以选择自己感兴趣的分册单独使用。我们在编写过程中，基础部分注意结合临床实践，临床部分注意基础知识的温习。作为全书编写的灵魂部分，中医学理论的普及性诠释贯穿了始终。这是因为中医理论体系是在长期的临床实践经验积累的基础上，用中国古代哲学思想包被，其理论的表达有着深刻的古代哲学意味，如“天人合一的整体观念”、“精气学说”、“阴阳五行”等。本丛书用通俗易懂的语言将其深奥的道理表达出来，用常理解释医理，让人们理解应用。从内容上要注重与现代生活结合，注重为读者解决实际问题；从形式上迎合“读题时代”“读图时代”人们的阅读习惯。首次尝试把英国著名科学思维专家托尼巴赞创造的思维导图引用到中医知识结构的梳理，加强了趣味性，提高了理解记忆效果。对于针灸、按摩这些广大读者认知度很高的实用中医技术，多用线条图或照片图来说明问题，少用文字，使读者能够“一看就懂，一学就会”，进一步能够“按图索骥”，极大地方便了读者。此外，针对部分立志于学习中医却没有机会走进课堂的青年读者的需求，我们特意在每章结束时，做一小结用以归纳全章内容。其后又附一题解，帮助读者复习掌握。由于各分册的内容不同，在题解体例上没有要求各分册的绝对统一。对于把中医当科普常识了解的读者，这两部分可以跳开，不必深究。

与一般教科书不同，为了把本丛书编为一部受欢迎的、有持久生命力的科普作品，编著者首先从内容上注意了对艰深晦涩的专业词汇的处理，尽量用非医学专业读者看得懂、听得进的语言来写，在部分分册中将一些初次接触很难理解的中医术语处理为副标题，另外又起了一通俗易懂的主标题，帮助读者理解，引起读者的阅读兴趣。如“经络”——人体内部的互联网，“气、血、津液”——生命活动的基本物质，“灸法”——温馨的一把草等。努力把艰深的医理、枯燥的术语变成有亲和力、有表现力、有新鲜感，与现代生活接轨的语言，引起读者的兴趣。笔者以为，现在是一个讲究包装的时代，中医科普作品在形式上也要多下工夫，力求标题醒目，层次清楚，检索性强，这样才能更好地表现内容，读者也更乐于接受。本丛书具有以下特色：

1. 中医的人文关怀思想的挖掘

传统中医一向注重人文精神，强调以人为本，作为中医学理论的奠基著作《黄帝内经》一书把人定位在一个重要的位置，认为人的生命是宇宙间最宝贵的东西。如今传统的生物医学模式已被生物—心理—社会模式所取代，这种医学模式的转变实际上是医学人文的回归。我们力求通过自己的笔墨，让读者理解中医治疗的是人，是有病的人，或需要防病的人。人的状态在各种因素影响下发生了偏差就是病。中医的本质就是发现偏差，通过药物针灸等各种渠道扭转偏差，使人恢复到阴阳平衡的常态，疾病就好了。在防病治病中，人的精神生活非常重要，“精神内守，病安从来”。中医注重人文关怀，情志调节，提高人们的生活质量和生存质量是中医追求的目标。

2. 中医整体观念的挖掘

中医学是以中国古代“天人合一”的道家思想为核心，强调天人是合一的，人类从大自然得到我们所需要的一切。这就是中医独特的整体观念思路。自然界的风、寒、暑、湿、燥、火和人体内的气血在正常情况下是一种自然的和谐。而当人与它们不能和谐的时候，就要得病。因此，必须遵循自然变化规律，遵循自身的体质条件，研究各种外来因素对人自身体质所可能产生的正、负两方面的作用。用整体观念、阴阳平衡观念为指导，调整机体偏差，适应自然环境变化，是中医治疗的本质。现代医学依赖高科技手段，有各种诊疗仪器，而传统中医在整体观念的指导下，认为疾病变化的病理本质虽然藏之于“内”，但必有一定的症状、体征反映于“外”。故诊病以“司外揣内、见微知著、以常达变”为基本原理，通过望、闻、问、切四诊合参。本书虽然无法期待读者对中医诊病方法了如指掌，但通过阅读，力求使其掌握一些基本的手段、方法，理解中医诊断方法的科学性。并学会对常见现象的判断：如观察病人面色淡白无华，多为血虚证或失血证；面黑暗淡，多为肾阳虚的表现；舌有瘀斑，是体内有瘀血的表现，听声音高亢有力的多为实证等。

3. 中医辨证论治思想的挖掘

中医中药因为毒副作用小，很多人只凭对中医的简单了解就将一些常用的中成药作为保健类药物长期服用。如目前人们比较推崇的六味地黄丸，对于那些肾阴亏虚，即在肾虚的基础上还伴有潮热盗汗、口干舌燥、舌红少苔等阴虚症状的人确实有效；而对于肾虚又怕冷的就不能使用，应该换用金匮肾气丸。这就是中医的辨证论治。根据患者对各种内外因子产生偏差的表现，寻找引起偏差的本质，然后纠正，就达到了治疗的目的。中医治疗以“辨证施治”为其基本特点，强调个体化，主张“因人、因地、因时”制宜。现代医学随着人类基因研究的深入，这几年也开始强调“个体化医疗”的重要性了。佐证了中医辨证论治的意义。

4. 中医治疗“未病”思想的挖掘

近年来国际上医学研究的热点之一“亚健康”，就是指介于健康与疾病之间的边缘状态，又叫慢性疲劳综合征或“第三状态”。如今医学界对亚健康状态的重视正好和古人“治未病”的思想不谋而合。中医除了治病之外，在预防疾病上也有很大的优势。自古就有“不治已病治未病”的古训。治未病，其含义广泛，主要包括未病先防和既病防变两个方面，就是治在疾病未发生之时、未加重之时、未演变之时、未复发之时、未后遗之时，预先采取措施，防止疾病的发生、发展、传变等。本丛书在进补一本通和食疗一本通中，充分强调注意把治未病的思路贯彻到养生保健中去。强调中医可以根据自身体质偏阳偏虚偏寒偏热等服用中药调理，选择食品调理。治未病的方法自古以来相当丰富，我们在取材方面，注意甄别，尽可能把简便易行，有中医科学内涵，能够期待疗效，改善体质的好方法介绍给读者。

本分册由南京医科大学博士生导师魏睦新教授和王霞老师主编策划审改，南京中医药大学魏飞和南京医科大学林青作为副主编，组织编写并直接参与了编写工作。编委管学忠、胡平、丰翔、冯小可和刘佳莅医师在全书的编写、图表编制和通稿方面做出了贡献。科学技术文献出版社自始至终对本书的编写策划给予了大力支持。

中医科普任重而道远，要用读者可以接受的方式，让人们真正走近中医，认识中医，喜欢中医，让中医的独特魅力终将为世界所认同，是每一位中医工作者的义务和责任。为此本丛书由南京医科大学牵头，邀请了中国中医研究院、世界华人消化杂志社、南京中医药大学和遵义医学院等国内知名大学及其附属医院的中医专家和博士硕士年轻学者为主执笔。尽管我们尽了最大努力，但是由于中医科学的博大精深，其形成时代的久远，以及本书作者群知识面的局限，难免有不到之处。我们真心期待读者朋友给予批评指正。有机会再版时使本丛书变得更完美（主编电子邮箱 weimuxin@njmu. edu. cn）。

魏睦新　书于石城

目　录

导 论

古人云:虚则补之,实则泻之。目前社会中有这样三种人出现了不同程度的虚证,可以考虑中医进补。一是慢性病患者。慢性病的时间都比较长,久之身体消耗很大,津液气血不足,所以要补,根据气血阴阳的虚损程度,可以对症补之。二是中老年人。因为年老体衰,脏腑功能减退,也可以对症进补,这样可以达到延年益寿的目的。三是亚健康人群。现在社会竞争性强,压力大,生活节奏加快,不少白领人士都患有亚健康综合征,这些人用中医来调节身体机能非常好。

一般人的概念,营养物质总是越多越好,于是拼命进补高级补品或补食。其实这种观念和中医的进补原则背道而驰。中医强调"中和",并不是像在冷开水中掺入热水,使之成温水那么简单。"中和"实际上有一个十分复杂的矛盾运动过程,落实在补益上,也就是说一味进食不意药食,这样的补益是僵化的,没有生命力的。真正的中医进补,应该是结合季节、年龄、性别、脏腑特性等多种因素,全面协调,多方照顾。

中医进补的药食资源,其中绝大部分有相对固定的配方。这些配方大多数是古代流传下来的,也有是现代医学家、养生家、美食家所创造的。有效而有益的进补方剂，对现代进补实践来说是一个无价之宝。本书记载了大量处方，除了具有可行性和实用性以外，其中也有一部分方剂可供进一步深入研究。

人体虚损，脏腑功能必然减弱，脏腑功能不足，就会产生痰饮、瘀血、宿食、积聚等病理产物。根据辨证论治的原则，在补虚的同时，必须顾及痰饮瘀血之类，即在进补方中加入“泻药”，以利于病理产物的排出。

第一章

学会认识自我

中医将身体虚弱称体虚，把慢性疾病的虚弱称虚证，虚证有不同性质和表现，从气血、阴阳方面分，虚证可以有气虚、血虚、气血两虚，阴虚、阳虚和阴阳两虚等；结合心、肝、脾、肺、肾五脏，则每一脏又有气、血、阴、阳虚弱的类型，如肺气虚、脾阳虚、肾阳虚等。中医理论是讲平衡的，只要人体气血阴阳平衡，就是健康，不足的是虚弱，需补养，多余的是病邪，要祛除，以期达到新的平衡，恢复身体健康。体虚是机体某些功能有所减退，不一定患病，即西医所称之“亚健康”，如不及时补养、调节和调理，任其进一步发展，对健康不利。学会认识自我，判断自己的身体情况、体质类型，对于进补非常重要。

第一节　气血阴阳辨证

一、气虚证

气虚指元气不足，气的推动、温煦、固摄、防御、气化等功能衰退，或各脏腑组织机能减退所表现的证候。常因久病、重病或劳累过度耗伤元气，或因先天不足、后天失养使元气虚弱，或因年老体弱，脏腑功能衰退所致。

气虚之体的主要表现为：少气懒言、全身疲倦乏力、声音低沉、动则气短、易出汗，头晕心悸、面色萎黄、食欲不振，虚热，自汗，舌淡而胖，舌边有齿痕，脉弱等。气虚严重者可表现为气陷，出现腹部坠胀感或腰酸腰痛，同时伴有脱肛、子宫下垂或其他内脏下垂等症。功能减退，不一定有病，气虚者需补气，补气的药物可选用人参、黄芪、党参等。方剂可选用四君子汤、参苓白术散、补中益气丸、玉屏风散等。

二、血虚证

血虚指血液亏少，不能营养脏腑。器官组织和心神而表现的虚弱证候。常因脾胃虚弱，营养不良；各种急慢性出血致失血过多；或久病不愈；或思虑过度，暗耗阴血；或瘀血阻络，新血不生；或寄生虫病等原因所致。

血虚之体的主要表现为：面色萎黄苍白，唇爪淡白，头晕乏力，眼花心悸，失眠多梦，大便干燥，妇女月经失调（经少、经闭、或周期延迟），舌质淡、苔滑少津，脉细弱等。进补宜采用补血、养血、生血之法，补血的药物可选用当归、阿胶、熟地、桑椹子等。方剂可以根据不同的情况选用四物汤，八珍丸，十全大补膏，河车大造丸等。

三、阴虚证

阴虚又称阴虚火旺，俗称虚火，指体内阴液亏虚，无以制阳，不能滋润濡养机体，虚热内生的证候。常由热病伤阴；或情志不遂，气郁化火，火伤津液；或禀赋不足，房事过度等原因所致。

阴虚之体的主要表现为：形体消瘦，怕热，易怒，面颊升火，口干咽痛，大便干燥，小便短赤或黄，五心（两只手心、两只脚心与头顶心）烦热，盗汗（夜间睡觉时出汗，醒后汗止），腰酸背痛，梦遗滑精,舌干,少津液,舌质红,苔薄或光剥,脉细数等。进补宜采用补阴、养阴等法,补阴虚的药物可选用生地、麦冬、玉竹、珍珠粉、银耳、冬虫夏草、石斛,龟板等。方剂可选用六味地黄丸、左归丸、大补阴丸、二至丸等。

四、阳虚证

阳虚又称阳虚火衰,指体内阳气虚衰,机体温煦、推动、蒸腾、气化等作用减退所表现的虚寒证候。常由素体阳虚,或久病体虚,或过食生冷损伤阳气,或禀赋不足,或老年脏气亏虚等原因所致。

阳虚是气虚的进一步发展,阳虚之体的主要表现为:除有气虚的表现外,平时怕冷,四肢不温,喜热饮,体温常偏低,腰酸腿软,阳痿早泄,小腹冷痛,乏力,小便清长,舌质淡薄,苔白,脉沉细等。进补宜补阳、温阳,补阳虚的药物可选用红参、鹿茸、杜仲、肉桂、海马等,可选用金匮肾气丸、右归丸等方剂。

五、阴阳两虚

体虚者亦常出现两虚之体,两虚之体有以下几种:

1. 气阴两虚证　既有气虚又有阴虚,其主要表现为:既有头晕、乏力、腿软等气虚表现,又有升火、咽干、舌红等阴虚表现,但没有慢性疾病,这种体质称气阴两虚体质,进补宜采用益气养阴之补法,即在进补时应同时考虑补气和补阴。

2. 阴阳两虚证　既有阴虚又有阳虚,称阴阳两虚,其主要表现为:既怕冷又怕热,冬天特别怕冷,夏天又特别怕热,这是阴阳失调或阴阳两虚之体质,进补宜采用阴阳并补,养阴温阳和滋阴壮阳等补法。

3. 气血两虚证　气血两虚一般出现在贫血、白细胞减少症、血小板减少症、大出血后、妇女月经过多者等,其主要表现为:既有气虚的表现,又有血虚的表现,进补宜采用益气生血、气血并补。

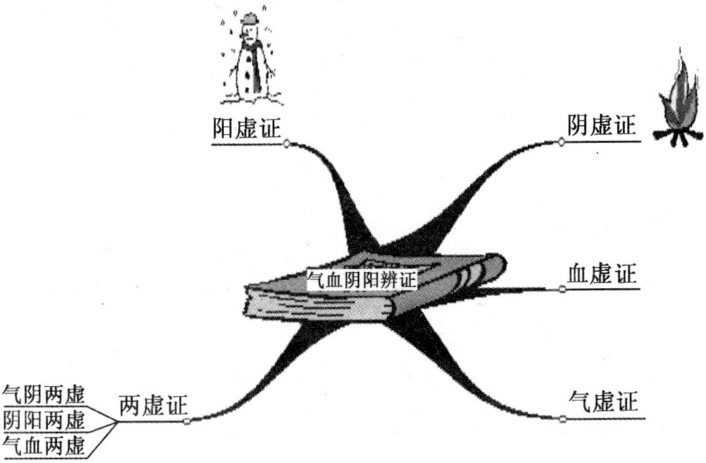

图 1-1　气血阴阳辨证

第二节　脏腑虚实辨证

一、心系虚证

1. 心气虚证　心气虚证是指心气虚衰，无力推动血液运行。其主要表现：心悸，气短，自汗，易惊，健忘，面色淡白，少气懒言，神疲乏力，难以入眠，舌苔白，舌质淡，脉细弱等。

进补方法：补益心气，可选用养心汤、炙甘草汤等方剂。中药可选用人参、茯苓、酸枣仁、五味子等。

2. 心阳虚证　心阳虚证是指心阳虚衰，温运功能失常，虚寒内生所表现的证候。其主要表现：心悸或怔忡，心胸憋闷或痛，气短，自汗，形寒怕冷，面色皖白或面唇青紫，舌质淡胖或紫暗，苔白滑，脉弱或结代。心阳虚脱则凉，苔白，舌体润，脉迟。心阳衰微则大汗淋漓，四肢厥冷，呼吸微弱，脉微欲绝甚或神志模糊，昏迷不醒。

进补方法：温补心阳，可选用保元汤等方剂。中药可选用人参、黄芪、刺五加等。

3. 心血虚证　心血虚证是指心血不足，不能濡养心脏，心失所养。其主要表现：心悸或怔忡，心烦，不寐，健忘，头晕目眩，面白无华，唇指甲淡，舌质淡白，脉细弱等。

进补方法：补血安神，可选用四物汤等方剂。中药可选用大枣、桑椹、龙眼肉等。

4. 心阴虚证　心阴虚证是指由于心阴亏损，虚热内扰所表现的证候。其主要表现：心悸或怔忡，心烦，失眠多梦，潮热或低热，五心烦热，盗汗，唇燥咽干口苦，尿黄便结，舌红少津，无苔或薄黄苔，脉细数等。

进补方法：滋阴安神，可选用补心丹等方剂。中药可选用柏子仁、玉竹、麦门冬等。

二、肝系虚证

1. 肝血虚证　肝血虚证指肝血不足，筋失所养。其主要表现：头昏眼花，两眼干涩，视物模糊，或夜盲，头晕，面白无华，唇、指甲淡白，胁痛，妇女月经量少或经闭，舌质淡白，脉弦细等。

进补方法：补养肝血，可选用四物汤、补肝汤等方剂。中药可选食当归、熟地黄、白芍、枸杞子等。

2. 肝阴虚证　肝阴虚证指肝阴不足，津亏血少，虚热内扰。其主要表现：两眼干涩，视物模糊，胁痛，潮热或低热，五心烦热、盗汗、唇燥咽干，口苦，尿黄便结，舌红少津，无苔或薄黄苔，脉弦细数等。

进补方法：滋补肝阴，可选用一贯煎等方剂。中药可选用女贞子、龟板、石斛等。

三、脾胃虚证

1. 脾气虚证

(1)脾失健运证:脾失健运证是指脾气不足,运化失职所表现的虚弱证候。其主要表现:腹胀食少,食后胀甚,大便溏薄,肢体倦怠,神疲乏力,少气懒言,形体消瘦,面色萎黄,或见肥胖、浮肿,舌淡苔白,脉缓弱。

进补方法:补益脾气,健脾助运。可选用四君子汤、参苓白术散等方剂。中药可选用党参、白术、黄芪、薏苡仁、山药等。

(2)脾虚气陷证:脾虚气陷证是指由于脾气亏虚,升举无力而反下陷所表现的证候。其主要表现:脘腹坠胀感,食后更甚,或便意频数,甚则脱肛,或内脏下垂,或小便混浊如米泔。伴有头晕目眩,气短乏力,神疲倦怠,食少便溏,舌淡苔白,脉虚弱。

进补方法:补气升清。可选用补中益气汤。中药可选用黄芪、白术、人参、柴胡等。

(3)脾不统血证:脾不统血证是指由于脾气虚弱,不能统摄血液,而致血溢脉外为主要表现的证候。其主要表现:便血、尿血、皮肤有出血点、牙龈出血、鼻子出血,或妇女月经过多等,伴有食少便溏,神疲乏力,少气懒言,面白少华,舌淡脉细弱。

进补方法:补气摄血。可选用归脾汤。药有人参、龙眼肉、黄芪、白术、当归等。

2. 脾阳虚证 脾阳虚证指脾阳虚衰,寒从内生所表现的证候。其主要表现:面色苍白,形寒肢冷,口淡不渴,纳呆食少,食后腹胀,尿清便溏,或见浮肿,尿少,或白带清稀,舌淡苔白滑,脉沉细无力等。

进补方法:温补脾阳,可选用理中丸、五苓散等方剂。中药可选用益智仁、补骨脂、骨碎补、肉桂、巴戟天等。

3. 胃气虚证 胃气虚证是指胃气不足,受纳、腐熟功能减弱,以致胃失和降所表现的证候。其主要表现:纳呆,口淡无味,不思饮食,胃脘微闷不舒,舌质淡,脉细弱等。

进补方法:补中益气,可选用补中益气汤等方剂。中药可选用人参、太子参、黄芪、白术、茯苓、山药等。

4. 胃阴虚证 胃阴虚证是指由于胃阴不足,胃失濡润、和降所表现的证候。虚热证不明显者,常称胃燥津亏证。其主要表现:口渴咽燥,饥不欲食,大便干燥,干呕呃逆,舌光红少津,脉细数等。

进补方法:滋补胃阴,可选用益胃汤等方剂。同时可选用黄精、玉竹、石斛、沙参、天门冬、麦门冬、西洋参等中药。

5. 胃阳虚证 胃阳虚证是指由于胃阳不足,虚寒内生,以致胃失和降所表现的证候,又称胃虚寒证。其主要表现:胃脘疼痛,作胀,吞酸嘈杂,呕吐呃逆,四肢厥冷,喜热饮,舌苔白滑,脉沉迟等。

进补方法:温胃散寒,可选用良附丸。

四、肺系虚证

1. 肺阴虚证 肺阴虚证是阴津不足,肺失濡润所表现的证候。多由肺病日久,耗伤肺阴所致。其主要表现:颧红,潮热盗汗,五心烦热,口燥声嘶,干咳无痰或少痰,或痰中带血,尿黄便结,舌红少苔,脉细数等。

进补方法:滋阴润肺,可选用百合固金汤等方剂。中药可选用沙参、麦冬、百合、王竹、西洋参、山药等。

2. 肺气虚证 肺气虚证指由于肺功能减弱,其主气、卫外功能失职所表现的虚弱证候。其主要表现:少气懒言,倦怠无力,常自汗出,声低气促,咳喘无力,痰多清稀,平时易感冒,舌质淡,苔薄白,脉虚弱等。

进补方法:补益肺气,可选用补肺汤、玉屏风散等方剂。同时可选用党参、黄芪、巴戟天、人参、补骨脂等中药。

五、肾系虚证

1. 肾阴虚证 肾阴虚证是指由于老年肾亏，或久病虚损导致肾阴不足，阴虚火旺的临床证候。其主要表现：腰膝酸软，头晕耳鸣，或耳聋；遗精，形体消瘦，五心烦热，潮热或低热，盗汗、颧红、口干咽燥，尿黄便结，舌红少苔少津，脉细数等。

进补方法：滋补肾阴，可选用六味地黄丸等方剂。此外可选用何首乌、枸杞子、女贞子、熟地黄、桑椹子等中药。

2. 肾精亏虚证 肾精亏虚证指由于病久伤肾，或房劳过度，导致肾精亏耗。其主要表现：头晕健忘、耳鸣耳聋、发脱齿摇、腰膝酸软、舌淡脉沉细等。

进补方法：补益肾精，可选用河车大造丸、五子衍宗丸等方剂。此外可选用熟地黄、菟丝子、骨碎补、黄精、紫河车等中药。

3. 肾气虚证 肾气虚证指由于肾气虚，肾的气化、固摄功能减退所表现的临床证候。其主要表现：腰膝酸软，神疲乏力，小便频数，甚至遗尿，男子可表现为滑精早泄、女子可表现为白带清稀，舌苔淡白，脉沉弱等。

进补方法：补益肾气，固肾摄精，可选用桑螵蛸散、肾气丸等方剂。还可选用杜仲、蛤蚧、仙茅、海马、巴戟天、核桃仁等中药。

4. 肾阳虚证 本证多由素体阳虚，老年肾阳不足，或久病、重病伤及肾阳所表现的肾阳亏虚，虚寒内盛的证候。其主要表现：腰酸膝软，耳鸣头晕，面色㿠白，神疲乏力，喜卧嗜睡，形寒肢冷，或见阳痿，尿清、舌淡胖，白润苔，脉沉细迟弱等。

进补方法：温补肾阳，可选用附桂八味丸、右归丸等方剂。此外可选用仙茅、锁阳、海马、蛤蚧、韭子、肉苁蓉、淫羊藿、鹿茸、冬虫夏草等中药。

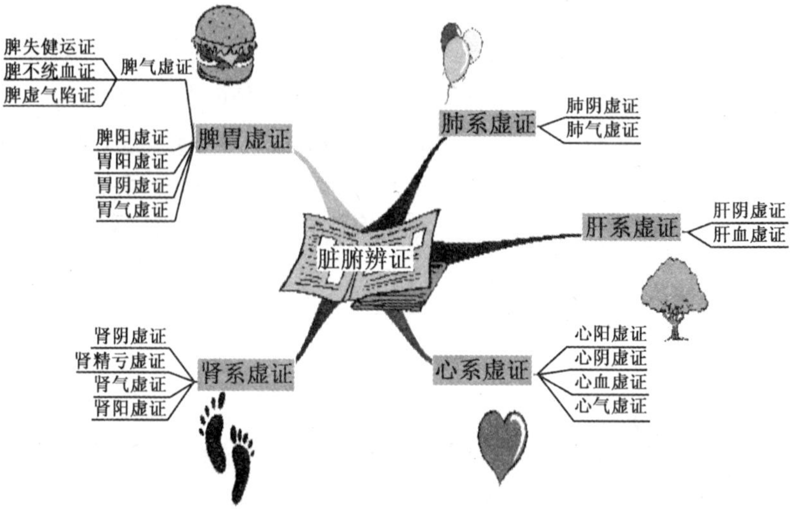

图 1-2 脏腑辨证

本章小结

综上所述，首先要对自身体质有个判断，然后可选用补气、血、阴、阳的食品及药膳进行辨证辨体施补，同时应根据虚弱的轻重交替选服，通过进补待虚弱的表现消失，恢复健康后应停服进补食品及进补药膳，到服食正常的平衡膳食即可，真正做到“虚则补之，实则泻之”，无虚不须补，避免不虚而补，补之过度或进补不当而引起的不良反应，反而对健康不利。但药物不是万能，如果只依靠药物，而不靠自身锻炼和摄养，毕竟是被动的，消极的。药物只是一种辅助的养生措施，在实际应用中，应掌握如下原则。

一、不盲目进补

用补益法进行调养，一般多用于老年人和体弱多病之人，这些人的体质多属“虚”，故宜用补益之法。无病体健之人一般不需服用。尤其需要注意的是，服用补药应有针对性，倘若一见补药，即以为全然有益无害，贸然进补，很容易加剧机体的气血阴阳平衡失调，不仅无益，反而有害，故不可盲目进补，应在辨明虚实，确认属虚的情况下，有针对性的进补。清代医家程国彭指出：“补之为义，大矣哉！然有当补不补误人者；有不当补而补误人者；亦有当补而不分气血、不辨寒热、不识开合、不知缓急、不分五脏、不明根本，不探求调摄之方以误人者，是不可不讲也”，这是需要明确的第一条原则。

二、补勿过偏

进补的目的在于谐调阴阳，宜恰到好处，不可过偏。过偏则反而成害，导致阴阳新的失衡，使机体遭受又一次损伤。例如，虽属气虚，但一味大剂补气而不顾及其他，补之太过，反而导致气机壅滞，出现胸、腹胀满，升降失调；虽为阴虚，但一味大剂养阴而不注意适度，补阴太过，反而遏伤阳气，致使人体阴寒凝重，出现阴盛阳衰之候。所以，补宜适度，适可而止，补勿过偏，这是进补时应注意的又一原则。

三、辨证进补

虚人当补，但虚人的具体情况各有不同，故进补时一定要分清脏腑、气血、阴阳、寒热、虚实，辨证施补，方可取得益寿延年之效，而不致出现偏颇。

思考题与题解

1. 哪些人适合进补？

答：长期患病、体质较差的人适合进补。如各种胃病、心脏病、肺部疾病引起的体质虚弱，可通过进补提高机体抵抗力，减轻疾病的症状，控制疾病发作。亚健康人群也可适当进补，如平时工作压力较大、生活节奏快，人易感到疲劳，无法耐受较强的工作压力，又查不出明确疾病者。健康人群若想进补，则要注意调补过程中掌握个人的体质特征，以免盲目进补弄巧成拙。

2．身体较胖、血脂高、血糖高是否能进补？

答：这类人群是可以进补的。不过，在进补过程中，应兼顾选用更多降脂、降糖类的中药材，一般不会增加肥胖；如与控制饮食、适量运动相结合，还能起到减肥作用。

3．中医进补的作用是什么？

答：进补的作用包括三方面：(1)器官功能的恢复：受伤害的器官功能恢复，五脏气血调和，使营养自动生产，且不再流失。(2)对疾病抵抗力的建立，即目的在扶正，使身体不容易生病。(3)营养的补充，使身体消耗、流失的营养得以补充，恢复体力。

4．进补方是怎么组织而成的？

答：进补人群中，大多患有高血压、冠心病、老慢支等慢性病，他们不同程度地存在虚证，如气虚、阴虚等。根据病人提供的症状，结合医师掌握的体征综合归纳，决定他们的证候属性，开展针对性治疗。比如高血压，阴虚证候比较多，应用北沙参、白芍、枸杞等；冠心病，心气不足，心阳不振较多，可用党参、黄芪、附子、桂枝等；胃病则以脾胃虚弱多见，可用太子参、生白术、淮山药等……临床治疗众多，证候属性不一，一定要根据病人的症状、体征归纳正确，有目的地选用补益之品。

5．进补时是否只选用补益药，其他治疗药物能应用吗？

答：治疗性药物是必不可少的。一般的疾病常常是虚实夹杂。例如，高血压除阴虚外，还可见有痰湿；冠心病人瘀血很常见。所以，组方要对痰湿、瘀血等诸症兼顾治疗，这也体现“寓通于补”的中医经典思想。

此外，选用一些中药药理中明确治疗某些疾病的药物，也很有用。比如首乌、葛根、白蒺藜、羚羊角粉等能降血压，天花粉、玉竹、蚕茧、淮山药等能降血糖，枸杞、泽泻等能降低血脂，生薏苡仁等能降血尿酸等。当然，选药与病人的证候属性一致，效果则更好。

6. 如何选择补品？

答：现在市面上补品很多，常见的有人参、冬虫夏草、鹿制品等。不过，大家选择时要注意几点：凡是医生判定的热性体质或阴虚内热体质，一般用偏寒凉补品，如西洋参、枸杞、冬虫夏草等；如寒性或阴虚内寒体质，可以用生晒参、桂圆、红枣等，甚者可以用鹿制品、红参、胎盘制剂等。进补应该在胃口较好、舌苔不腻等情况下进行，若近期由于种种原因引起苔腻、胃纳不佳等，则应暂停；若遇感冒、发热或其他一些感染性疾病、慢性病的发作期，进补也应暂停。

7. 补药是否可以长期服用？

答：补药不可长久服用。药性有寒、热、温、凉之不同，各有其适应证候。例如当人体有热证时须用寒性药治之，而当热证已除，如果再用寒性药，那就于人体有害了。人体阳虚过甚，适时服用鹿茸定当奏效，而人体阳虚已好如果再服鹿茸，那就可能出现狂躁证候。人参虽是补药之王，但长期服用可能引起“人参滥用综合征”。所以，要适可而止，恰到好处。

8. 脾失健运证与脾不统血证、脾气下陷证如何区别？

答：三者在临床上都有脾气虚证的表现，如食少腹胀、纳呆便溏、神疲乏力、少气懒言、舌淡苔白、脉弱。

脾不统血证是指脾气虚弱，不能统摄血液，而致血溢脉外为主要表现的证候，除脾气虚证的表现外，还应有气不摄血导致的各种出血症状，如便血、尿血、月经量多等。

脾虚气陷证是因脾气虚弱，升举功能减弱，脾气不升反降所致。因此除脾气虚证的表现外，还应有脘腹重坠作胀，肛门重坠，甚则脱肛、子宫脱垂等脏器下垂的表现。

9. 肾阴虚和肾阳虚可以相互转化吗?

答:肾阴、肾阳的相互关系:肾阴与肾阳是肾脏生理的两个方面。滋养全身各个脏腑的作用,称为肾阴;推动全身各个脏腑的活动的作用,称为肾阳。肾阴虚和肾阳虚是肾脏病理的两个方面,虚而有热为阴虚,虚而有寒是阳虚。两者的性质是不同的,阴阳、寒热,是对立的两个方面。但两者又共居于肾脏之中,是肾精和肾气的具体表现,又是密切联系不可分割的。阴液需要依靠阳气的推动,阳气需要阴液为基础。肾阴虚和肾阳虚往往相互影响,出现阴虚及阳或阳虚及阴的病理现象。我们对肾阴虚和肾阳虚的症状同时出现的时候,不能平等看待,必须具体分析,看哪个方面在病理变化上起着主导作用的方面。以肾阴虚为主,要滋补精血,使肾阴充足,肾阳才能振奋。在中医理论上叫做"精能化气"。以肾阳虚为主,在治疗上首先要培补元气,使肾阳得到旺盛,才能促进肾阴恢复。在中医理论上称为"精血不能速生,元气所当急固"。还必须注意,在疾病发展的过程中肾阴虚和肾阳虚的主要位置会变换,治疗的重点就要相应变化。

10. 何为血虚证?

答:血虚证指血液亏少,不能营养脏腑、器官组织和心神而表现的虚弱证候。常因脾胃虚弱,营养不良;各种急慢性出血致失血过多;或久病不愈;或思虑过度,暗耗阴血;或瘀血阻络,新血不生;或寄生虫病等原因所致。

第二章

进补分类用法

第一节　进补的原理

无论何种补益，都是以中医的基本理论为指导，通过各自的方式平衡阴阳，调和气血，补益五脏，从而保证人体的健康。

一、平衡阴阳

阴阳学说是中医理论的指导思想，至今仍然在指导着中医临床。当人体处于阴阳平衡的状态时，中医便认为属于健康的状态，如《素问・调经论》指出的“阴阳匀平，以充其形，九候着一，命曰平人”。当病邪作用于人体，人体正气与之相搏，斗争的结果使得阴阳平衡被打破时，机体产生一系列的病理变化，中医则称之为阴阳失调。

辨证论治是中医的精华，进补作为中医“八法”中的补法，也应当依据辨证论治的总原则，实施辨证施补。在中医的八纲（阴阳、表里、寒热、虚实）辨证中，阴阳系八纲之首。《素问・阴阳应象大论》指出：“阴阳者，天地之道也，万物之纲纪，变化之父母，生杀之本始，神明之府也。”在八纲辨证中，阴阳统帅其他六纲，其中表、热、实属阳；里、虚、寒属阴。

阴阳是互根的。明代赵养葵在其所著的《医贯·阴阳论》中对阴阳互根的理论作了说明，指出：“阴阳又各互为其根，阳根于阴，阴根于阳；无阳则阴无以生，无阴则阳无以化。”意思是说阴精（指一切营养物质）是人体生理功能活动的物质基础；而阳气（指一切生理功能活动）必须依赖阴精的资助。如果没有阴精的资助，生理功能活动便无以产生；而阴精的生成又必须以阳气为之生化。如果没有阳气为之生化，也就不能形成阴精。阴阳之间相互依赖，互生互长。在补益当中必须根据阴阳之间的相互关系采取不同的方法，或滋阴、或壮阳、或阴阳双补，以达到阴阳平衡的目的。

二、调和气血

气血是构成人体和维持人体生命活动的基本物质。气血充盈方能满足人体生命活动的需要，早在《素问·调经论》指出：“人之所有者，血与气耳。”中医认为气在人体中有五大作用：（一）气可以对人体的生长发育以及各脏腑、经络等组织器官的生理活动，起着激发与推动作用。（二）气的运行可维持人体的正常体温，因而保证了各组织器官正常的生理活动。这种作用被称为温煦作用。（三）气能够护卫全身的肌表，防御各种外邪的侵袭，起到对疾病的防御作用。（四）气能够维持血和津液等液态物质的正常运行，营养全身各组织器官。气还能够控制汗液、尿液等津液的分泌量，对人的津液起到固摄作用。（五）气还具有气化作用，所谓“气化”也就是气的运动所产生的变化，与各脏腑、经络等组织器官的功能有关，比如将食入的食物转化为水谷之精气，而水谷之精气又化生为气血、津液，以及气、血、津液之间的相互转化都是由于气化作用。

气作为构成人体和维持人体生命活动最基本的物质，它的作用是通过气的运动来实现的。而人体的气的运动变化过程也就是人体生命活动的过程。

气的运行方式称为气机。气机表现为升、降、出、入四种形式。气的升、降、出、入正常，人体的生理活动就能正常进行；气的升、降、出、入失常，人的生理活动就会受到破坏，影响人体健康。气机失常可以表现为气虚、气滞、气逆、气都、气陷、气脱等。结合到脏腑的病变则可以表现为脾气下陷、胃气上逆、肾不纳气等。

血是人体脉管内循行着的红色液体，和气一样，也是构成人体和维持人体生命活动的基本物质。血主要靠脾胃消化吸收水谷精微所化生。正如《灵枢·决气》篇所说："中焦受气，取汁，变化而赤，是谓血。"血对机体有营养作用，通过血脉输布全身，为各脏腑、组织器官的生理活动提供物质基础，从而维持人体的正常生理功能。血还为人的精神活动提供物质基础。血液充足，则人的精力充沛，思维清晰，感觉灵敏，正如《灵枢·平人绝谷》篇所说："血脉和利，精神乃居。"血与气之间关系密切，气能生血、行血、摄血。

饮食物化为水谷精微，水谷精微又转化为营养物质和津液，营养物质和津液再转化为血液，这当中所有的过程都离不开气的作用。血液生成后的循行和输布，也是在气的推动作用下实现的。气对血液循行的推动一方面表现为对血有直接的推动作用，另一方面气对血液的推动作用保证和促进了脏腑的正常功能，而脏腑的功能又反过来推动了血液的运行。

气不仅能使血液在血脉中正常的循行，同时保证血在血脉中不致溢出，即气能摄血。当气的功能降低或失常时，均对血产生不良的影响，气虚使脏腑功能下降，如脾胃功能减弱，则化生血的功能减弱，造血减少，导致血虚证的发生。气虚时，可导致血行缓慢，严重的会造成血液瘀阻。气对血液的固摄作用减弱时，则会导致各种出血证的发生，即所谓"气不摄血"。

各种补益方式，既补气又补血，使气血调和，促进机体对水谷精微物质的吸收，保证气血生化充足，保证了气血的正常作用，使人体的生理功能正常，从而保证人体的健康。

三、补益五脏

人体的亏虚，不论是阴阳还是气血，最终都体现在五脏上。所以中医在注重阴阳、气血补养的同时，十分注重五脏补养。所谓五脏，是指中医根据脏器的形态、功能不同而确定的五种功能器官，包括心、肝、脾、肺、肾。五脏的功能正常，发挥着藏精的作用，中医谓之五脏坚固，反之则认为五脏亏虚。《灵枢・天年》说："五脏坚固……故能长久。"《灵枢・本藏》说："五脏皆坚者，无病。"在五脏之中，中医十分强调以脾肾为本。因为人的生长发育和衰老都与肾关系密切。所以有"肾为先天"之说。先天禀赋好，给人的一生打下了良好的物质基础。但有了这样的基础是不够的，还需要有后天调养和资助。

后天的资助和调养主要是通过脾来实现的。脾的运化功能正常，方能保证人的各种营养物质的消化吸收。脾肾之间也就是先天后天之间的关系，同样也存在着相互资助的关系。在调养后天的同时，能使先天的精气得到不断的充实并使之强壮，也就是先天不足的人可以通过后天的调养而转弱为强。正如古代医家所说："人之自生至老，凡先天之有不足，但得后天培养之力，则补天之功，亦可居其强半。"这就充分说明了补脾的重要性。

第二节　进补的分类

从方法分，进补分为精神补益、饮食补益、药物补益、按摩补益和艾灸补益等。

在药物、饮食补益中，根据食物和药物的性质，又可分为温补、清补、平补等；从补益作用的大小和强弱，又可分为峻补和缓补。一般饮食补益比较平和，需要较长时间才能见到效果；而药物补益

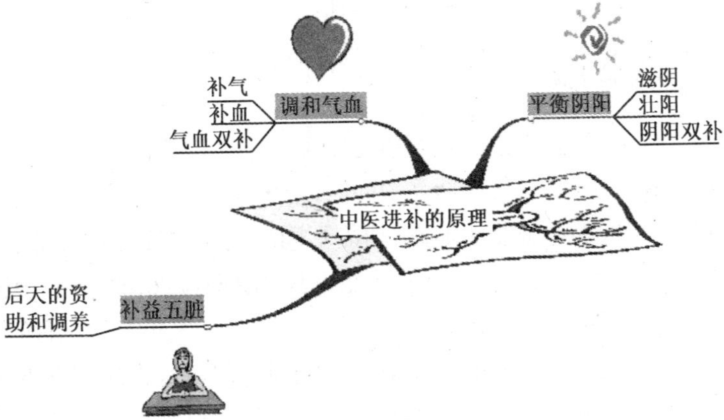

图 2-1　中医进补的原理

作用较强，见效较快，但比较难掌握。

在药补和食补的形式上可以分为单味进补，如人参切片服用，冬虫夏草打粉服用，枸杞子泡茶等。有的制成复方或者混合使用，如各种补益的方剂，如生脉饮，则是根据心气虚和心阴虚所设置的；四君子汤，则既可以健脾又可以补气；六味地黄丸，对肾阴虚有很好的作用等。除了药物之间的配伍之外，有的还将食物和药物加以配合，如虫草炖鸭、当归生地羊肉汤等等。

药物补益可制成各种剂型，如泡茶、煎煮，也可以制作成药丸、膏滋等。食物补益则可制成各种药膳，最常见的是熬制成各种药粥。

第三节　方法的选用

选用合适的进补方法，对于进补的效果关系密切。五种补益方法对于成人来说几乎都可以选用，但是对于婴幼儿来说，就不一定完全适用。对于某些人群来说可能使用这种方法，而对于另一些人来说可能需要选用另外几种方法。艾灸、按摩补益虽然不需要花费，但需要每天坚持，对于上班族可能难以做到，而对于老年人来说，就比较容易。市售的补益中成药，价格相对较高，对于经济收入较低者，亦难以承受。所以，补法的选用，不仅要根据各自的生理特点、年龄特点等，还要根据自身的各种条件和工作性质等，选用适合自己的补益方法。

人的胖瘦不同，补益的方法也不相同。对没有明显疾病而体型较瘦的人，通过进补，增强了脾胃功能，促进营养物质的吸收，以增加体重。这些人应以食补为主。对于形体消瘦，能食善饥，活泼好动，思维敏捷的人，出现舌红苔少，口干咽燥，五心烦热，大便秘结等津液亏耗，阴血不足的症状，应采用滋阴补血的方法。常选用沙参、玉竹、牛奶、鸭肉、龟肉、鳖肉、猪肉等，炖服以滋阴降火，应忌食辛辣燥热之品，以免耗损津液，加重病情。

肥胖之人常出现动则气喘，心跳加快，心慌汗出，容易疲倦等一系列气虚的症状。中医认为肥胖多为气虚，痰湿内蕴所致，因此有"胖人多气虚"之说。肥胖者以补气为主，脾健则水道畅通，水湿运化正常，痰湿不生。依据这一道理，对于肥胖之人，在补气的同时要注意健脾，采用益气健脾的补益方法。可选用党参、白术、薏苡仁、菱角、猪肉、茯苓等以及四君子汤、参苓白术散等方剂。也可用补气利水的药物与粳米等煮粥服用。按摩补益则以按摩关元穴、旋摩全腹等，艾灸补益可以艾灸足三里、气海等穴，以益气健脾助运，起到利水减肥的作用。还要注意节制饮食，避免过食膏粱厚味之品，增加蔬菜等食物的摄入。

因情至虚者，药物、食物补益以及按摩、艾灸补益常常难以奏效，故应当使用精神补益的方法加以治疗。对于情志太过而致虚者，应调息养神；虚损较甚者，因病程较长并出现反复多变，难以治愈，以致思想苦闷，意志消沉，原本体虚，又复忧思疾苦，对于此类患者，在施用药物、饮食补益的同时，要注重精神补益，方能取得好的效果。

脑力劳动者的特点是体力劳动相对较少，脑力劳动较多，作息缺少规律，工作节奏紧张，睡眠较少，造成思虑太过而劳伤心脾，起居失常而致心肾两亏等。其进补要注意补养心、脾、肾三脏。症状较轻者，可选用粥养的形式。在粥内加入养心、补脾、益肾的食物和药物，既可以有利于吸收，又可以起到三脏同补的作用。对于病情较重者，可以服用养血安神丸、归脾汤等。按摩和艾灸对于健脾益肾有较好的作用。脑力劳动者，在工作当中抽时间，进行自我按摩补益，以调节心、脾、肾三脏的功能，也让肢体小劳，使自己情绪放松，精力更旺盛。如能长期坚持，其效果可能比药补和食补更佳。

体力劳动者需要有坚强的筋骨、持久的耐力。中医认为筋的营养来源和筋的活动能力都是由肝主宰的。筋和肝的关系十分密切。肝虚可使筋衰，筋衰可使人无力，正如《素问·上古天真论顺》说："肝气衰，筋不能动。"肾主骨，"肾气平均"，则"筋骨坚"。"筋骨劲强"；脾主肌肉，耐力持久与否，与脾有很大的关系。所以体力劳动者在日常饮食中应注意多进食健脾、养肝、益肾的食物，以保证机体的需要。

第四节　膏方的妙用

膏方是中医治疗学的一个重要组成部分，其分类主要有外用、内服两类。外用膏方多用于治疗外科疾患或内病外治，内服膏方则分为成药和膏滋方两种。我们日常所指的膏方，多是膏滋方。

(一)膏方的服务对象

膏方是用中药配伍熬成的膏状滋补剂。一般来说，儿童及青少年，当以食补为主。但某些先天不足，禀赋虚弱或患有肺结核、哮喘、支气管扩张、慢性肠胃疾病的儿童，也可以服膏滋药。

中年人工作、家庭的负担较重，机体渐趋疲劳，或已有衰老的迹象，此时通过膏方调整人体的阴阳气血，可使其保持旺盛精力，防止衰老；老年人，身体处于衰老阶段，通过膏方可以改善气血不足、精力减退、头发花白、视力减退、头晕耳鸣、记忆力差、夜寝时短、腰背酸痛、神疲乏力等一系列症状。

由于膏滋药既有补益之力，同时也辅以祛邪，有利于慢性病的调治，所以对患有慢性支气管炎、慢性胃炎、冠心病、贫血、慢性肝炎、慢性肾炎、风湿性关节炎、骨关节病、月经病或病后体弱者，均可服用，达到补益和治疗作用。

具体来说，膏方适合下列人群：(1)无慢性疾病，但身体虚弱，春夏季节经常感冒者。(2)中青年工作量过大，体力消耗透支过多，难以自身恢复者。(3)中老年人体质下降，虽无明显疾病，常感这样那样的不舒服；或中年人工作繁忙操劳，常感疲乏困倦，精力下降和睡眠质量下降者。(4)体内有一些慢性疾病已经恢复或虽未治愈，但相对稳定，服用膏滋药以继续治疗，巩固疗效，改善症状，增强体质。(5)病后、手术后、出血后处于恢复阶段者。包括肿瘤病人手术后、化疗后、放疗后。(6)性功能减退者。

下列人群则不适合服用膏滋药：(1)青少年体质健壮者。(2)急性疾病和有感染者。(3)慢性疾病发作期和活动期。(4)胃痛、腹泻、胆囊炎、胆石症发作者。(5)慢性肝炎、转氨酶很高者。(6)自身免疫球蛋白和抗体很高者。

(二)膏方服用时间及注意事项

冬季人体代谢降低，消耗少，易于把营养储藏在体内。膏滋药一般要求在立冬到次年立春前后，即 11 月上旬至次年 2 月上旬，服用约 3 个月时间。也可以在冬至到立春的一个半月内，或从霜降到次年春分，即 10 月下旬到次年 3 月份服用，具体可遵医嘱。

服膏方是我国民间养生的传统习惯，具有悠久的历史。其服用方法十分讲究，服前一般先要用“开路方”，即先服几剂中药汤剂。既为调理脾胃功能，也为观察药效，以便在膏方中调整用药。膏方最好“一人一方”，请医师针对各人症状和自身特点拟方，并非“越贵越补”。一开方必用人参、冬虫夏草、鹿茸等贵重药并不可取。膏方还可治疗如心血管、内分泌、呼吸系统等疾病。是否有效，决定于辨证是否精当。立法应消补并用，通补兼施，应本着“胃以喜为补”、“莫与气血为难”的原则，在养护胃气，畅通血气的前提下制订理法方药。如果药不对证，将越补越壅、闭门留寇，还会贻误时机，加重病患。

一副膏方的药味一般在 20～30 味，煎制前首先浸泡 5 小时以上，然后火煎 1～2 小时，煎 2～3 次，而后去渣浓缩并加入阿胶、糖等辅料不断搅拌收胶、放在容器中而成膏滋药，整个制作过程十多个小时。膏方每日服用 2 次，每次 1～2 调羹，即 30～50 毫升，用温开水化开、稀释，再用微波炉加热或煮沸都可以，清晨空腹或晚上就寝前服用。原有胃病者可于饭后服。少数膏质黏稠难化，可盛在小碗中，隔水蒸热烊化后服用。

此外，服膏方期间应少进油腻辛辣之品，戒烟限酒，不吃萝卜等破气之物。如出现胃纳不舒、腹胀腹泻，甚至鼻腔出血等，可采用减半用量，延长服用时间等。必要时还应请开具膏方的医师作补充调整。患急性病期间禁服膏方，如急性感染、发热等，应在治愈或基本缓解后再加以调补。

（三）膏方的保存

膏方的收藏也是重要一环，如收藏不妥，极易霉变，影响药效，一料膏方通常要服用 4～8 周，所以放置环境以阴凉干燥为好，冰箱亦可。容器以瓷罐为易，切不可用金属器皿，以免引起化学反应。如遇冬令气温回升，可隔水高温蒸化，启盖后待完全冷却，然后再将盖子盖好，防止水蒸气落在膏面上产生霉点，影响疗效。

膏方如辨证确当、处方确切、选药合理，那么一个冬季服用下来，会感到精神振奋，精力充沛，肾气充足。不过，医学专家也强调：膏方并非灵丹妙药。中医认为虚则补之，如果并非体虚者补过头，就会破坏体内平衡、营养过剩，适得其反产生疾病。因此，进补不可盲目进行。

本章小结

本章主要介绍了三方面的内容：(1)中医进补的分类，包括从方法上分，分为精神补益、饮食补益、药物补益、按摩补益和艾灸补益等；从食物和药物的性质可分为温补、清补、平补等；从补益作用的大小和强弱可分为峻补和缓补等。(2)不同的进补方法对不同的人群各有用处，这就提示我们在日常和临床生活中不要千篇一律的全部采用一种进补方法，最合适的进补方法才是最好的。(3)具体介绍了膏方的使用人群、使用时间、使用方法及其注意事项，便于我们准确把握膏方的使用特点。

思考题与题解

1. 经常上夜班的怎么补？

答：经常上夜班会感到眼睛干涩，食欲差，疲劳不堪，工作效率降低，记忆力衰退。进补原则：应多吃富含蛋白质的食物，上夜班后应以易消化的流质食物和碳水化合物食物为主，如豆浆、菜汤、甜点之类。这样，既可满足白天睡眠时的热能和体液代谢之需，又不会因进食脂肪、蛋白过多，出现饱胀现象而影响睡眠。肝脏含有丰富的维生素 A，核桃、芝麻补肾益脑，都是常上夜班的工作人员的首选。此外，柑橘、橙、苹果、猕猴桃等水果为碱性食物，经常食用有利于消除大脑的酸性代谢产物。鱼类中的鳕鱼、沙丁鱼对大脑细胞特别是脑神经传导、发育有着重要作用。牛奶、酸奶富含蛋白质，对人体补脑有益。麦类、小米、玉米含蛋白质、脂肪、钙、铁、维生素 B_1，能预防神经衰弱，其植物纤维可促进大脑微循环畅通。

2. 虚胖之人如何补?

答：肥胖是导致许多慢性非传染性疾病的危险因素，很多肥胖之人属于虚胖。尤其是女性肥胖。进补原则：应控制脂肪及总能量的摄入，饮食宜清淡，少吃盐和味精等调料，做菜多采用少油的烹调方式，如清蒸、清炖、凉拌等。

食疗方案：鸭肉粥　青头雄鸭肉 100g，葱白 3 根，粳米 100g。先将青鸭肉切细煮至极烂，再加粳米、葱白一同煮粥。每日早、晚温热食用，5～7 天为一疗程。鸭肉粥有补益脾胃，利尿消肿的功效。赤豆薏苡仁红枣粥　赤小豆、薏苡仁、粳米各 30g，红枣 10 枚，每日熬粥食之。赤豆薏苡仁红枣粥适用于更年期有肢体水肿、皮肤松弛、关节酸痛者。

3. 皮肤干燥如何补?

答：女性 30 岁后，体内的雌激素水平下降，皮肤干燥为女性拉响了“警报”。尤其进入冬季，很多女性的皮肤或多或少有变干的迹象。进补原则：雌激素是女性风采的“生命线”，每天喝 500 毫升豆浆或 100g 以上的豆制品，对内分泌系统有良好的调节作用。大豆中含有的异黄酮，可弥补女性雌激素不足。肉皮、猪蹄、骨头汤、鱼头、海参等食物，含有极丰富的胶原蛋白，经常食用可防止皮肤干瘪起皱，增强弹性和韧性，使皮肤滋润。

食疗方案：二乌润肤汤　何首乌、乌梅、玉竹各 30g，切片，新鲜猪皮 300g。中药、猪皮加清水、盐、葱白，煮沸后，用文火煨一个小时左右即可。二乌润肤汤有养阴、润肤、止痒功能，可预防冬季皮肤干燥、皮脂减少。丹地冰糖粥　丹参、生地、枸杞子各 30g，煮沸 20 分钟后去渣，加糯米 100g 煮粥，粥成加冰糖。此粥有凉血、养血、养阴、润肤功能，可预防肌肤干燥、瘙痒。

4. 压力大及内分泌失调如何补？

答：生活节奏过快，压力过大造成心神过用，气血不足，导致月经紊乱，身体疲惫。由于压力导致女性月经异常、焦虑、失眠、易疲劳、体力透支、性欲下降等，这些现象从生理学上就是早衰的表现。对于压力大及内分泌失调的女性，应从调整机体的阴阳气血失衡来恢复健康，这是调整女性机能早衰的有效手段。进补原则：女性种种的亚健康症状与中医"肝气郁结"有关。

对于患有月经不调、经量过多的女性，进补可选用人参、当归、川芎、黄芪等中药，亦可选乌鸡白凤丸、四物汤、阿胶补血浆等中成药。平日注意营养均衡，多食猪心、母鸡肉、海参、鱼、虾、红枣、猕猴桃、葡萄、桂圆、核桃、芝麻、胡萝卜、红薯、菠菜、洋葱及豆制品等食物。肝气不舒、气滞血瘀、经量过多者可选用逍遥散舒肝健脾、活血调经。补药可用具有抗疲劳、抗缺氧、抗衰老、调节内分泌、增强免疫功能的西洋参含片，以增强体质，恢复活力。

5. 从事文字工作或操作电脑如何补？

答：长期从事文字工作和经常操作电脑最常出现的症状就是眼睛疲劳干燥。其进补原则是：各种动物肝脏含有丰富的维生素A，经常食用，有益于保护眼睛，但血脂及胆固醇偏高者应少食或不食。富含胡萝卜素的蔬菜也应多吃，每周吃3根胡萝卜，即可保持体内维生素A的日常含量。此外，红薯、橘子、柚、柿子的维生素A含量也较高。乳、蛋类食品，如牛奶、鸡蛋、鸭蛋、鸽蛋等蛋黄内维生素A含量比较丰富。枸杞子富含丰富的胡萝卜素，是补眼佳品，冬令以浸泡代茶饮用为宜。

食疗方案：黑豆核桃奶　黑豆500g，炒熟后待冷磨成粉；核桃仁500g，炒微焦去衣，待冷后捣如泥。每次取两种食物各1匙，冲入煮沸过的牛奶1杯，加入蜂蜜1匙。早晨或早餐后服或配早餐食用。黑豆含有丰富的蛋白质与维生素B_1，营养价值高；又因黑色食物入肾，配合核桃仁，可增加补肾作用；再加上含有较多维生素 B_1、钙、磷等的牛奶和蜂蜜，能增强眼内肌力，加强调节功能，改善眼疲劳的症状。枸杞子、桑椹子、山药各 10g，红枣 10 枚。上述四种药物水煎 2 次，分 2 次服用。枸杞子、桑椹子能补肝肾，山药、红枣健脾胃，视力疲劳者如能长时间服用，既能消除眼疲劳症状，又能增强体质。

6. 为什么膏方要冬令进补？

答：中医进补，四时皆宜。但服用膏方，则以冬季为宜。因为寒冷的冬天人体生理功能处于抑制状态。冬令进补，有利于把进补的物质保留在体内，得以慢慢吸收利用，达到强身健体、祛病延年的目的。膏方内容有较多的滋补品，热天服用，不易消化吸收，加上膏方一般服用时间较长，如果保存不当，特别是在环境气温较高的情况下，很容易变质。因此，冬季就成为膏方进补的最佳季节。我们常说的“冬天进补、春天打虎”也是这个意思。

7. 膏方是进补的最好形式吗？

答：从目前来看，服用膏方是冬令进补的好形式，因为膏方是针对个人病症特性，结合补益药品、治疗药物及相关保健品，把治疗与补益融于一炉的剂型。同时，膏方服用较方便，保存也很容易。

8. 膏方服用过程中有否副反应？如果有，该怎么处理？

答：一般而言，膏方服用不会有毒副反应，但个别人也会出现少许副反应。常见的副反应有腹泻、胃口不好及出血倾向。胃口不好主要是补益过腻引起的，膏方中的流通药不够；腹泻可能是药性偏凉，或应用数味润肠药引起；出血倾向，则可能由于药性偏温引起。碰到上述情况，最好请医生作一些修正，加用一些针对性的药与膏方同时饮服，勿将膏方轻易丢弃。

9. 什么叫“开路方”？

在开膏方之前或服用膏滋药之前，有的病人需用中药调理一下。这种先服的方俗称为“开路方”。先服的小型补药汤剂，其实是膏方的雏形，使处方更加适合各人的身体情况。膏滋药一经制成，不能更改，如不合适，就不能进食，先服“开路药”，以免造成浪费。如有感冒、咳嗽、胃痛、腹泻、便秘、胆痛等病症要先治疗，为服用膏滋药创造条件。

10. 瓶装或罐装的膏方该怎么保存?

答:保存时应注意三点:放入冰箱的冷藏室;用开水烫洗过的勺子取药，勺子用后要洗净擦干，不放入膏药中;不进入水蒸气。

第三章

体虚补养原则

第一节　因地而补

地域的不同，进补方式也不同，这是补益因地制宜的原则。所谓地域的不同，有南方与北方、平原与山区、沿海与内地、城市与乡村等区别。我们重点讨论城市与乡村人群在进补方面的注意事项。

一、城市人群

城市是人类发展的必然结果，具有人口密度大，文化水平较高，生活设施完善等特点。饮的是自来水，烧的是煤气，用电保证，交通方便，物资丰富，食品保证，品种繁多，医疗条件较好。这些提高了城市人的生活水平，对人体健康也是十分有利的。

城市同时也存在着不利健康的因素。以车代步，缺少锻炼；汽车、摩托车相对集中，尾气排放造成大气的污染；人口密度高，竞争日趋激烈（职业、职务、利益），时时刻刻在扰乱着人们的心神；居住独门独户，阻断了邻里交往；食品丰富，不注意饮食节制，使心脑血管病、肥胖、高血压、糖尿病等发病率明显上升；城市的喧嚣伤人心神，耗人心阴。补品供应丰富，滥补、蛮补的现象比较严重。

城市人群的进补首先要注重神补。尤其注意静神，保持心神宁静。有条件的要选择环境优美、噪声少、空气新鲜的地方居住，住在城市中心地带和沿街居住的，要注意采取必要的措施防止噪声的污染；工作之余，闲暇时间，可以种种花草或养养鱼，或读书、或学书法绘画，培养自己高雅的气质和有利于放松自己紧张情绪的兴趣和爱好；在周末，到郊外踏青、放风筝、爬山、垂钓等，丰富自己的业余生活，确保情绪能有张有弛。另外要淡泊名利，少一些得失心。邻里之间相互理解，相互关照，保持良好的关系，有助于心理的健康。

食补要注意荤素搭配，合理营养，及时补充机体所需的营养成分，以防过多进食某些食物而造成疾病的发生。

药补应注意辨证施补。虚则补之，不虚不补，严防滥补、蛮补。

按摩的补益对于城市人来说是十分合适的，早晨起床、晚上临睡前都可以花不多的时间进行按摩补益，长期坚持往往会收到意想不到的效果。如按摩关元，长期坚持可减轻肥胖的症状，治疗肥胖所导致的气虚证；摩腹可以调节胃肠道的功能，促进胃肠道的消化吸收和排泄，这是其他补益方法难以相比的。

艾灸补益对城市人来说也是十分方便的，效果明显。但艾灸补益时要注意通风以保护环境，保证居室空气的新鲜，防止受到烟的伤害。老年人和小孩在利用艾灸方法补益时，尤其要注意防止烫伤和火灾的发生。

二、农村人群

农村人口的生活水平与城市相比，相对较低，卫生条件比较差，有的地区还没有脱贫。地区与地区之间也存在着较大的差异，这里所说的农村人的进补主要是从总体上来讲的。

散，自然环境较好，人为污染较小，空气新鲜，阳光充足，视野开阔，没有喧嚣，少噪声污染，农村的人们以体力劳动为主。日出而作，日落而息，因而身体较结实，心血管疾病、肥胖病、高脂血症等发病相对要少，和谐相处，村民们乐于助人、热情好客、尊老爱幼的习俗代代相传。人与人之间名利竞争较少，对生活往往要求不高，容易满足。人们的精神压力较小，因此现代社会里常见的一些精神性疾病较为少见。农村中饮食结构以素食、清淡饮食为主，粗细粮搭配。

一般都是粗茶淡饭、低热量、低脂肪、多瓜果蔬菜、多杂粮，而较少甘肥油腻，食物新鲜，化学药品污染较少，心血管疾病、癌症、糖尿病、高血压、肥胖病等病证较少发生。

农村存在不利于健康的因素是生活条件相对较差，比如饮水条件、卫生设施、粪便处理等。饮食结构均衡相对较差，动物性蛋白质供应相对不足，鲜奶供应更为困难，这就使得农村人口日常身体所需要的营养物质难以得到合理的均衡的补充。在某些贫困地区，营养摄入不足，以致出现由于营养不良所造成的某些疾病。

农村人的补益，在精神补益方面要注意做到培养多种兴趣爱好，与外界多接触，开扩眼界，以丰富自己的精神生活。生活富裕的地区可以在房前屋后种植一些集观赏性与经济实用性于一体的作物，既美化环境，使人精神愉悦，又增加收入。在食补方面，最重要的是使机体能够得到均衡的营养。每日在进食新鲜蔬菜的同时，就保证肉、禽、蛋等动物蛋白质以及豆类和豆制品等植物蛋白质的摄入。根据农作物生长的特点，在收获季节劳动强度较大时，要注意进食一些健脾和养肝的食物以保证肌肉和筋骨的营养供应，在冬季天气寒冷时，注意进食一些温阳补肾的食物，以抵御寒冷的侵袭。

除了城市、农村的区别以外，由于我国地域辽阔，南北、东西的跨度都很大。各地的自然环境、气候特点、经济状况、生活条件和生活习惯都不尽相同，因此在进补上也应当有所区别，比如西北地区，地势高而寒冷少雨，因此在食补和药补时要注意用温热、滋润为主的食物和药物进行补益；在东南沿海地区，由于地势低而温热多雨，因此多宜用清凉、燥湿的食物和药物进行补益等。总而言之，各地要根据不同的地理环境，并结合个人自身的特点和病证等情况使用各种补益方法，从而收到预期的效果。

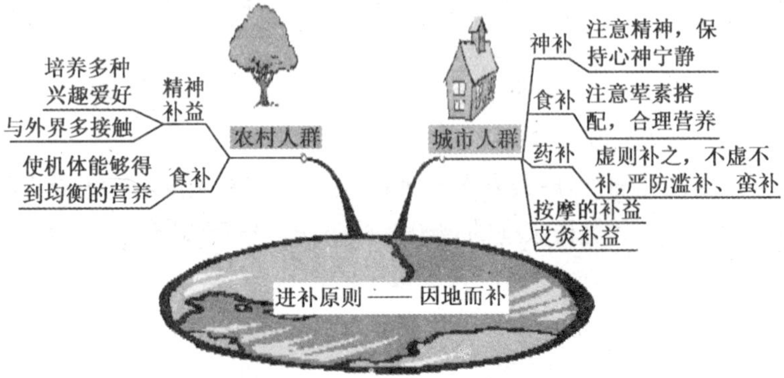

图 3-1 进补原则——因地而补

第二节 因人而补

人从出生到老，要经过婴幼儿、青少年、中年及老年几个时期，不同时期又各有其特点；人所从事的工作，有职业、职务、工种之不同，各有其特点；另外，人有胖瘦之分，体质差异，性别不同，在进补时应区别各种情况，有针对性实施，也称为“因人制宜”。

一、幼儿期

幼儿期包括婴幼儿和幼童期。中医认为幼儿的主要特点是“稚阴稚阳”及“三有余”、“四不足”。稚阴稚阳，是说幼儿的身体、脏腑，还是生理功能均未发育健全、成熟。三有余四不足，是指小儿阳常有余，阴常不足；肝常有余，心常有余，肺常不足，脾常不足，肾常虚。

幼儿对营养物质的需求较多，其食补和药补应当以健脾和胃助运为主，以促进脾胃对营养物质的吸收，可以选用粳米、扁豆、大枣、莲子、山药、黄精、熟地、白术、黄芪、茯苓等。中成药可以选用八珍糕、玉屏风散等。现今社会生活水平的提高，孩子一般很少发生营养不足的情况，但要注意的是出现营养过剩，甚至滥补，造成孩子脾胃受损，严重的可导致孩子躯体和身体发育的失衡，造成以后的心脑血管病发生率提高等。

婴幼儿的神补：夫妻恩爱，和睦互助的家庭氛围对孩子身心健康大有裨益。这样家庭的孩子精神放松，思想活跃、性格开朗、积极乐观，与人相处和谐。为了孩子的健康成长，父母应当和睦相处，同时还应经常与孩子嬉戏娱乐，出外游玩，培养孩子良好的兴趣爱好，以保持孩子的童心、童趣和求知欲，让孩子在轻松愉快的环境中增长知识，得以健康成长。

二、青少年期

青少年处于幼童期与成人期之间的过渡时期，身体迅速生长，是学习文化科学知识最繁重的时期。同时，中枢神经系统及下丘脑亦迅速发育成熟，第二性征显现，性器官发育趋向成熟，女孩有了月经，男孩会出现遗精。青少年时期一般不需要特殊进补，只要供给其生长发育必须的营养即可；适当增加一些健脾补脑充髓的食物，如大枣、核桃仁等，女孩也可以适当、适时增加一些补血的食物，如猪肝、菠菜、大豆等。

有些青少年思想不稳定，负担过重，不注意劳逸，寝食偏废，对性的好奇心过重，过多的手淫，会产生头昏目眩，神疲乏力，心烦易怒，失眠梦遗（女子月经不调），记忆力减退，食欲不振等症状。辨证施补，可采用补益心脾、交通心肾的方法进行补益。

青少年的神补:重点是要引导孩子刻苦学习、报效祖国,做到德、智、体、美、劳全面发展。在学校既要培养青少年刻苦钻研、不怕困难的顽强精神,又要防止只重视智力教育,放松道德和意志力的培养。

在家庭,父母与孩子要友好相处,尊重孩子的人格。在关心孩子物质生活的同时,要关心孩子的思想和精神生活。在社会要造成全社会都来关心青少年和有利于青少年成长的氛围。

三、中年期

中年人肩负着社会家庭重任,不仅有对事业的追求,而且上有老下有小,工作任务繁重,家务亦重,是人生压力最大,也是体内能量消耗最多的时期,需要及时补充必要的营养物质,以保证人生这一阶段历史任务的完成,同时也为老年期的生活质量打下良好的基础,即中医所说的"再振根基"。进补是保证足够和全面的营养,可食大豆、大枣、核桃仁、芝麻、莲子、松子,人参、枸杞子、熟地、党参、何首乌等进行补益,其总的原则是以肺、脾、肾为主,兼顾五脏的补养。

中年时期的神补原则:中年时期由于社会责任重大,工作任务繁忙,又有家务的拖累,人际关系比较复杂,所以这一阶段的神补要注意做到以事业为乐,以苦为乐,同时要努力培养和保持自己乐观的精神,豁达的胸怀。人际相处要以诚相待,宽以待人,多为别人着想,保持良好的人际关系,与社会生活相和谐。碰到问题和矛盾时要及时排解。日常生活要充分利用闲暇时间,培养和保持一定的兴趣爱好,以缓解因事业、工作、家庭、人际关系带来的紧张情绪。

四、老年期

老年期各种功能逐渐衰退,形体趋于懈惰。老年人脏腑衰弱气血虚少,特别是肾气、肾精不足更为明显。脏腑衰弱,又以脾胃为关键。因肠胃功能日渐衰弱,胃肠容纳量减少,其蠕动功能也相应地迟缓。“年长者肠胃日弱，容纳少而转化迟。”（清·黄元御）由于脾胃弱，水谷之精气不足，不能滋补先天，故肾气、肾精会不足，气血生化乏源，故而气血虚少。

老年人的进补要做到五脏同补。同时又要根据肾气不足，脾胃功能虚弱的情况，侧重补养脾肾，以增强脏腑功能，延缓衰老，延年益寿，提高晚年生活质量。可多食核桃仁、黑芝麻、大豆、桂圆、莲子、栗子、木耳、香菇、大枣、山药、百合、玉米等。同时可以选六君丸、补中益气丸、六味地黄丸、金匮肾气丸等中成药进行补益。

老年期的神补：因退休，机体功能的衰退，容易产生无所事事，悲观失望的情绪。针对这一特点，老年人应“老有所学”，通过各种方式的学习，充实生活内容，心理上保持年轻。可根据自己的身体状况和兴趣爱好为社会再作奉献，做到老有所为。培养良好的兴趣和爱好，丰富自己的精神生活，与人同乐，保持社会交往和良好的人际关系。在家庭当中，在日常生活中，积极寻找乐趣，学学烹饪，种花养草等，从小劳之中，获得无穷乐趣。

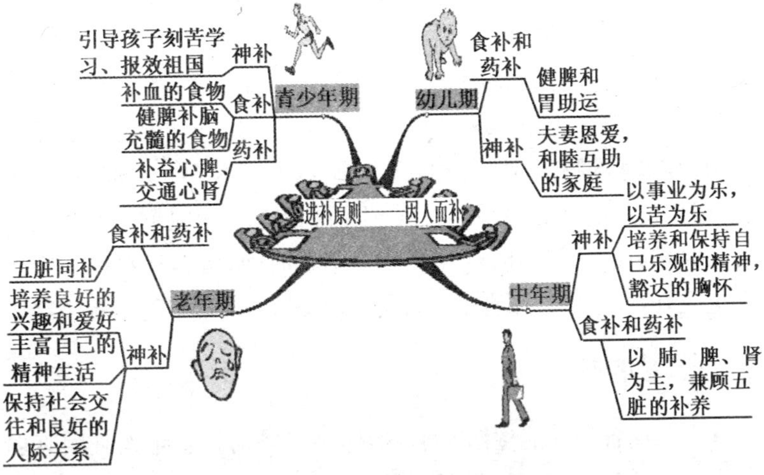

图 3-2　进补原则——因人而补

第三节 因时而补

进补，有人认为只宜在冬季进行，“冬季进补，春天打虎”的说法流传甚广。冬季进补，确是人体进补的很重要的时间。冬季是收藏季节，此季节进补容易为人体所吸收。另外，冬季气候寒冷，而中药补品一般温性的较多，在冬季容易为人体所接受。同时由于冬季气候的原因，人体的各种活动相对减少，人的新陈代谢也相对缓慢，这种情况下进补，容易见到效果。所以，习惯上人们重视冬季进补，而容易忽视其他季节的进补。其实，作为人的生命活动特征的新陈代谢，是不论季节变化与否，都在一刻不停地进行的。因此，为了达到健康长寿的目的，进补不应当局限于一季一时，而应当顺应季节的变化，四季都能进行。有养生名言云：“智者之养生也，必须四时而适寒暑。”进补作为养生的重要内容，同样也应当顺应四时。一是要根据气候的特点，二是要注意季节对人体的影响，采取相应的方法，才能够取得较好的补益效果。这也称为“因时制宜”。

一、神补

四季的进补首先是精神方面的调养，使人精神条达，情绪稳定。从而提高人体免疫力，保持肌体的稳定性。

1. 春季的神补 主要是畅神，以使志生。《素问·四气调神大论》指出：“春三月，此谓发陈，天地俱生，万物以荣。夜卧早起，广步于庭，被发缓形，以使志生，生而勿杀，予而勿夺，赏而勿罚，此春气之应，养生之道也。”春季阳气生发，天地俱生之时，万物复苏，一派生机，欣欣向荣。人在此时的调神养生，应顺应阳气生发，万物外向生长的特点，注意陶冶情操，晚睡早起，披开束发，宽衣解带，散步于庭院之中，以使形体舒缓，神气畅达从容，保持愉悦之情，切忌感情抑郁，以逆生理。这里所说的“生”、“予”、“赏”皆指神气的活动，应当顺应春季阳气生发之势，与自然界融为一体，以使志生。为了达到这一目的，春天可以通过散步、踏青、赏花、郊游等来舒畅自己的情志。居住在城市的人限于条件，已不可能广步于庭，但可以在寓所附近的公园或绿地进行散步，使四肢、肌肉、关节适度地运动，使气血流畅，功能协调，精神振奋。周末，全家老小或朋友可以到郊外踏青、赏花、游览，使人精神焕发，心情愉悦。

2. 夏季的神补　主要是充神，以使志长。《素问·四气调神大论》指出：“夏三月，此为蕃莠，天地气交，万物华实。夜卧早起，无厌于日，使志无怒，使英华成秀，使气得泄，若所爱在外，此夏气之应，养生之道也。”夏季天气炎热，阳气旺盛，万物盛长，生机勃勃，争芳斗艳，阴阳天地之气交合，开花结实。就人而言，夏令正值人体阳气旺盛外浮之时，人宜晚睡早起，切勿厌恶长日，以使阳气充盛，人之情志精神充沛饱满，充分得以抒发，处于外向状态，保持欢快之情，切不可恼怒。心情舒畅，神气向外，阳气得神而不郁，脏腑气血自然安和。夏季神补可以从改变居室的环境、赏花、纳凉聊天、避暑旅游等方面进行。

在居室增加淡绿、浅蓝的冷色调。案头摆上一盆文竹，有条件的可以在庭院或阳台养上两小缸荷花或两盆栀子花。如此竹影疏斜，荷叶滴翠，栀子香浓，手摇纸扇，凉风习习，怒气自然难以产生，何愁心志不畅。

3. 秋季的神补　主要是敛神，以使志收。《素问·四气调神大论》指出：“秋三月，此谓容平，天气以急，地气以明。早卧早起，与鸡俱兴，使志安宁，以缓秋刑，收敛神气，使秋气平，无外其志，使肺气清，此秋气之应，养收之道也。”秋季是万物成熟收获的季节，阳气渐趋收潜，阴气逐渐旺盛，气候由热转凉，自然界渐呈清肃之景象。肃杀之气降临，人体之阳气开始收敛。此时对神的调摄，亦当顺其自然，宜早睡早起，神志保持清静、安宁，使神气内敛，处于内向状态，不使志意外露，阳气外泄，以免秋今肃杀之气的伤害。秋季的调神当与秋天的阴升阳降，阳气始敛的自然规律相适应。赏月则是绝妙的方法，中秋之夜于湖畔池边，举目望那明月渐上中天，水面月影摇曳；或置身于松林石径，月光透过松影，点点片片，洒落于小路，如雪似霜，微风阵阵，松林轻语，此情此景当会让人神敛志收。

4. 冬季的神补 主要是藏神，以使志伏。《素问·四气调神大论》指出："冬三月，此谓闭藏，水冰地拆，无扰乎阳。早卧晚起，必待日光，使志若伏若匿，若有私意，若已有得；去寒就温，无泄皮肤，使气亟夺，此冬气之应，养藏之道也。"冬季寒气笼罩，万物闭藏，气潜匿，阴气盛极，大地千里冰封，一派阴盛寒冷之景象。此时人体之阳气亦潜藏于内，所以此时的调神，当以收敛为是，使心情处于心满意足之状态，以保证体内阳气的闭藏，神气不被扰动。志意内藏而不外露，若有隐私之状。同时注意，早卧晚起，不使皮肤开泄汗出而伤阳。冬季的调神，当顺应阴盛阳衰的气候变化，符合冬以之规律。在温暖的阳光之下，尽情地获取大自然的给予，享受那曝背之乐。夜晚避免过多的夜生活。尽可能地早早将息，以此收种、养神、藏神。

二、食补、药补

1. 春季的食补和药补 宜选择甘平的食物和药物以健脾和胃，保证机体对营养的吸收。健脾的目的主要是防止春天肝本过旺而克脾。根据五脏的原理，春季肝的活动较为旺盛。因此春天的补益就必须注意补养脾胃。正如孙思邈在《千金要方》中所说："省酸增甘，以养脾气。"适当减少酸性食物，增加甜味食物。除了补养脾气以外，还要注意增加一些具有疏理肝气的食物和药物的进入，如大枣、胡萝卜、菠菜、马兰头、荠菜、芹菜、荸荠、菊花脑、枸杞子、菊花、党参、黄芪等。中成药可以选用香砂六君丸、补中益气丸、人参健脾丸等。

2. 夏季的食补和药补 应选用清淡的食物和具有清心解暑的药物。在夏季,人的阳气旺盛,皮肤开泄,血脉充盈,出汗增多,容易表现出“夏气通心”的生理变化;夏季湿气较重,易于困脾,故夏季除了应选用清凉的食物,还要注意化湿健脾。所用的食物和药物不仅具有解暑的作用,同时还具有开胃增食、健脾助运的作用。这些食物包括玉米、薏苡仁、绿豆、西瓜、黄瓜、丝瓜、冬瓜、茄子等。药物包括西洋参、莲子、乳香、地骨皮、金银花、茯苓等。补益的中成药可以服用参苓白术散、金银花露、薯蓣丸等。

3. 秋季的食补和药补 要选用滋阴润燥、补养肺气的食物和药物。秋季气温渐凉,气候干燥。秋燥容易伤及人的肺脏,耗伤人的肺阴,使人出现口咽干燥,咳嗽少痰,大便秘结等症状,因此根据燥者润之,滋阴润肺的补养原则,采用具有甘润作用的食物和药物进行补益。选用的食物和药物包括梨、甘蔗、木耳、香蕉、蜂蜜、百合、天冬、麦冬、沙参、银耳等。中成药可选用大补阴丸、六味地黄丸、麦味地黄丸等。

4. 冬天的食补和药补 宜选用具有温阳补肾作用的食物和药物。冬季是收藏的季节,同时冬季气温较低,皮肤血脉收紧,容易出现阴寒盛,阳气衰的情况,因此要遵循温阳补肾,温而不散的原则进行补益。冬季进补可选用糯米、核桃仁、狗肉、桂圆、虾仁、黑豆、人参、鹿茸等进行补益。同时可选用金匮肾气丸、人参鹿茸丸等。

总之,进补应因时、因地、因人制宜,按照不同季节,不同地区和不同体质等情况,正确把握进补的原则和方法,才能取得好的补益效果。

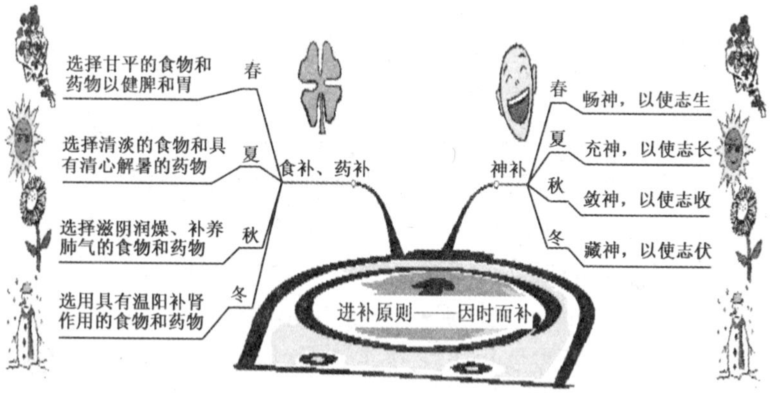

图 3-3　进补原则——因时而补

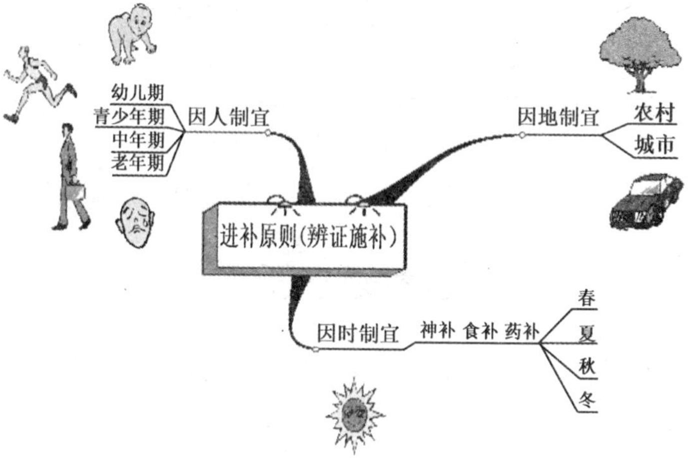

图 3-4　中医的进补原则

本章小结

本章主要介绍了中医进补的原理及进补原则。中医进补强调的是阴阳平衡、气血调和及五脏健康，“阴平阳秘，精神乃治”。辨证论治是中医学的基本特点，是中医认识疾病和治疗疾病的基本原则。三因制宜即因时、因地、因人制宜，是指治疗疾病要根据季节、地区以及人的体质、性别、年龄等不同而制定适宜的治疗方法。由于疾病的发生、发展与转归，受多方面因素的影响，如时令气候、地理环境等，尤其是患者个体的体质因素，对疾病的影响更大。因此，在治疗疾病时，必须把这些方面的因素考虑进去，对具体情况作具体分析，区别对待，以制定出适宜的治疗方法。因人制宜，是指治病时不能孤立地看病证，必须看到人的整体和不同人的特点；因时、因地制宜，则强调了自然环境对人体的影响。因时、因地、因人制宜的治疗法则，充分体现了中医治病的整体观念和辨证论治在实际应用上的原则性和灵活性。只有全面地看问题，具体情况具体分析，善于因时、因地、因人制宜，才能取得较好的治疗效果。

思考题与题解

1. 人们常说“冬令进补”，其他季节，是否可以进补？

答：冬令适合进补，并非就是其他季节不可以补。不过，进补要注意季节特点，一般气候偏暖，不宜进补特别温热的补品。南方的湿度相对较高，不要养而碍胃。此外，天气暖热情况下，要注意如何保存补品不变质。

2. 哪些儿童可以进补？

答：三类孩子是需要考虑适当进补的：第一类是先天不足、身体发育缓慢的孩子；第二类是平时一贯体弱多病，容易发生感冒、咳嗽、支气管炎、哮喘和肺炎的孩子，对这些孩子进补不仅可以预防疾病发病，还能增加抵抗力。但是在进补之前必须先治好疾病。只有等到没有疾病，并且能够正常饮食，才可以进补；第三类是脾胃虚弱、消化道功能差、食欲不振、容易腹泻的孩子，这类小孩可以先向医生说明情况，知道了孩子的体质后才进补。

3. 哪些人可以春天进补？

答：以下几种人适宜在春天进补：中老年人有早衰现象者；患有各种慢性病而体形孱瘦者；腰酸眩晕、脸色萎黄、精神委靡者；春天气候变化大，受凉后易反复感冒者；过去在春天有哮喘发作史，而现在未发作者；到夏天有夏季低热者。凡属上述情况者，均可利用春天这个季节，根据个人体质及病情，选择适当的食补法，防病治病。

4. 夏季进补应注意什么？

答：夏季是一年四季中最炎热的季节，也是万物生长发育最茂盛之时，中医认为："暑气通于心"，"心为火脏"，故夏季宜食清凉解暑之品。但由于此时人体具有阴气的内敛而阳气过于蒸腾的特点，若不注意"养阳"，阳气极易受损，因而清凉之品又不可太过。其次，夏暑天气酷热难当，往往出汗量较大，容易耗气伤阴，故又宜多食些有益气阴的食品，但不可过于滋腻。再次，夏季中的长夏时节，湿气甚重，常会影响人体的脾胃功能，故应选些具有化湿作用的清淡食物，以利脾气的运化。人们在夏季可以选用西洋参、石斛、麦冬等益气生津的药物适当进补以调正气而改善体质。但是，夏季进补不可像冬季，必须严谨，否则将会适得其反。下列几种情况不需进补。(1)体强无病：身体强壮者，一般不需进补，更忌长期进补。(2)有湿热者忌补：病人如有舌苔厚腻、胸腹胀闷、肢体酸重、小便黄赤等，是湿热困脾，有外邪，故不能进补，否则就会闭门留寇。(3)暑热未清者忌补：如过早进补，会使暑热不易消退，甚至使已经逐步消退的暑热死灰复燃。所以一定要结合清暑退热药，如清暑益气汤。(4)忌腻补:夏天多热多湿,要清补,而不能腻补、蛮补。如十全大补汤更是不能用。参类中推荐西洋参。西洋参性凉,有补气生津之效。夏天出汗较多含上一片效果很好。

5. 何为"冬病夏治"?

答:从小暑到立秋,人称"伏夏",即"三伏天",是全年气温最高,阳气最盛的时节。对于一些每逢冬季发作的慢性病,如慢性支气管炎、肺气肿、支气管哮喘、腹泻、痹证等阳虚证,是最佳的防治时机,称为"冬病夏治"。其中,以老年性慢性支气管炎的治疗效果最为显著。具体方法:可内服中成药,也可外敷药于穴位之上。内服药,以温肾壮阳为主,如金匮肾气丸、右归丸等,每日二次,每次一丸,连服一个月。外敷药可以用白芥子 20g、元胡 15g、细辛 12g、甘遂 10g,研细末后,用鲜姜 60g 捣汁调糊,分别摊在 6 块直径约 5cm 的油纸或塑料薄膜上(药饼直径约 3cm,如果有麝香更好,可取 0.3g 置药饼中央),贴在双侧肺俞、心俞、膈俞,或贴在双侧肺俞、百劳、膏肓等穴位上,以胶布固定。一般贴 4～6 小时,如感灼痛,可提前取下;局部微痒或有温热舒适感,可多贴几小时。每伏贴一次,每年三次。连续三年,可增强机体非特异性免疫力,降低机体的过敏状态。通过如此治疗,有的可以缓解,有的可以根除。

6. 补品能不能在睡前吃?

答:人到中老年,血液黏度会增加,加上睡眠也会使人的心率减慢、新陈代谢降低,如果在睡前服用含糖量较高的滋补品,会使血液黏稠度进一步增加,导致局部血液动力异常,有可能引发脑梗塞等意外事件。因此,中老年人,尤其是患有高血压、高血脂、冠心病和脑血管病的人,不要长期服含糖量高的滋补品,更不要在睡前服用。

7. 秋季进补的宜与忌是什么?

答:秋季天气干燥,宜多吃滋阴润燥的食物,如银耳、芝麻、乌骨鸡、猪肺、豆浆、蜂蜜等,防止秋燥伤身。此外,奶制品、豆类及新鲜蔬菜、水果均宜多吃，这些食物含有丰富的碳水化合物、蛋白质及多种维生素。秋冬季是中老年人呼吸道疾病的多发期。对于有这些病史的进补者来说，食用百合、银耳等补品有很好的润肺效果。对于那些有心脑血管疾病的患者来说，秋天多吃坚果，能达到保护心脑血管的目的。对于普通的进补者，推荐如下补品：百合、莲子、山药白扁豆、藕、牛羊肉、栗子、红枣。初秋时人的脾胃尚未完全恢复，不宜多食过于油腻的食物，如有内热者不能随意进补。另外，秋天人容易上火，饮食中要少葱、姜、蒜、椒等辛辣食品，应选择平补、清补。进补人的年龄也不宜太小。选择补品前，最好向医师咨询。

8. 何为“三因制宜”？

答：三因制宜即因时、因地、因人制宜，是指治疗疾病要根据季节、地区以及人体的体质、性别、年龄等不同而制定适宜的治疗方法。由于疾病的发生、发展与转归，受多方面因素的影响，如时令气候、地理环境等，尤其是患者个体的体质因素，对疾病的影响更大。因此，在治疗疾病时，必须把这些方面的因素考虑进去，对具体情况作具体分析，区别对待，以制定出适宜的治疗方法。

9. 气的作用有哪些？

答：气在人体中主要有以下作用：(1)气可以对人体的生长发育以及各脏腑、经络等组织器官的生理活动，起着激发与推动作用。(2)气的运行可维持人体的正常体温，因而保证了各组织器官正常的生理活动。这种作用被称为温煦作用。(3)气能够护卫全身的肌表，防御各种外邪的侵袭，起到对疾病的防御作用。(4)气能够维持血和津液等液态物质的正常运行，营养全身各组织器官。气还能够控制汗液、尿液等津液的分泌量，对人的津液起到固摄作用。(5)气还具有气化作用，所谓“气化”也就是气的运动所产生的变化，与各脏腑、经络等组织器官的功能有关，比如食人的食物转化为水谷之精气，而水谷之精气又化生为气血、津液，以及气、血、津液之间的相互转化都是由于气化作用。

第四章

常用补益中药

凡能补益人体气血阴阳之不足，增强体质和抗病能力，主要用以治疗各种虚证的药物，称为补益药，又称补虚药。

根据补益药的功效及适应证，通常将其分为以下四类：

1. 补气药 本类药物性味多甘温或甘平，能补益脏腑之气，重在补脾肺之气，主要适用于脾气虚证，见食少纳呆，脘腹胀满，大便溏泄，神疲乏力，肢体倦怠，甚至浮肿或脱肛等症；肺气虚证，见咳喘气短，动则益甚，懒言声低，自汗畏风等症。

2. 补血药 本类药物性味多甘温或甘平，质地滋润，能补肝养心或益脾。主要适用于心、肝血虚证，见面色萎黄，心悸失眠，头晕眼花，两目干涩，唇甲色淡，以及妇女月经量少，经闭等症。

3. 补阴药 本类药物药性多甘寒质润，能补阴、滋液、润燥，而以治疗阴虚液亏之证，重在补肺、胃、肝、肾之阴。主要适用于肺阴虚证，见干咳少痰，痰中带血，咽干口燥等症；胃阴虚证，见口燥咽干，饥不欲食，嘈杂干呕，或大便燥结等症；肝阴虚证，见眩晕眼花，两目干涩，胁肋灼痛等症；肾阴虚证，见头晕耳鸣，五心烦热，颧红盗汗，遗精耳鸣等症。

4. 补阳药 本类药物性味多甘温或咸温或辛热，能温补人体之阳气，主要适用于肾阳不足证，见畏寒肢冷，腰膝酸痛，遗尿，尿频，阳痿，肾不纳气之虚喘及脾肾两虚之久泻等症。

补益药中味甘质腻之品较多，虽能滋养补虚，但易滞脾碍胃，应用时应酌情选配具有行气健脾，消食和胃作用的药物，使“补而不滞”。另外，温补肾阳药性多温燥，易耗伤阴液，应用时适当配伍补阴药。

第一节　补气药

人参

为五加科多年生草本植物人参的根。主产吉林、辽宁、黑龙江。野生者名“山参”；栽培者称“园参”。于秋季采挖。园参一般栽培 6～7 年后收获。鲜参洗净后干燥者称“生晒参”；蒸制后干燥者称“红参”；焯烫浸糖后干燥者称“糖参”或“白参”；加工断下的细根称“参须”。山参经晒干，称“生晒山参”。切片或研粉用。

一、性味与功效

1. 性味　微苦，微温，味甘。

2. 归经　归心、肺、脾经。

3. 功效　大补元气；补肺益脾；生津；安神益智。为治脾虚、肺气虚的主药，为救脱扶危良剂，亦是治疗虚劳内伤的第一要药。凡一切气、血、津、液不足之证，皆可以应用。主要用于治疗气虚欲脱，肺、脾气虚，热病气津两伤、消渴，气血不足之心神不安，失眠多梦，心悸健忘等。

二、临床应用与组方

1. 用于治疗虚脱危证及元气虚衰之证。本品大补元气，有救脱扶危之效。体虚欲脱，肢冷脉微，脾虚食少，肺虚咳喘，津伤口渴，内热消咳，久病虚羸，惊悸失眠，阳痿宫冷，均可选用人参。配伍附子，即参附汤，以益气回阳。若兼见汗多口渴，气阴两伤者，可合麦冬、五味子以益气养阴，即生脉散。

2. 用于肺气虚弱的短气喘促，脉虚自汗等。为补肺要药，可配伍黄芪，五味子等；若喘促日久，肺肾两虚，常与胡桃肉、蛤蚧等，如人参胡桃汤。

3. 用于脾气不足的倦怠乏力等。为补益脾气要药，常配伍白术、茯苓、甘草等益气健脾药同用，如四君子汤。

4. 用于热病气津两伤的身热口渴及消渴证等。治气阴两伤的口渴多汗，脉虚者，每与麦冬、五味子等同用，即生脉散。治消渴证，可与天花粉、生地、黄芪等同用，如玉泉丸。

5. 用于气血亏虚的失眠、健忘等，可配伍龙眼肉、当归、酸枣仁等养血安神同用，如归脾丸。

6. 用于治疗白细胞减少症。人参注射液对肿瘤患者放疗、化疗后白细胞减少症，有一定的升白作用。

7. 用于治疗肿瘤。人参提取物 Prostisol 用于胃癌、胰腺癌、结肠癌、甲状腺癌、肉瘤等，能改善临床症状，延长肿瘤患者生存率。

8. 用于治疗糖尿病。人参浸膏对糖尿病有一定的控制症：与胰岛素合用，可减少胰岛素剂量，延长降血糖作用时间。

9. 用于治疗心律失常。人参片剂口服对流行性出血热之心律失常有一定疗效；含服人参饮片，对房颤、病窦综合征、室内亦有一定治疗作用。

10. 用于治疗延缓衰老。口服人参芦皂甙糖衣片，对改善老年病人智力减退、记忆力消失、思维迟钝等有一定作用。

11. 用于治疗美容。以人参面膜作为化妆品可使细胞重生。

此外，人参对贫血、高脂血症、遗尿、新生儿疾病以及类风湿性关节炎等均有显著疗效。

三、用法、用量与禁忌

1. 用法　5～10g，水煎服，急重证15～30g，研末吞服，每次1.5～2g。

2. 用药注意　反藜芦，畏五灵脂，恶皂荚。不宜同时吃萝卜或喝茶，以免影响药力。实证、热证而正气不虚者忌服。

四、毒副作用

如果长期大量服用也有许多副作用，称为“人参滥用综合征”，主要表现为心情兴奋、烦躁忧虑、失眠，出现人格丧失或精神错乱等类似皮质类固醇中枢神经兴奋和刺激症状。有报道服用3%人参酊剂100ml后，仅感觉轻度不安和兴奋，内服200ml后可出现中毒现象，全身玫瑰疹、瘙痒、头晕、发热及出血。曾有服用人参酊剂500ml后死亡的报道。

党参

为桔梗科多年生草本植物党参、素花党参或川党参的干燥根。主产于山西、陕西、甘肃、四川等省。因以山西上党者最有名，故名党参。秋季采挖，洗净，晒干。切厚片，生用。

一、性味与功效

1. 性味　性平，味甘。

2. 归经　归脾、肺经。

3. 功效　补中益气；生津养血。用于气虚不足，倦怠乏力，气急喘促，脾虚食少，面目浮肿，久泻脱肛，或血虚、气血两虚之面色萎黄、头晕心悸等症。

二、临床应用与组方

1. 用于治疗脾胃虚弱及气血两亏等症。党参既可补脾胃而益肺气，又能益气以补血。也可用于虚实相兼之症，如虚火外感，可与解表药同用；体虚里实，可与攻下药配伍，都是用以扶正怯邪。配伍黄芪、白术，治中气不足之食少便溏，体虚倦怠等。配伍当归、熟地合用于血虚或气血两虚之面色萎黄、头晕心悸等。

2. 用于肺气虚弱的气短咳喘，语声低微等。配伍黄芪、五味子等益气，止咳平喘，如补肺汤。

3. 用于治疗因化疗或放疗引起的白细胞减少症。党参、黄芪、鸡血藤各 30g，女贞子、淫羊藿、白术、山药、鹿角胶各 9g，水煎服。

4. 用于治疗胃下垂、脱肛、子宫脱垂。党参、黄芪各 15，白术、升麻、柴胡、当归、陈皮、炙甘草各 9g，水煎服。

5. 用于治疗贫血。党参、黄芪各 15g，阿胶、鹿角胶、龙眼肉、白术、当归、大枣各 9g，水煎服。

此外，可与解表药或泻下药同用，治体虚外感或里实正虚之证，以扶正祛邪。

三、用法、用量与禁忌

1. 用法 10～30g，水煎服。

2. 用药注意 气滞、肝火盛、正气不虚者不宜使用。

四、毒副作用

有报道用量每剂超过 60g，引起心前区不适和心律不齐，停药后可自行恢复。

五、相似中药比较

表 4-1 党参和太子参的异同点

药物	相同点	功效不同点	主治不同点
党参	补气生津；主治肺、脾气虚，气津两伤	益气生血	血虚或气血两虚之面色萎黄、头晕心悸等
太子参		滋阴清热	气阴两虚之燥咳、心悸不眠、多汗

黄芪

为豆科多年生草本植物蒙古黄芪或膜荚黄芪的根。主产于内蒙古、山西、甘肃、黑龙江等地。春、秋二季采挖，除去须根及根头，晒干。生用或蜜炙用。

一、性味与功效

1. 性味 性微温，味甘。

2. 归经 归脾、肺经。

3. 功效 补气升阳；益卫固表；利水消肿；托疮生肌。主治气虚乏力，食少便溏，中气下陷，久泻脱肛，便血崩漏，表虚自汗，气虚水肿，痈疽难溃，久溃不敛，血虚萎黄，内热消渴；慢性肾炎蛋白尿，糖尿病等。

二、临床应用与组方

1. 用于脾胃气虚及中气下陷诸症，为补气升阳之要药。治脾虚气短，食少便溏，常配伍白术，人参等；治脾虚中气下陷者，内脏下垂，常配伍升麻、柴胡、等以培中举陷，如补中益气汤。

2. 用于肺气虚及表虚自汗，气虚外感等症。治肺气虚，多配伍紫菀、五味子等，近年来配伍百部、地龙治疗慢性气管炎有一定疗效。治表虚自汗，易外感者，多配伍白术、防风，如玉屏风散。

3. 用于气虚水湿失运，小便不利等。常配伍白术、防己等，如防己黄芪汤。

4. 用于气血不足，疮疡内陷或溃久不敛。配伍党参、肉桂、当归，用于疮疡内陷、或久溃不敛；与当归、银花、白芷、穿山甲、皂角刺等同用，用于脓成不溃。

5. 用于治疗白细胞减少症。生黄芪、鸡血藤各 60g，当归 30g，党参、熟地各 15g。水煎分 2 次服。孕妇当归应减量。

6. 用于治疗乳汁缺乏。①黄芪 30g，当归 15g，知母、元参、炒王不留行各 12g，路路通 9g，炮山甲 6g。水煎服。②黄芪 30g，当归、白芷各 15g。炖猪蹄 2～4 只。分 3 次服。效果好。

7. 用于治疗慢性肾炎。生黄芪 50g，双花 30g，党参 25g，土茯苓 50g，赤芍 15g，苦参 12g，川芎 15g，仙鹤草 30g，淡竹叶草 50g，玉竹 2.5g(冲)。

8. 用于治疗糖尿病。①生黄芪 30g，升麻 6g，柴胡 6g，知母 15g，桔梗 9g，花粉 30g，黄连 6g，云苓 15g，山药 30g。水煎服。②生黄芪 60g，天花粉、生地黄各 30g，五味子 15g，川黄连 6g(若无，可用黄连须 15g 代)。水煎服。控制饮食，玉米须煎水代茶。

9. 用于治疗脑血管意外后遗症。黄芪 25g，桃仁、红花、地龙、归尾、赤芍、僵蚕、蜈蚣、甘草各 7g。水煎服。

此外，本品又可与活血祛瘀通络药如当归、川芎、桃仁、红花、地龙等配伍，用于中风偏枯、半身不遂之症，有益气活血、通络利痹的功效。对于消渴病症，也可应用，常与生地、麦冬、天花粉、山药等配伍。

三、用法、用量与禁忌

1. 用法　10～15g，大剂量 30～60g，水煎服。

2. 用药注意　益气补中宜炙用；其他方面多生用。凡是表实邪盛，内有积滞，阴虚阳亢，疮疡阳证实证等均不宜使用。

四、毒副作用

过量服用可引起头晕、胸闷、失眠、肢体疼痛，或引起皮疹、瘙痒等过敏反应，重者出现过敏性休克。

五、相似中药比较

表 4-2　人参和黄芪的异同点

药物	相同点	功效不同点	主治不同点
人参	益气生津，益气生血，益气摄血；主治气津两伤证，气血两亏证，气不摄血证	大补元气，复脉固脱	气脱危证
黄芪		善升举阳气，补肺固表，托疮，利水	中气下陷，表虚自汗，气虚水肿，气血不足之疮疡内陷等

白术

为菊科多年生草本植物白术的根茎。主产于浙江、湖北、湖南、江西等地。冬季下部叶枯黄、上部叶变脆时采收，除去泥沙，烘干或晒干，再除去须根。切厚片。生用或土炒、麸炒用，炒至黑褐色，称为焦白术。

一、性味与功效

1. 性味　性温，味苦、甘。

2. 归经　归脾、胃经。

3. 功效　补气健脾；燥湿利水；止汗，安胎。主治脾虚食少，腹胀泄泻，痰饮眩悸，水肿，自汗，胎动不安。为健脾要药，又为治痰饮、水肿之良药，妊娠胎动不安，不论寒热虚实，均可配伍本品。

二、临床应用与组方

1. 用于脾胃气虚，运化无力的食少便溏，脘腹胀满等。为治疗脾虚诸症的要药。治疗脾虚食少神疲，常配伍人参、茯苓、炙甘草等，即四君子汤。治脾虚脘腹痞闷，多配伍枳实，如枳术丸。

2. 用于脾虚水湿内停，水肿，小便不利等。治疗痰饮，常配伍桂枝、茯苓、甘草，即苓桂术甘汤。治疗水肿，多配伍茯苓、泽泻等，健脾利湿，如四苓汤。

3. 用于脾虚气弱，胎动不安。如有内热，常配伍黄芩，气滞腹胀者，配伍苏梗、砂仁、陈皮等；腰酸腹痛者，配伍杜仲、续断、菟丝子等补肾安胎。配伍黄芪、浮小麦等，有固表止汗之功，可治表虚自汗。

4. 用于治疗止久泄痢。白术有滋补功效。白术 300g，水煎，浓缩成膏，放一夜，倾出上面清水。每服 1～2 匙，蜜汤调服。

5. 用于治疗小儿消化不良。白术 9g，干姜 3 片，红糖适量。煎汁 50ml，分 3～4 次温服。6 个月至 2 岁小儿，平均 4 日治愈。

6. 用于治疗慢性腰腿痛。白术 30g，炙山甲 6g。加 20～30 度白酒 100ml，加盖，加热至沸并保持微沸半小时，药渣用同法再煎 1 次，合并 2 次煎液，混匀，早晚 2 次分服，连服 2～3 日。

7. 用于治疗便秘。生白术 30g，生地黄 30g，升麻 3g。水煎服。

三、用法、用量与禁忌

1. 用法　10～15g，水煎服。燥湿利水宜生用，补气健脾宜炒用，健脾止泻宜炒用。

2. 用药注意　阴虚内热及津液亏耗者忌用。气滞胀满者忌用。

四、毒副作用

白术入药安全性好，服用后未见中毒的报道。

五、相似中药比较

表 4-3　白术和茯苓的异同点

药物	相同点	功效不同点	主治不同点
白术	补气健脾；燥湿利水；主治脾虚食少，腹胀泄泻，水肿，小便不利	固表止汗，安胎	气虚自汗、胎动不安
茯苓		健脾安神	气血不足之心悸、失眠

山药

为薯蓣科多年蔓生草本植物薯蓣的根茎。主产于河南、江苏、广西、湖南等地。霜降后采挖。刮去粗皮，晒干或烘干，为“毛山药”；再经浸软闷透，搓压为圆柱状，晒干打光，成为“光山药”。润透，切厚片，生用或麸炒用。

一、性味与功效

1. 性味　性平，味甘。

2. 归经　归脾、肺、肾经。

3. 功效　补脾养胃；生津益肺；补肾涩精。主治脾虚食少，久泻不止，肺虚喘咳，肾虚遗精，带下，尿频，虚热消渴。为平补气阴之良药。

二、临床应用与组方

1. 用于治疗脾气虚证。山药补脾肺肾，可配人参或党参、白术、炙甘草、茯苓等同用，如四君子汤；如脾虚久泻不愈，可与人参、白扁豆、陈皮等同用，如参苓白术散。

2. 用于治疗肺虚咳喘，或肺肾两虚之久咳久喘。可与人参、麦冬、五味子等同。

3. 用于治疗气阴两伤之消渴证。山药益气养阴，见口渴引饮，形瘦神疲，小便频数等。常与黄芪、天花粉、麦冬、生地黄等益气养阴药配用。配伍黄芪、知母、天花粉等，生津止渴，用于消渴。

4. 用于治疗肾虚不固之证。妇女白带过多，属脾虚有湿者，多配伍党参、白术、车前子等健脾利湿药，如完带汤；属肾虚不固者，多配伍熟地、山萸肉、菟丝子等补肾收涩药。肾虚不固之遗精、滑精，常配芡实、金樱子、五味子等，如秘元煎。肾虚不固之遗尿、尿频。可配益智仁、乌药等，如缩泉丸。

三、用法、用量与禁忌

1. 用法 10～30g，水煎服，大量60～250g。研末吞服，每次6～10g。补阴生津宜生用；健脾止泻宜炒用。

2. 用药注意 湿盛中满而有积滞者不宜使用。

四、毒副作用

山药使用安全，临床未见中毒病例报道，动物实验也证明毒性很小。

五、相似中药比较

表4-4 山药和党参的异同点

药物	相同点	功效不同点	主治不同点
山药	益气健肺脾；主治食少便溏，体虚倦怠久咳久喘等	补肾涩精止带，养阴生津	肾虚遗精，带下，尿频，虚热消渴
党参		益气生血	血虚或气血两虚之面色萎黄、头晕心悸等

甘草

为豆科多年生草本植物甘草、胀果甘草或光果甘草的根及根茎。主产内蒙古、山西、甘肃、新疆等地。春、秋季采挖，除去须根，晒干。切厚片，生用或蜜炙用。

一、性味与功效

1. 性味　性平，味甘。

2. 归经　归心、肺、脾、胃经。

3. 功效　益气补中；清热解毒；祛痰止咳；缓急止痛；调和药性。主治脾气虚弱，倦怠乏力，心悸气短，咳嗽痰多，脘腹、四肢挛急疼痛，热毒疮疡，咽喉肿痛，药物、食物中毒；缓和药物烈性、毒性。

二、临床应用与组方

1. 用于解毒。对多种中毒有很好的解毒作用，有解百毒之称，主要解毒有效成分为甘草甜素的吸附作用、甘草次酸的类肾上腺皮质激素作用；甘草甜素水解后产生葡萄糖醛酸结合解毒。甘草是一味常用的药物，一般认为本品在方剂中只是作为辅助、矫味之用；其实根据临床实践的体会，它本身确实具有一定的功效，如炙甘草汤补心气、振心阳，甘草干姜汤温润肺脾，芍药甘草汤缓急定痛，甘橘汤祛痰利咽，银花甘草汤清热解毒等，都是用它作为主药的。甘草又能缓和药性，如四逆汤用本品以缓和干姜、附子的温热，调胃承气汤用本品以缓和大黄、芒硝的攻下作用等。

2. 用于心气不足的心悸以及痰多咳嗽等。治心气虚，常以之为主，配伍人参、阿胶、桂枝等，如炙甘草汤。治疗咳喘，无论寒热虚实及有痰无痰，均可配伍应用。如治肺热咳喘，可配伍石膏、麻黄、杏仁等，亦可治寒痰咳喘。

3. 用于热毒疮疡，咽喉肿痛及药物食物中毒、调和药性。治热毒疮疡，多配伍金银花、连翘等清热解毒药同用。治疗药物食物中毒，可单味应用或与绿豆配伍煎服。

4. 用于治疗内分泌及神经系统疾病。可以治疗慢性肾上腺皮质功能减退症（阿狄森氏病）、产后垂体前叶功能减退症（席汉氏征）、尿崩症等。其有效成分与甘草的类肾上腺皮质激素作用、抗利尿作用有关。另外，甘草还可以治疗三叉神经痛、先天性肌强直症、腓肠肌痉挛症等，这与甘草的解痉及抑制末梢神经兴奋性作用有关。

5. 用于治疗消化系统疾病。甘草具有抗胃溃疡作用，抗胃炎作用。这与甘草有解除平滑肌痉挛、抑制胃酸及胃蛋白酶分泌作用。

甘草还可用于治疗风湿性关节炎及过敏性紫癜、血小板减少性紫癜等。

三、用法、用量与禁忌

1. 用法　3～10g，水煎服。清热解毒宜生用；补中缓急宜炙用。

2. 用药注意　反甘遂、大戟、芫花、海藻。

四、毒副作用

长期或大剂量服用甘草制剂会引起假醛固酮增多症，出现高血压、低血钾以及因此而引起的头痛、浮肿、心肌损害、四肢无力等症状。有报道每日煎服5～10g，连续服用一年而引起上述症状。直接服用甘草甜素或甘草酸也会出现上述现象。过敏反应：有人每次服用甘草均引起气喘、胸闷，可能属甘草引起的过敏反应。

五、相似中药比较

表 4-5 甘草和大枣的异同点

药物	相同点	功效不同点	主治不同点
甘草	补中益气，缓和药性；主治脾虚气弱的乏力、食欲不振	清热解毒，祛痰止咳，缓急止痛，缓和药性	咳嗽痰多，脘腹、四肢挛急疼痛，热毒疮疡，咽喉肿痛等
大枣		养血安神	脏躁症

大枣

为鼠李科落叶乔本植物枣的成熟果实。主产于河北、河南、山东、陕西等地。秋季果实成熟时采收，晒干。生用。

一、性味与功效

1. 性味 性温，味甘。

2. 归经 归脾、胃经。

3. 功效 补中益气；养血安神；缓和药性。主治脾虚食少，乏力便溏，血虚面色萎黄，妇女脏躁，神志不安。

二、临床应用与组方

1. 用于治疗血虚的病症。大枣即平日供食用的红枣，性质平和，能培补脾胃，为调补脾胃的常用辅助药。民间常用作为补血的药物，治疗血虚的病症；因此近年来临床上用它补血以止血，治疗过敏性紫癜，可单用或配合其他药物同用。配伍党参、白术等补中益气，用于治疗脾胃虚弱，气虚不足、倦怠乏力等症。

2. 用于治疗脏躁。本品配合甘草、小麦，即为甘麦大枣汤，前人用治脏躁。脏躁的发病原因，多由情志抑郁或思虑过度，心脾受损，致脏阴不足而成。其临床表现为无故悲伤、精神失常、坐卧不安、心烦不寐等症。此种证候，类似现代的癔病。

三、用法、用量与禁忌

1. 用法 10～30g，劈破水煎服；亦可去皮核捣烂为丸服。

2. 用药注意 湿邪内盛、食积、虫积及痰热咳嗽者不宜使用。

四、毒副作用

大枣使用安全，临床未见中毒病例报道，动物实验也证明毒性很小。

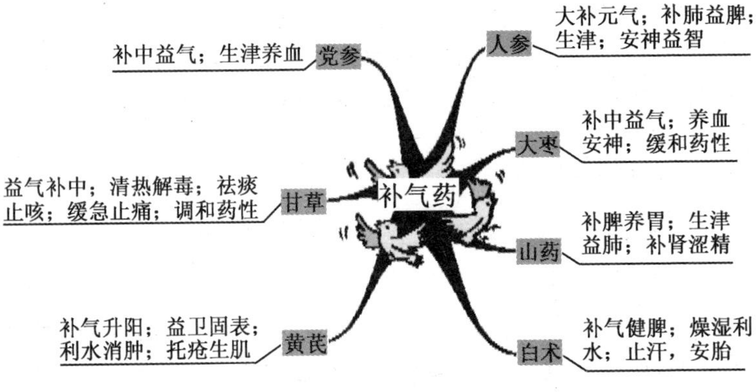

图 4-1　补气药辨证论治

五、相似中药比较

表 4-6　大枣和山药的异同点

药物	相同点	功效不同点	主治不同点
大枣	补气健脾；主治食少便溏，体虚倦怠	养血安神，缓和药性	血虚，妇女脏躁
山药		补肾补肺，养阴生津	遗精，带下，尿频，虚热消渴，久咳久喘

第二节　补血药

当归

为伞形科多年生草本植物当归的根。主产甘肃东南部岷县（秦州），产量多，质量好；其次为陕西、四川、云南等地。秋末采挖，除去须根及泥沙，待水分稍蒸发后，捆成小把，上棚，用烟火慢慢熏干。切薄片，或身、尾分别切片。生用或酒炒用。

一、性味与功效

1. 性味　性温，味甘、辛。

2. 归经　归肝、心、脾经。

3. 功效　补血活血；调经止痛；润肠通便。主治血虚萎黄，眩晕心悸，月经不调，经闭痛经，虚寒腹痛，跌打损伤，风湿痹痛，痈疽疮疡，肠燥便秘，久咳气喘。

二、临床应用与组方

1. 用于治疗血虚证。当归的首要功效，就是补血。血虚引起的头昏、眼花、心慌、疲倦、面少血色，脉细无力，最宜使用当归。当归补血汤，就由当归和黄芪组成。如果再加入党参、红枣，补养气血的功效更强。配伍白芍，当归补血活血而止痛，白芍补血敛阴而柔肝止痛。二者相须为用，有敛阴补血、活血柔肝止痛之功效，用于治疗血虚诸症及肝血虚、血脉不和所致之胸胁隐痛、腹中挛急作痛、痛经及头晕耳鸣等。

2. 用于治疗妇科疾病。当归是妇科要药，因为当归不仅能补血，而且能活血，最宜用于妇女月经不调。由当归与熟地黄、白芍、川芎配伍而成的四物汤，就是妇科调经的基本方。经行腹痛，可加香附、延胡索;经闭不通,可加桃仁、红花。配伍川芎,当归甘辛苦温,质润而腻,养血调经、活血止痛,功擅养血,川芎辛温而燥,活血行气、祛风止痛,长于行气。二者合用,川芎得当归,祛瘀而不耗伤气血;当归得川芎,养血而不壅滞。共奏养血调经、活血行气、散瘀止痛之功效,用于治疗头痛、痛经、闭经、月经不调以及妇人胎前产后诸症因血虚血瘀所致者。若配伍熟地,当归补血活血,熟地滋阴精而养血。二者均为补血要药,相须为用,有补血滋阴之功效,用于治疗血虚阴亏之眩晕、心悸、失眠、咳喘日久不愈以及妇女月经不调、崩漏等症。

3. 用于治疗疮痈肿痛及跌打损伤、风湿痹阻疼痛等。治疗疮痈肿痛,常配伍金银花、连翘、炮山甲等,若有气虚,再配伍人参、黄芪、熟地等。治跌打损伤,配伍乳香、没药;治风湿痹痛,常配伍羌活、秦艽、桂枝等。

4. 用于治疗脑血栓。当归 30g,鸡血藤 30g,桃仁 10g,红花 10g,赤芍 15g,川芎 15g,穿山甲 10g,水煎服,每日 1 剂。

5. 用于治疗胃炎及胃、十二指肠溃疡。当归 15～30g,贝母 10g,苦参 6～15g,加水 1500ml,煎至 500ml,每日 1 剂,分 3 次饭前服。郁火伤阴者用川贝母,肝胃郁热者用大贝母,痛势急迫者合芍药甘草汤,兼气滞者加九香虫、甘松。

6. 用于治疗习惯性便秘。当归、莱菔子各 20g。加 6 倍量水煎煮 2 小时,共煮 2 次,沉淀后过滤去渣,入蜂蜜 200g 混匀煮沸即成。

此外,还可用于治疗偏头痛,冠心病,血栓闭塞性脉管炎,斑秃等。

三、用法、用量与禁忌

1. 用法 5～15g,水煎服。一般生用,为加强活血则酒炒用。又通常补血用当归身,活血用当归尾,和血(补血活血)用全当归。

2. 用药注意 大便溏泄者慎用。必要时可配伍健脾药或用土炒当归。

四、毒副作用

当归流浸膏给小鼠灌胃的最小致死量为0.3～0.9g/10g体重；叶流浸膏为1g/10g体重。当归水提取液给小鼠灌服及腹腔注射的半数致死量，分别大于8g/kg和6.58g/kg；当归乙醚提取物给小鼠和腹腔注射的半数致死量，分别大于10g/kg和5g/kg；当归甲醇提取物给大鼠、小鼠灌服和腹腔注射的半数致死量均大于6g/kg。当归挥发油静脉注射1ml/kg，可使动物血压下降，呼吸抑制，加大剂量则血压骤降，呼吸停止。静脉注射乙醚提取物0.06ml/kg和0.02ml/kg，可分别使犬及猫死亡，中毒死亡时呼吸道有多量水样分泌物，偶有强直性惊厥，呼吸早于心脏先停。当归的甲醇提取物给大鼠和小鼠腹腔注射后5分钟时其自发运动均被抑制，眼、鼻、口的周围附着血液样物质，体重下降。临床应用本品，少数病人静脉注射后体温达38～39℃，可能是热原反应，有时可给予抗过敏药，一般不需特殊处理。

五、相似中药比较

表4-7 当归和熟地黄的异同点

药物	相同点	功效不同点	主治不同点
当归	补血调经；主治血虚萎黄，眩晕心悸，月经不调，经闭痛经	活血止痛	经闭痛经，腹痛，跌打损伤，风湿痹痛
熟地黄		滋阴益精	腰膝酸软，骨蒸潮热，盗汗遗精

熟地黄

为生地黄(见清热凉血药)经加黄酒拌蒸至内外色黑、油润,或直接蒸至黑润而成。切厚片用。

一、性味与功效

1. 性味 性微温,味甘。

2. 归经 归肝、肾经。

3. 功效 补血滋阴;益精填髓。主治肝肾阴虚,腰膝酸软,骨蒸潮热,盗汗遗精,内热消渴,血虚萎黄,心悸怔忡,月经不调,崩漏下血,眩晕耳鸣,须发早白。

二、临床应用与组方

1. 用于血虚萎黄,眩晕,崩漏等。为补血要药,治疗血虚诸症,配伍当归、白芍、川芎等,如四物汤,治疗时,随症加减配伍。

2. 用于肾精不足,如六味地黄丸中的应用。配伍何首乌熟地养血滋阴;何首乌补益精血、乌须发。二者伍用,有益精血、乌须发之作用,用于治疗精血不足之须发早白等症。配伍山药熟地滋阴补肾益精;山药补脾益肾固精。二者合用,有补肾固精止遗之功效,用于治疗肾虚遗精、遗尿、消渴等症。

3. 用于治疗坐骨神经痛。熟地 20g,木瓜、鹿角胶各 12g(烊化),干姜炭、肉桂、白芥子、生甘草各 6g,麻黄 9g,川牛膝、王不留行子、威灵仙各 10g。水煎服,每日 1 剂,随症加减。

4. 用于治疗汗症。生熟地、当归、黄芩、黄柏各 12g,黄芪12～24g,黄连 3～6g。每日 1 剂。气血甚虚者加甘草,重用黄芪;气阴虚者加麦冬、西洋参;汗多加煅龙牡、五味子。

5. 用于治疗老年便秘。熟地、当归、威灵仙、白术、首乌各 30g,升麻 10g。水煎服,每日 1 剂。

6. 用于治疗精子密度过高不育症。熟地、淮山药、茯苓各15g，枣皮、丹皮、泽泻各10g。随症加减。

7. 用于治疗斑秃。常配伍熟地、菟丝子、川芎、杭芍、木瓜、天麻、五味子、丹参等。

三、用法、用量与禁忌

1. 用法　10～30g，水煎服。使用本品应注意辨证。

2. 用药注意　熟地黄味厚质重，性较腻滞，易生湿生痰、伤脾碍胃，阻滞气机。凡属于脾胃虚弱而食少便溏者、痰湿毒盛气机不畅者不宜服用。

四、毒副作用

熟地黄临床使用安全性好，少数人常规用量服用会出现腹泻、腹痛、头晕、疲乏、心悸，停药后自行消失。动物毒性实验证明该药毒性很小。

五、相似中药比较

表 4-8　熟地黄和生地黄的异同点

药物	相同点	功效不同点	主治不同点
熟地黄	滋补肝肾；主治骨	味甘性微温，补血滋阴	血虚阴虚
生地黄	蒸潮热，盗汗遗精	味苦性寒凉，滋阴泄热	阴虚火旺

白芍

为毛茛科多年生草本植物芍药的根。主产浙江、安徽、西川等地。夏、秋二季采挖，洗净，除去头尾及细根，置沸水中煮后除去外皮，或去皮后再煮至无硬心，捞起晒干。切薄片，生用或炒用、酒炒用。

一、性味与功效

1. 性味 性微寒,味苦、酸、甘。

2. 归经 归肝、脾经。

3. 功效 养血调经;平肝止痛;敛阴止汗。主治血虚萎黄,月经不调,崩漏下血,头痛眩晕,胁肋疼痛,脘腹,四肢挛痛,盗汗,自汗。

二、临床应用与组方

1. 用于血虚或阴虚有热的月经不调,崩漏等。常配伍当归、熟地等同用,如四物汤。如阴虚有热,或崩漏不止,可加阿胶、地骨皮等同用。配伍柴胡,白芍养血柔肝止痛,清解虚热;柴胡疏肝解郁理气,和解退热。二者合用,一散一敛,一补一泻,共奏养血柔肝、解郁止痛之功效,用于治疗肝郁血虚之头晕、目眩、胸胁苦满、两肋胀痛、乳房胀痛、月经不调等症。

2. 用于肝阴不足,肝气不舒或肝阳偏亢的头痛、眩晕。治疗肝阳偏亢的头痛,常配伍生地、牛膝、石决明等,如建瓴汤。治疗肝郁胸胁胀痛,配伍当归、白术、柴胡等,如逍遥散。配伍石决明,白芍平抑肝阳而敛阴;石决明平肝潜阳。二者合用,有平肝潜阳养阴之功效,用于治疗阴虚阳亢之头晕目眩、筋脉挛急等症。

3. 用于阴虚盗汗及表虚自汗,治疗营卫不和,表虚自汗,常配伍桂枝,如桂枝汤。治疗阴虚盗汗,可配伍生地、牡蛎、浮小麦等敛阴止汗。

4. 用于治疗胃及十二指肠溃疡。白芍 200g、甘草 150g、冰片 15g、白胡椒 20g,共研细末,5g/次,每日 3 次,饭前 30 分钟口服,连服 2 个月后复查。

5. 用于治疗肠道激惹综合征。白芍 30～40g,陈皮、炒白术各 10g,防风、生甘草各 6g。每日腹泻 4 次以上者,加石榴皮、乌梅;

便秘者，加炒莱菔子、郁李仁；腹胀甚者，加炒枳壳；脾气虚者，加党参；阴寒甚者，加干姜、吴茱萸；湿热甚者，加川连、茯苓。

6. 用于治疗习惯性便秘。生白芍 24～40g，生甘草 10～15g，水煎服，一般 2～4 剂即可见效。气虚加生白术 24～32g，阴寒凝滞加附子 10～15g，阴亏血燥加阿胶 9～15g，血虚偏寒加当归 9～15g，兼气滞者加麦芽 10g，血压高系肝旺者去甘草加代赭石 20～30g，血压高而偏于湿盛者去甘草加半夏、陈皮。

三、用法、用量与禁忌

1. 用法　10～15g，水煎服，大量 15～30g。平肝、敛阴多生用；养血调经多炒用。

2. 用药注意　白芍性寒，凡属虚寒性腹痛泄泻者忌食，小儿出麻疹期间忌食，痰湿内盛不宜，服用中药藜芦者忌食。

四、毒副作用

白芍入药安全性好，未见中毒的报道。

五、相似中药比较

表 4-9　白芍和赤芍的异同点

药物	相同点	功效不同点	主治不同点
白芍	性味苦寒，清热止痛；主治头痛，胁肋疼痛，脘腹，四肢挛痛	养血调经，平肝止痛，敛阴止汗	血虚萎黄，月经不调，崩漏下血，盗汗，自汗
赤芍		清热凉血，散瘀止痛	温热病，热入营血，跌打损伤

何首乌

为蓼科多年生缠绕草本植物何首乌的块根。我国大部地区，如河南、湖北、广西、广东、贵州、四川、江苏等地均有出产。秋、冬二季叶枯萎时采挖，削去两端，洗净，切厚片，干燥，称生首乌；再以黑豆汁拌匀，蒸至内外均呈棕褐色，晒干，称为制首乌。

一、性味与功效

1. 性味 制首乌性微温，味甘、涩。生首乌性平，味甘、苦。

2. 归经 制首乌归肝、肾经。生首乌归心、肝、大肠经。

3. 功效 制首乌补肝肾，益精血，乌须发，强筋骨。主治血虚萎黄，头昏目眩，心悸失眠，眩晕耳鸣，腰膝酸软，遗精崩带，须发早白；高脂血症、高血压、冠心病。生首乌截疟解毒，润肠通便。主治体虚久疟，肠燥便秘，痈疽，瘰疬，皮肤瘙痒疮疹。

二、临床应用与组方

1. 用于血虚而见头昏目眩，心悸失眠以及肝肾精血亏虚的眩晕耳鸣，遗精崩带。多配伍熟地、枸杞子、白术、巴戟天等同用，如王母桃丸。治疗肝肾精血亏虚，常配伍当归、枸杞子、菟丝子等，如七宝美髯丹。

2. 用于体虚久疟，肠燥便秘及痈疽等。治疗体虚久疟，常配伍人参、当归等，如何人饮。治肠燥便秘，血虚津亏，配伍当归、火麻仁等同用。此外对于痈疽，配伍金银花、连翘、苦参等。若皮肤瘙痒，可用生首乌配伍荆芥、防风等内服，或同艾叶煎水外洗。

3. 用于治疗神经性皮炎、体癣。常配伍生地、丹皮、红花、地肤子、当归、僵蚕、玄参等，纳差者加苍术、白术；瘙痒者加蛇床子、地骨皮；感染者加银花。

4. 用于治疗发白与脱发。常配伍生地、生侧柏、女贞子、旱莲草、黑芝麻、陈皮、大青叶、川椒等。

5. 用于治疗血管硬化。常配伍生地、玄参、生白芍、女贞子、旱莲草、沙苑蒺藜、豨莶草、桑寄生、怀牛膝各 9g，煎服，宜于肝血不足、阴虚阳亢之血管硬化、高血压、肢体麻木等症。

6. 用于治疗高脂血症。常配伍杜仲、黄精、丹参、赤芍、红花、法半夏、菖蒲、泽泻、枳实生大黄、甘草各等。

三、用法、用量与禁忌

1. 用法　10～30g，水煎服。

2. 用药注意　补益精血宜用制首乌，截疟、润肠、解毒宜生用首乌。平素大便溏薄之人忌食。何首乌忌用铁器煮食。根据前人经验首乌忌同猪肉、羊肉、萝卜、葱、蒜一并食用。

四、毒副作用

首乌久服或过量服用会出现不良反应，尤其是生首乌。可出现腹泻、腹痛、肠鸣、恶心、呕吐，重者可见痉挛、抽搐、躁动、呼吸麻痹。有报道一次口服煎服生首乌 200g 后，出现头晕、恶心、频繁呕吐、四肢无力、口角㖞斜，CT 检查示脑梗塞，并见肝功异常。动物慢性毒性实验亦证明长期服用有肝细胞迟行件变等损害。临床使用首乌应注意勿过量过久，常规用量下短期服用本品是安全的。少数人服后皮肤出现药物性皮疹、发热。

五、相似中药比较

表 4-10　何首乌和熟地黄的异同点

药物	相同点	功效不同点	主治不同点
何首乌	补肝肾，益精血；主治血虚萎黄，眩晕耳鸣，腰膝酸软	长于养血	头昏目眩，心悸失眠。须发早白，润肠通便
熟地黄		长于滋阴	骨蒸潮热，盗汗遗精

阿胶

为马科动物驴的皮经煎煮、浓缩制成的固体胶。主产山东、浙江、河北、河南、江苏等地。以山东省东阿县的产品最著名。捣成碎块或以蛤粉烫炒成珠用。

一、性味与功效

1. 性味 性平，味甘。

2. 归经 归肺、肝、肾经。

3. 功效 补血；止血；滋阴润燥。主治血虚萎黄，眩晕，心悸，肌痿无力，心烦不眠，虚风内动，肺燥咳嗽，劳嗽咯血，吐血尿血，便血崩漏，妊娠胎漏。

二、临床应用与组方

1. 用于治疗血虚诸症。常配黄芪、当归、熟地等。

2. 用于治疗多种出血病。对于出血而兼有阴虚、血虚证者尤为适宜。因血热者，配伍生地、蒲黄等，如生地黄汤；治疗便血如下豆汁者，配伍当归、芍药等，如阿胶芍药汤。治疗缺铁性贫血，再生障碍性贫血，血小板减少，白细胞减少等症效果明显，治疗贫血含有阿胶的中成药有：阿胶补血口服液、山东阿胶膏、复方阿胶浆、当归养血丸等。

3. 用于阴虚及燥证。治肺虚火盛，与马兜铃、牛蒡子、杏仁等配伍，如补肺阿胶汤。治热病伤津，虚烦不眠，配伍白芍、鸡子黄等。配伍麦冬、沙参、马兜铃等，用于阴虚咳嗽、咯血。

4. 用于保胎安胎。阿胶还用于妊娠期胎动不安，先兆流产，习惯性流产。

5. 用于防治老年病，延缓衰老。临床上充分发挥阿胶的养血、补血、益气的作用，用来调治多种老年性疾病，如更年期综合征、失眠、病态窦房结综合征、低血压、糖尿病、风湿性关节炎、骨质疏松、老年痴呆等。

6. 用于防癌抗癌。表现在提高肿瘤患者淋巴细胞转化率，抑制肿瘤生长，减轻其他抗癌药物和化疗的毒性，使之有可能顺利完成治疗过程。中医临床上常用阿胶配以其他药物治疗白血病、鼻咽癌、食道癌、肺癌、乳腺癌等。

7. 用于增强体质和美容。阿胶不温不燥，老少皆宜，一年四季均可用，是强身健体的滋补佳品。许多家庭冬季用阿胶再配以冰糖、核桃仁、黑芝麻、桂圆、大枣等做成稠膏，早晚温开水冲服，用后感到身上有气力、抗寒力增强、感冒少。孕妇产前产后服用阿胶有利于小儿的成长和产后身体的恢复。阿胶富含蛋白质降解成分，通过补血起到滋润皮肤的作用，有利于皮肤的保健，使用后会使面色红润，肌肤细嫩，有光泽，弹性好，而且有一定的祛癍效果，所以也用以护肤养颜。

三、用法、用量与禁忌

1. 用法　5～15g，入汤剂，烊化兑服；止血常用阿胶珠，可以同煎。

2. 用药注意　本品性质黏腻，有碍消化。如脾胃薄弱，不思饮食或纳食不消，呕吐泄泻者忌服。

四、毒副作用

阿胶服用安全，未见中毒的报道。动物实验亦证明其毒性很小。

五、相似中药比较

表 4-11　阿胶和熟地黄的异同点

药物	相同点	功效不同点	主治不同点
阿胶	滋阴养血；主治血虚萎黄，眩晕，心悸	滋阴润肺	肺燥咳嗽，劳嗽咯血
熟地黄		补肝肾	眩晕耳鸣，腰膝酸软

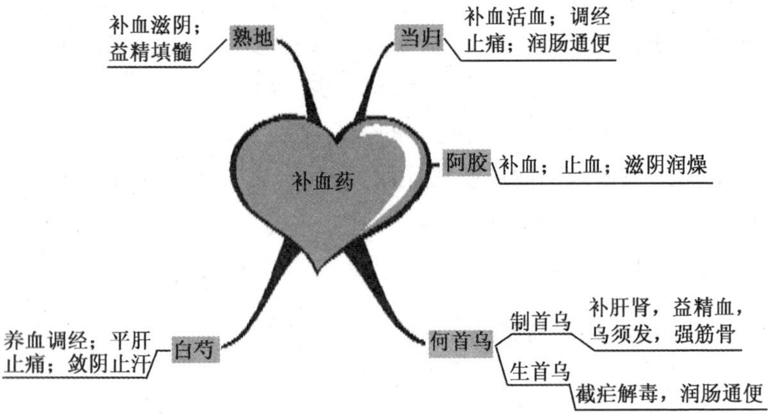

图 4-2　补血药辨证论治

第三节　补阴药

北沙参

为伞形科多年生草本植物珊瑚菜的根。主产山东、河北、辽宁、江苏等地。夏、秋两季采挖，洗净，置沸水中烫后，除去外皮，干燥。或洗净直接干燥。

一、性味与功效

1. 性味　性微苦，微寒，味甘。

2. 归经　归肺、胃经。

3. 功效　养阴清肺；益胃生津。主治肺热燥咳，干咳少痰，劳嗽久咳，热伤胃阴，口渴咽干。

二、临床应用与组方

1. 用于肺阴虚的肺热咳嗽，干咳少痰或肺痨久咳等。常与麦冬、郁金、或冬桑叶，如沙参麦冬汤。治疗阴虚劳热，与知母、麦冬、贝母、鳖甲等同用。

2. 用于胃热阴虚，津液不足的口渴咽干、舌质红绛等，可单味用，或者配伍麦冬，生地、石斛等益胃生津，治热病伤津、咽干口渴，饥不欲食，大便干结，舌绛等症。

3. 用于治疗虚火牙痛。北沙参、地骨皮各 15g，生地、知母各 9g，细辛 1.5g。水煎服。

4. 用于治疗治鼻咽癌。北沙参 15g，天冬 15g，麦冬 15g，石上柏 30g，菝葜 20g，山豆根 15g，蛇蜕 9g，山慈姑 15g，制首乌 15g，当归 15g，钩藤 30g，白花蛇舌草 50g，白茅根 30g。水煎服，每日三次，清热解毒，消肿抗癌。

三、用法、用量与禁忌

1. 用法　10～15g，水煎服。

2. 用药注意　不宜与藜芦同用，肺寒及痰湿咳嗽忌用。

四、毒副作用

临床服用沙参未见有中毒的报道，服用安全。

五、相似中药比较

表 4-12　北沙参和南沙参的异同点

药物	相同点	功效不同点	主治不同点
北沙参	养阴清肺;主治肺热燥咳,干咳痰少	益胃生津	热伤胃阴,口渴咽干
南沙参		化痰,益气	痰黏,食少不饥

南沙参

为桔梗科多年生草本植物轮叶沙参,或杏叶沙参的根。主产安徽、江苏、浙江、贵州等地。春、秋二季采挖,除去须根,洗后趁鲜刮去粗皮,干燥。切厚片或短段生用。

一、性味与功效

1. 性味　性微寒,味甘。

2. 归经　归肺、胃经。

3. 功效　养阴清肺;化痰;益气。主治肺热燥咳,阴虚劳嗽,干咳痰黏,气阴不足,咽干口燥,食少不饥。常用于热病后气津不足或脾胃虚弱诸症。

二、临床应用与组方

1. 用于治疗阴虚燥咳。本品养肺阴,润肺燥,清肺热,并能化痰止咳,可合桑叶、川贝母、麦冬、知母等同用,治阴虚燥热咳嗽,干咳少痰或痰黏不易咳出者。配伍北沙参,润肺止咳,滋阴祛痰,属清补之品,对肺胃阴伤而痰多有热者最宜选用。

2. 用于治疗热病气阴两伤或脾胃虚弱之证。常与石斛、麦冬、山药、谷芽等配伍。配伍党参,寒温适宜,既健脾补气,又益胃生津,用治气阴两虚之症。配石斛,滋阴养胃生津。配生地,清热凉血，滋阴生津。

3. 用于治疗慢性支气管炎。沙参 1000g、百部 1000g、白蜜 1000g。将前二药水煎去渣，浓缩，入白蜜，小火熬成膏。每次服 1 调羹，1 日 2 次。

三、用法、用量与禁忌

1. 用法　10～15g，水煎服。

2. 用药注意　南沙参质润，清肺润燥作用好。但多服可生湿致寒，不利于止咳。将南沙参当补品润肺应经过辨证，辨清机体状态，素体痰湿较盛者不宜服用。

四、毒副作用

临床服用沙参未见有中毒的报道，服用安全。

五、相似中药比较

表 4-13　南沙参和玉竹的异同点

药物	相同点	功效不同点	主治不同点
南沙参	养阴清肺，益气生津主治肺热燥咳，咽干口燥，食少不饥	化痰，益气	干咳痰黏
玉竹		养阴不留邪	阴虚外感

麦冬

为百合科多年生草本植物麦冬的块根。主产四川、浙江、湖北等地。夏季采挖，反复暴晒、堆置，至七、八成干，除去须根，干燥。生用。

一、性味与功效

1. 性味　性微寒，味甘、微苦。

2. 归经 归心、肺、胃经。

3. 功效 养阴润肺；益胃生津；清心除烦。主治肺燥干咳，劳热咳嗽，津伤口渴，内热消渴，肠燥便秘，心烦不眠。

二、临床应用与组方

1. 用于肺阴不足，有燥热的干咳、咳血等。治燥咳、咽干，常配伍桑叶、杏仁、阿胶等，如清燥救肺汤。治阴虚火旺的咳嗽，常配伍黄柏、知母、生地等滋阴降火药同用，如麦门冬饮。配伍沙参，肺胃同治，具有清肺凉胃，养阴生津之良好效用，用于阴虚肺燥或热伤肺阴所致的干咳少痰，咽喉干燥等症。

2. 用于治胃阴虚，口渴咽干等。常配伍玉竹、沙参等，如益胃汤。配伍乌梅，酸甘化阴，生津止渴效力显著，外感所致的肺胃津伤渴甚或内伤而见的胃热津伤消渴，均可选用。又乌梅能涩肠固脱而止利，合麦冬救阴以润燥，对于久泻久利，大肠津脱，虚火上炎之喜唾，喉干难忍，引饮无度者，尤为适合。

3. 用于治疗小儿夏季热。常配花粉、石膏、竹叶、芦根、覆盆子、连须、粉葛等，兼表邪者加黄芩、薄荷；并肺炎者加桑皮、杏仁；兼腹泄者加地锦、神曲；兼痢疾者加厚朴、槟榔；兼腹痛者加川楝子、乌梅；大便秘结加大黄；睾丸肿痛者加橘核、荔核。

4. 用于治疗糖尿病。常配花粉、玄参、生地、黄精、芦根、连须、乌梅、覆盆子、甘草 6g，每日 1 剂，水煎 3 次服。加减：烦渴者加生石膏、知母；气弱者加人参；头昏者加天麻、钩藤、炙首乌。

5. 用于治疗冠心病、心绞痛、心力衰竭。常配丹参、白术、桂枝、柏子仁、茯苓、檀香、砂仁、五味子、炙甘草等。气虚甚者加炙黄芪；尿少，水肿甚者加猪苓、泽泻；喘息气短甚者加葶苈子；脉结代者加细辛；脉促者加苦参。

三、用法、用量与禁忌

1. 用法　10～15g，水煎服。

2. 用药注意　凡脾胃虚寒泄泻，胃有痰饮湿浊及新感风寒咳嗽者均忌服。

四、毒副作用

麦冬临床使用安全性好，动物亚急性毒性实验证明该药毒性很小。有报道服用麦冬引起过敏，表现为恶心、呕吐、心慌、烦躁、全身红斑、瘙痒。

天冬

为百合科多年生攀援科草本天冬的干燥块根。主产于贵州、四川等地。秋冬季采挖，洗净，除去茎和须根，置于沸水中煮或蒸至透心，除去外皮，洗净，干燥。切薄片，生用。

一、性味与功效

1. 性味　性寒，味甘、苦。

2. 归经　归肺、肾经。

3. 功效　养阴润燥；清肺；生津。主治肺燥干咳，劳嗽咳血，顿咳痰黏，咽干口渴，内热消渴，阴虚潮热，盗汗遗精，肠燥便秘。

二、临床应用与组方

天冬为一味甘寒清润的药物，善治肺肾虚热。用于上焦，能清肺热而养肺阴；用于下焦，能滋肾养阴，且可润燥滑肠。治疗燥热咳嗽，单用即可，如天门冬膏，也常配麦冬、沙参、川贝母等养阴润肺止咳药同用。用于肾阴不足，阴虚火旺的潮热盗汗、遗精，内热消渴，肠燥便秘等症。配伍生地、麦冬、石斛等，滋阴生津，治疗热病伤阴、阴虚内热、津少口渴等症。

三、用法、用量与禁忌

1. 用法 10～15g，水煎服。

2. 用药注意 虚寒泄泻及外感风寒致嗽者，皆忌服。

四、毒副作用

天冬入药安全性好，动物实验也证明该药毒性小。

五、相似中药比较

表 4-14 麦冬和天冬的异同点

药物	相同点	功效不同点	主治不同点
麦冬	养阴润燥；主治肺阴受伤、干咳少痰	养胃清心	胃阴不足、心烦躁渴
天冬		滋肾，性较寒凉	肾阴亏损、潮热遗精

石斛

为兰科多年生草本植物环草石斛、马鞭石斛、黄草石斛、铁皮石斛、或金钗石斛的茎。主产于四川、贵州、云南、安徽、广东、广西等地。全年均可采收，以秋季采收为佳。烘干或晒干，切段，生用。可栽于砂石内，以备随时取用。

一、性味与功效

1. 性味 性微寒，味甘。

2. 归经 归胃、肾经。

3. 功效 养阴清热；益胃生津。主治阴伤津亏，口干烦渴，食少干呕，胃脘灼痛，肾虚目暗，视力减退，内障失明，肾虚痿痹，腰脚软弱。

二、临床应用与组方

适用于热病后期低热不足，口干渴，及虚劳烦热，梦遗滑精。亦可用于妇女不明原因低热，心烦，口干者。亦适用高热病后津伤口干，烦渴，虚热不退者食用；亦适用慢性萎缩性胃炎之胃液不足，胃中虚热者食用；适宜干燥综合征，糖尿病等阴虚内热者；适宜声音嘶哑、失音者食用，阴虚干咳，声音嘶哑，虚火牙痛，心悸失眠，盗汗自汗，眼燥目糊，手足心热，神疲烦倦，腰膝酸软，记忆力衰退，大便干结，体弱多病手术后及癌症病人放化疗后出现上述症状者，烟酒过度，夜生活过度，劳累过度等引起的机体不适者。

三、用法、用量与禁忌

1. 用法　10～30g，水煎服。

2. 用药注意　舌苔厚腻、大便溏泄者不宜用。

四、毒副作用

石斛入药安全性好，毒性极小。

五、相似中药比较

表 4-15　石斛和玉竹的异同点

药物	相同点	功效不同点	主治不同点
石斛	养阴清热，益胃生津主治阴伤津亏，口干烦渴，食少干呕，胃脘灼痛	益肾明目	肾虚目暗，视力减退
玉竹		滋阴润肺	肺燥咳嗽，干咳少痰

玉竹

为百合科多年生草本玉竹的干燥根茎。主产于河北、江苏等地。秋季采挖。晒至柔软后，晾晒至无硬心，晒干；或蒸透后揉至半透明，晒干。切厚片，生用。

一、性味与功效

1. 性味 性微寒，味甘。

2. 归经 归肺、胃经。

3. 功效 养阴润燥；生津止渴。主治肺胃阴伤，燥热咳嗽，咽干口渴，内热消渴。阴虚外感。

二、临床应用与组方

1. 用于治疗内热燔灼、耗伤肺胃阴液证。本品养阴润肺的功效，与天冬、麦冬相近似，但天冬能滋肾，麦冬可清心，玉竹则专治肺胃燥热，三者各有所长。本品虽为养阴之品，然无滋腻之性，故补阴而不恋邪，可用于素体阴虚、感受外邪而致发热、无汗、恶寒、咳嗽、咽干口渴等症，可与葱白、豆豉、薄荷、桔梗、白薇、甘草等同用。配伍沙参、麦冬、天冬，增强润肺养胃、生津增液的功效，适用于肺胃燥热之症。若配伍五味子、麦冬、川贝母、水煎服。用于阴虚肺燥、久咳痰少，咽干口渴，气短乏力。

2. 用于治疗食管癌。常配南沙参、天冬、旋复花、山药、白茅根、白花蛇舌草等。

3. 用于治疗鼻咽癌痛。常配白茅根、党参、天冬、麦冬、沙参、生地、茯苓、元参、银花、玉竹、白花蛇舌草、丹参等。

此外，还可以用于阴虚外感，养阴而不恋邪。

三、用法、用量与禁忌

1. 用法 10～15g，水煎服。

2. 用药注意 胃有痰湿气滞者忌服。

四、毒副作用

动物实验中常规用量及大剂量给药提示玉竹毒性极小。临床入药安全性好。

五、相似中药比较

表 4-16　玉竹和麦冬的异同点

药物	相同点	功效不同点	主治不同点
玉竹	养阴清肺，养胃生津主治肺燥干咳	专治肺胃燥热	燥热咳嗽，咽干口渴，内热消渴
麦冬		清心降火	心烦燥渴

百合

为百合科多年生草本植物百合或细叶百合的肉质鳞叶。全国各地均产，以湖南、浙江产者为多。秋季采挖，洗净，剥取鳞叶，置沸水中略烫，干燥。生用或蜜炙用。

一、性味与功效

1. 性味　性微寒，味甘。

2. 归经　归肺、心经。

3. 功效　养阴润肺；清心安神。主治燥热咳嗽，阴虚久咳，劳嗽痰血，虚烦惊悸，失眠多梦，精神恍惚。

二、临床应用与组方

1. 用于治疗阴虚燥咳证。本品具有养阴润肺止咳功效，用于肺阴虚的燥热咳嗽，痰中带血，如百花膏。治肺虚久咳，劳嗽咯血，如百合固金汤。配伍麦冬、沙参、贝母、甘草，增强清肺润燥，治疗肺燥或肺热咳嗽等症。

2. 用于治疗热病余热未清，虚烦惊悸，失眠多梦等。本品有清心安神功效，常配知母、地黄。配伍知母、生地黄等，有宁心安神作用，用于热病后余热未清，神思恍惚等症。

3. 用于治疗肺痈。鲜百合 100g，白酒（或甜酒）适量，捣研绞汁 1 杯，温水和服。

4. 用于治疗疮痈红肿，无名肿毒。鲜百合洗净，加食盐少许，捣烂如泥，敷于患处，日换 2 次。

5. 用于治疗小儿头面湿疮、天疱疮等。干野百合研为细粉，用麻油调匀涂抹患处。

三、用法、用量与禁忌

1. 用法 10～30g，水煎服。清心宜生用，润肺蜜炙用。

2. 用药注意 风寒痰嗽不宜服食，中气虚寒或两便滑泄者忌食为妥。

四、毒副作用

动物实验中常规用量及大剂量给药提示百合毒性极小。临床入药安全性好。

五、相似中药比较

表 4-17 百合与玉竹的异同点

药物	相同点	功效不同点	主治不同点
百合	养阴润燥，清肺	清心安神	虚烦惊悸，失眠多梦，精神恍惚
玉竹	生津主治肺燥干咳	养胃生津	咽干口渴，内热消渴

黄精

为百合科多年生草本黄精、滇黄精，或多花黄精的干燥根茎。

分为“大黄精”、“鸡头黄精”、“姜形黄精”。主产于河北、贵州、湖南、安徽等，春秋季采挖。置于沸水中略烫或蒸至透心，干燥。切厚片生用或酒制用。

一、性味与功效

1. 性味 性平，味甘。

2. 归经 归脾、肺、肾经。

3. 功效 滋肾润肺；补脾益气。主治脾胃虚弱，体倦乏力，口干食少，内热消渴，肺虚燥咳，劳嗽久咳，肾虚头晕，腰膝酸软，须发早白。

二、临床应用与组方

1. 用于治疗阴虚燥咳证。黄精气味和平，质地滋润，能补养肺肾之阴，润燥生津，治疗阴虚肺燥干咳少痰，可单用熬膏，或配沙参、贝母同用。如果是肺结核病咳嗽，可与地黄、天冬、百部同用。

2. 用于治疗脾胃虚弱证。黄精既补脾胃之气，又能益脾胃之阴。脾胃气虚症见：全身无力，食欲不振，脉象虚软，可用黄精与党参、白术等使用治疗。脾胃阴虚症见：口干、食少，全身无力，饮食无味，舌红无苔，黄精与石斛、麦冬、山药等养阴益胃药同用。配伍党参、白术，有补中益气、润肺的功效，治疗脾胃虚弱，体倦乏力等症。

3. 用于治疗糖尿病配伍山药、黄芪、天花粉、枸杞子等，滋阴益气，治疗糖尿病。

三、用法、用量与禁忌

1. 用法 10～30g，水煎服。

2. 用药注意 凡平素脾胃虚寒，腹泻便溏者忌食；痰湿痞满气胀，食欲不振，以及舌苔厚腻之人忌食。

四、毒副作用

黄精入药安全性好，未见中毒的报道。

五、相似中药比较

表 4-18 黄精与桑葚的异同点

药物	相同点	功效不同点	主治不同点
黄精	滋肾润肺；主治劳嗽久咳，肾虚头晕	补脾胃之气，益脾胃之阴	口干食少，全身无力
桑椹		润肠通便	肠燥便秘

枸杞子

为茄科落叶灌木植物宁夏枸杞子的成熟果实。主产宁夏、甘肃等地。夏、秋二季果实呈橙红色时采收，晾至皮皱后，再暴晒至外皮干硬、果肉柔软。生用。

一、性味与功效

1. 性味 性平，味甘。

2. 归经 归肝、肾经。

3. 功效 滋补肝肾；益精明目。主治虚劳精亏，腰膝酸痛，眩晕耳鸣，内热消渴，血虚萎黄，视力减退，内障目昏。

二、临床应用与组方

1. 用于治疗阴虚精乏，肝肾不足证。枸杞子适量，加酒同量，于密闭容器内浸 2 个月，取出枸杞子榨取汁，同浸酒入银器内，用慢火煎熬成膏，早、晚各服 1 食匙。常服能补肝肾，益精血。配伍菊花、生地黄、山萸肉等，如枸菊地黄丸，用于头晕目昏等症。

2. 用于阴虚劳咳。多配伍知母、麦冬、贝母等养阴润肺止咳药同用。

3. 用于治疗癌症。治疗癌瘤积毒、肝癌，常配八月札、干蟾皮、丹参、赤芍、皂角刺、橘叶、瓜蒌皮、蛇舌草等。可使肝区疼痛等症状明显减轻，贫血改善，肝肿缩小。治疗白血病，常配熟地、炙首乌、炙龟板、玉竹、桑椹子、旱莲草、鸡血藤、当归、黄精、阿胶、紫河车、炙鳖甲等。能使贫血、口渴等症状缓解，肝脾缩小，延长生存期。治疗乳腺癌，常配熟地、贝母、山茱萸、山药、茯苓、炙甘草、半枝莲等。治疗食道癌，常配石见穿、蜀羊泉、全瓜蒌、海浮石、丹参、刺猬皮、急性子、黄药子、天花粉、大远志、麦冬、旱莲草、紫草等，可使吞咽顺利，症状改善。

4. 治疗血虚目眩。常配山茱萸、山药、茯苓、牡丹皮、泽泻、菊花、熟地黄等。并可用于高血压病，神经衰弱之眩晕头痛，视神经萎缩及白内障早期。

此外，配伍苦参、黄柏等，清热燥湿药，用于疮痒肿毒，皮肤痒疹。

三、用法、用量与禁忌

1. 用法 10～15g，水煎服。

2. 用药注意 本品虽为临床常用药物，但如有外邪实热、脾虚湿滞及肠滑便溏者不宜应用。

四、毒副作用

枸杞子入药或作为食品使用安全性好，未见中毒的报道。极个别人服后会出现皮疹、皮肤潮红等过敏反应。

五、相似中药比较

表 4-19　枸杞子与黄精的异同点

药物	相同点	功效不同点	主治不同点
枸杞子	滋阴补肾；主治腰膝酸痛，眩晕耳鸣	补肝益精明目	视力减退，内障目昏
黄精		补脾胃之气，益脾胃之阴	口干食少，全身无力

墨旱莲

为菊科一年生草本醴肠的干燥地上部分。主产于江苏、江西、浙江等地。花开时采割，晒干。切段，生用。

一、性味与功效

1. 性味　性寒，味甘、酸。

2. 归经　归肝、肾经。

3. 功效　滋补肝肾；凉血止血。主治头晕目眩，须发早白，腰膝酸软，遗精耳鸣，血热吐衄，便血尿血，崩漏下血。

二、临床应用与组方

1. 用于治疗肾虚须发早白。墨旱莲、制首乌、桑椹各 30g。水煎服。配伍女贞子、桑椹子，治疗肝肾不足，头晕目眩，头发早白等症。

2. 用于治疗肾虚腰痛、睡梦遗精、神疲、耳鸣。墨旱莲 125g（煎取浓汁），女贞子 125g（研细粉）。炼蜜为丸，每服 9g，1 日 3 次。

3. 用于阴虚血热的咳血，衄血，便血等。常配伍生地、阿胶、蒲黄等凉血止血药同用。此外鲜品捣烂外敷，可止外伤出血。

4. 用于治疗胃、十二指肠溃疡出血。墨旱莲、血见愁（铁苋菜）各 15～30g（鲜品 30～60g）。水煎，分 2 次温服

5. 用于治疗带状疱疹。墨旱莲（鲜品）90～120g。洗净，捣碎绞汁，用药汁涂患处，1 日数次。

6. 用于治疗蜂螯伤。墨旱莲、马齿苋、大蒜子各 60g（均为鲜品）。洗净，晾干，捣烂，取其汁加冷水约 500ml 备用。用上述药液反复冲洗，擦拭患处，1 日 2～3 次。

三、用法、用量与禁忌

1. 用法　10～15g，水煎服。外用适量。

2. 用药注意　脾肾虚寒者忌服。

四、毒副作用

旱莲草服用安全，临床使用范围较广。动物实验证明该药毒性小。

五、相似中药比较

表 4-20　墨旱莲与女贞子的异同点

药物	相同点	功效不同点	主治不同点
墨旱莲	滋补肝肾；主治头晕目眩，须发早白，腰膝酸软	凉血止血	血热吐衄，便血尿血，崩漏下血
女贞子		退虚热	阴虚发热

女贞子

为木樨科常绿乔木女贞的干燥成熟果实。主产于浙江、江苏、福建等地。冬季采收，稍蒸或置于沸水中略烫后，干燥。生用或酒制用。

一、性味与功效

1. 性味 性凉，味甘、苦。

2. 归经 归肝、肾经。

3. 功效 补肝肾阴；乌须明目。主治眩晕耳鸣，腰膝酸软，须发早白，目暗不明，视力减退，阴虚发热。

二、临床应用与组方

1. 用于治疗肾虚、骨蒸劳热、腰膝酸软、须发早白等。女贞子、桑椹子、肉苁蓉、熟地、何首乌、旱莲草各12g，水煎服。

2. 用于治疗肝肾不足、头晕耳鸣、眼目昏花。女贞子、枸杞子、桑椹子、白芍、旱莲草、熟地各9g，水煎服。配伍熟地、菟丝子、枸杞子等，治疗肝肾阴虚之目暗不明。

3. 用于治疗老年习惯性便秘。女贞子、柏子仁、当归、肉苁蓉各12g，水煎服。

4. 用于治疗白细胞减少症，因化疗或放疗引起的白细胞减少症。女贞子、党参、鸡屎藤、旱莲草各15g，水煎服。

5. 用于治疗高脂血症。多次口服女贞子蜜丸1丸，(每丸含生药5.3g)，1个月为1疗程。

三、用法、用量与禁忌

1. 用法 10～15g，水煎服。

2. 用药注意 本品多用于治滑肠，如脾胃虚寒泄泻者，不宜应用。

四、毒副作用

女贞子服用安全，临床使用范围较广。动物实验证明该药毒性小。

五、相似中药比较

表 4-21 女贞子与枸杞子的异同点

药物	相同点	功效不同点	主治不同点
女贞子	滋阴补肾；主治腰膝酸痛，眩晕耳鸣	乌须明目	须发早白，目暗不明
枸杞子		润肺止渴	虚劳咳嗽，消渴

龟板

为龟科动物乌龟的背甲及腹甲。主产于浙江、湖北、湖南、安徽等地。全年均可捕杀。剥取甲壳，除去残肉，晒干。以砂炒后醋淬用。

一、性味与功效

1. 性味 性寒，味甘、咸。

2. 归经 归肝、肾、心经。

3. 功效 滋阴潜阳；益肾健骨；养血补心。主治阴虚潮热，骨蒸盗汗，头晕目眩，虚风内动，筋骨痿软，囟门不合，心虚惊悸，失眠健忘。

二、临床应用与组方

1. 用于阴虚内热，及热病阴虚风动。治阴虚内热，骨蒸盗汗，常配伍熟地、知母、黄柏等，如大补阴丸。治疗虚风内动，手足蠕动，多配伍生地、牡蛎、鳖甲等，如三甲复脉汤。配伍生牡蛎、鳖甲、白芍、生地等，用治疗阴虚阳亢。阴虚而动风者，再增入阿胶、鸡子黄等品，以滋液而熄风。

2. 用于治疗肾虚骨痿，小儿囟门不合以及脑震荡及脑外伤（恢复期）。常配伍熟地、锁阳、牛膝等补肝肾药同用。治疗脑外伤恢复期，常配钩藤、生龙牡远志、泽泻、当归、野菊花、酸枣仁、石决明、川芎、甘草等。

3. 用于治疗体虚证。虚弱小儿、妇女产后体虚不复、脱肛或子宫脱垂者，常用乌龟肉煮食，具有强壮、滋补、促进吸收的功效。

4. 用于治疗乳腺癌。龟板数枚。炙黄，研细，以枣肉捣和成丸，每服 9g，橘叶煎汤下。或用酒、糖各半调服，或用开水送服。

5. 用于治疗甲状腺腺瘤。常配伍鳖甲、生龙骨、生牡蛎、天冬、炙百部、川贝母、北沙参、生地、元参、山楂、柏子仁、全瓜蒌、橘红、夏枯草、草河车等。

此外，本品还可治疗月经过多、崩漏、失眠、健忘等证。如配伍地黄、旱莲草等，能益肾阴而通任脉，且性平偏凉，可用于血热所致的崩漏等症。

三、用法、用量与禁忌

1. 用法 15～30g，水煎服，宜先煎。

2. 用药注意 阳虚及外感，未解者不宜使用。孕妇或胃有寒湿者忌服。

四、毒副作用

龟板服用安全，临床使用范围较广。动物实验证明该药毒性小。

五、相似中药比较

表 4-22 龟板与鳖甲的异同点

药物	相同点	功效不同点	主治不同点
龟板	滋阴潜阳，益肾健骨主治阴虚潮热，骨蒸盗汗，筋骨痿软	养血补心	心虚惊悸，失眠健忘
鳖甲		软坚散结	癥瘕积聚、疟母

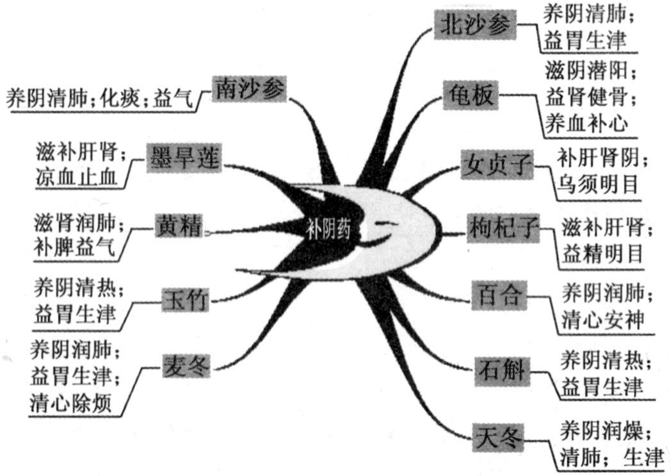

图 4-3 补阴药辨证论治

第四节 补阳药

鹿茸

为鹿科动物梅花鹿或马鹿的雄鹿头上未骨化密生茸毛的幼角。前者习称“花鹿茸”，后者习称“马鹿茸”，主产吉林、辽宁、黑龙江、新疆、青海等地。夏、秋二季锯取鹿茸，经加工后，阴干或烘干。用时燎去毛，刮净，横切薄片，或劈成碎块，研细粉用。

一、性味与功效

1. 性味 性温，味甘、咸。

2. 归经 归肾、肝经。

3. 功效 补肾阳，益精血；生精髓，强筋骨。用于治疗气血亏虚之证。还有调冲任、固崩止带的良效，治疗疮疡久溃不敛等，有温补内托之功。

二、临床应用与组方

1. 用于治疗气血亏虚之证。鹿茸功擅益精，精旺则能化气生血。如香茸丸、茸桂百补丸、参茸固本丸、补天大造丸等，可以看出，鹿茸为补气生血必施之品。配伍人参、熟地、枸杞子等用于阳虚精亏之阳痿早泄、宫冷不孕、腰膝酸软、遗尿尿频、肢冷神疲、头晕耳鸣、须发早白等。临床上用于治疗再生障碍性贫血、血小板和白细胞减少症，以及苯中毒引起的血液病等，能使病人的眩晕、头痛、倦怠乏力、齿龈出血、鼻衄、失眠等症状及血象得到较好的改善。同时，还可以治疗失血引起的贫血等。

2. 用于治疗肾阳虚衰之证。鹿茸一直被视为益精填髓、温肾助阳的上乘之品。有关治疗性功能低下的中成药，诸如三鞭丸、全鹿丸、参茸卫生丸等，总是离不开鹿茸。近代临床也多将鹿茸与淫羊藿、仙茅、巴戟天、山萸肉等益肾药配合使用，相辅相成，以增强疗效。据报道，用鹿茸制剂治疗阳痿、遗精、早泄等肾阳虚患者的性功能障碍，或用鹿茸精进行穴位注射治疗，均能取得满意的疗效。

3. 用于治疗心血管疾病。临床上，常用鹿茸制剂治疗各种原因所致的心力衰竭，尤其是风湿性心脏病而伴有心悸、腰痛、尿少等症，以及应用于低血压及其他慢性循环障碍，颇具强心升压益脑的作用。因此，也有人将鹿茸用于治疗肺心病缓解期和神经衰弱、植物神经功能失调等，取其强心益脑复脉之效。

4. 用于治疗外科疮疡及伤科跌打损伤等多种疾病。本品具有行血、化瘀、消肿、解毒和生肌的作用。因此，常用于治疗外科疮疡及伤科跌打损伤等多种疾病，尤其是慢性经久不愈者，疗效更佳。

5. 用于治疗肾虚骨痿，小儿发育不良等证。鹿茸强健筋骨的作用，向来为古今医家所推崇。老年人精衰血少、腰脊酸楚、肢节疼痛、筋骨痿软、手足拘挛，小儿发育不良、筋骨痿软、手足拘挛，小儿发育不良、筋骨疲软、行迟、齿迟、囟门不闭合等症，不仅可以单味服用，还可以与龟板、熟地、杜仲、续断、肉苁蓉、巴戟天等配伍成复方应用，均能起益肾壮骨强筋的作用。

6. 用于治疗妇女冲任虚寒。鹿茸是一味妇科良药，从而用它固崩、止带、安胎、暖宫。两千多年前，《神农本草经》就指出其"主漏下恶血"。当今化学分析证明它含有极少量的女性卵泡激素，并能促进生殖系统的生长发育，兴奋机体功能。临床上对于崩漏、带下、不孕、胎漏属于虚寒者，可以和阿胶、当归、熟地、山药、白芍、乌贼骨等配伍应用。

此外，鹿茸为全身强壮药。其强壮作用的机制是鹿茸通过调节神经的兴奋、抑制过程和内分泌功能，促进核酸及蛋白质合成，增强肝脏解毒，刺激造血系统，提高免疫力和调节新陈代谢而发挥效用。

三、用法、用量与禁忌

1. 用法　1～3g，研细末，一日 3 次分服，或入丸散，随方配制。

2. 用药注意　服用本品宜从小量开始，缓缓增加，不宜骤用大量，以免阳升风动，头晕目赤，或助火动血，而致鼻衄。凡阴虚阳亢，血分有热，胃火盛或肺有痰热，以及外感热病者，均应忌服。

四、毒副作用

鹿茸常规用量偶可引起胃肠道反应。用量过大会使少数病人出现上腹疼病、恶心、出冷汗，甚至导致消化道出血。这是因为鹿茸所含激素类物质刺激胃肠黏膜所致，大剂量鹿茸精给药，实验动物会出现血压降低，心率减慢肝功异常、A/G 比值降低，并出现颤抖、安静、气喘、流泪等症状。肌肉注射鹿茸精可引起过敏，出现面色苍白、心慌、气短、胸闷、大汗淋漓，重者可导致休克死亡。

五、相似中药比较

表 4-23 鹿茸与肉苁蓉的异同点

药物	相同点	功效不同点	主治不同点
鹿茸	壮肾阳益精血；主治阳痿早泄，宫寒不孕，腰膝腰痛	补益力最峻，托疮生肌	疮疡不敛，阴疽不起
肉苁蓉		润肠通便	精血亏虚之肠燥便秘

巴戟天

为茜草科多年生藤本植物巴戟天的根。主产广东、广西、福建等地。全年均可采挖。晒干，再经蒸透，除去木心者，称“巴戟肉”。切段，干燥。生用或盐水炙用。

一、性味与功效

1. 性味 性微温，味辛、甘。

2. 归经 归肾经。

3. 功效 补肾阳；强筋骨；祛风湿。主治阳痿遗精，宫冷不孕，月经不调，少腹冷痛，筋骨痿软，腰膝疼痛，风湿久痹，步履艰难。

二、临床应用与组方

1. 用于治疗肾虚阳痿，遗精早泄，腰膝痿软等症。巴戟天温而不燥，补而不滞，能补肾阳、强筋骨。用于阳痿遗泄，常与肉苁蓉、菟丝子等同用；治疗腰膝痿软，常与续断、杜仲等药配伍应用。

2. 用于治疗下肢寒湿痹痛等症。本品能助肾阳、散寒湿，治痹痛，用治上述证候，常与附子、狗脊等配合应用。

三、用法、用量与禁忌

1. 用法　10～15g，水煎服。

2. 用药注意　阴虚火旺、湿热内盛者不宜使用，如属湿热下注、足膝红肿热痛等症则忌用。

四、毒副作用

临床未见报道。

五、相似中药比较

表 4-24　巴戟天与淫羊藿的异同点

药物	相同点	功效不同点	主治不同点
巴戟天	补肾阳，强筋骨，祛风湿主治肾虚阳痿不孕，筋骨痿软，风湿久痹	性质柔润，壮阳温燥力弱	阳虚有寒之证
淫羊藿		补肾壮阳益精起痿力强	阳痿遗精，宫冷不孕

淫羊藿

为小檗科多年生直立草本植物淫羊藿、箭叶淫羊藿、柔毛淫羊藿、巫山淫羊藿或朝鲜淫羊藿的地上部分。主产陕西、辽宁、山西、四川等地。秋季茎叶茂盛时采割，除去粗梗及杂质，晒干。切丝生用或羊脂油（炼油）炙用。

一、性味与功效

1. 性味　性温，味辛。

2. 归经　归肝、肾经。

3. 功效　温肾壮阳；强筋骨；祛风湿。主治阳痿遗精，宫冷不孕，筋骨痿软，风湿痹痛，拘挛麻木；更年期高血压症。现代用于肾阳虚的喘咳及妇女更年期的高血压等，亦有较好疗效。

二、临床应用与组方

1. 用于治疗阳痿。常配伍淫羊藿、菟丝子同用。配伍补骨脂，二者均能补命门之火，且补骨脂尚能温敛固摄。相伍为用，有温补肾阳、固精止遗之功效，用于治疗肾阳虚弱之下元不固诸症，如：阳痿、遗精、早泄、遗尿、尿频等。若配伍巴戟天，二者均有补肾阳、强筋骨、散风除湿之功，相伍为应，其效更著，用于治疗肾阳虚衰之阳痿、腰膝冷痛及妇女宫寒不孕、带下、腰腹冷痛等。

2. 用于治疗肝肾不足的筋骨痹痛，风湿拘挛麻木等症。可配伍威灵仙、苍耳子、桂心等，或加配伍杜仲、巴戟天、桑寄生等同用，增强补肝肾、强筋骨之效。

3. 用于治疗白细胞减少症。淫羊藿制成冲剂口服，每包15g。第1周每日3包，第2周每日2包，共治疗30～45天，治疗期间停用一切升白细胞及维生素类药物。

4. 用于治疗功能性子宫出血。常配伍党参、枸杞、麦冬各0.25kg、茯苓等同用。治疗青春期功能性子宫出血，还有良好的生血和补血作用，对纠正内分泌紊乱亦有较好效果。

此外，可用于治疗小儿麻痹症，病毒性心肌炎等。

三、用法、用量与禁忌

1. 用法　5～10g，水煎服，也可浸酒、煎膏或入丸散。

2. 用药注意　阴虚火旺者不宜服。

四、毒副作用

淫羊藿甲醇提取物的毒性很低，小鼠灌服450g/kg，连续观察3日，结果活动正常，无毒性反应。日本产淫羊藿能使蛙的瞳孔扩大，使小鼠随意运动增加，反射机能亢进，往往发生轻度痉挛，遂至呼吸停止而死亡，心脏于呼吸停止后一定时间内持续搏动。

五、相似中药比较

表 4-25　淫羊藿与仙茅的异同点

药物	相同点	功效不同点	主治不同点
淫羊藿	温肾壮阳，强筋骨，祛寒湿主治阳痿遗精，宫冷不孕，筋骨痿软	补肾壮阳益精起痿力强	胎前产后均可使用
仙茅		温燥性最大，善散寒湿	寒湿久痹，脘腹冷痛

肉苁蓉

为列当科多年生肉质草本肉苁蓉的干燥带鳞叶的肉质茎。主产于内蒙古、甘肃、新疆等地。多于春季苗未出或刚出土时采挖。干燥、切厚片，生用或酒制用。

一、性味与功效

1. 性味　性温，味甘、咸。

2. 归经　归肾、大肠经。

3. 功效　补肾阳；益精血；润肠通便。主治阳痿，不孕，腰膝酸软，筋骨无力；肠燥便秘。

二、临床应用与组方

1. 用于治疗肾阳不足，精血亏虚的阳痿，不孕，筋骨无力等。治疗阳痿不育，常配伍菟丝子、五味子、熟地等，如肉苁蓉丸。治疗腰膝酸软者，常配伍巴戟天、萆薢、杜仲等，如金刚丸。可配伍巴戟天，增强温肾壮阳之力，二者温润不燥，具有补火而无燥水之妙，对于肾阳虚衰，阳痿遗精，腰膝酸冷，筋骨痿弱等病证，较常选用；还具有扶阳通便的作用，用于年老气衰，阳虚便秘之证时，可适当加大肉苁蓉用量，常能取得较好的疗效。

2. 用于治疗肠燥便秘（年老或体虚的病人）。单用大剂量煎服即有效，或者配伍当归、枳壳等。配伍当归，养血润燥，增水行舟，通便力强，对于老年人阳气虚弱，精血不足之便秘症，用之最为适宜。亦可以用肉苁蓉（酒浸，焙过）100g、沉香末 50g，共研为末。加麻子仁汁糊成丸子，如梧子大。每服七、八丸。白开水送下。

3. 用于治疗消中易饥（按：患此病者常多食，但身体很消瘦）。用肉苁蓉、山萸、五味子等分，共研为末，加蜜做成丸子，如梧子大。每服二十丸，盐酒送下。

4. 用于治疗破伤风（口禁，身强直）。用肉苁蓉切片晒干，烧成烟熏伤处。

三、用法、用量与禁忌

1. 用法　10～15g，水煎服，单用大剂量煎服，可用至 30g。

2. 用药注意　肉苁蓉性温助阳，凡属阴虚火旺、阳热亢盛、阳强而精不固、外感热病者均不宜使用。

四、毒副作用

肉苁蓉入药安全性好，临床未见中毒的报道，是常用的补阳之品。

五、相似中药比较

表 4-26　肉苁蓉与巴戟天的异同点

药物	相同点	功效不同点	主治不同点
肉苁蓉	补肾助阳；主治下元虚冷，阳痿，遗精早泄及腰膝冷痛，筋骨痿弱	祛风散寒化湿	下肢寒湿痹痛
巴戟天		滋液而润燥	津液不足的肠燥便秘

补骨脂

为豆科一年生草本植物补骨脂的成熟果实。主产河南、四川、陕西等地。秋季果实成熟时采收。生用或盐水炙用。

一、性味与功效

1. 性味　性温，味苦、辛。

2. 归经　归肾、脾经。

3. 功效　补肾助阳；固精缩尿；暖脾止泻；纳气平喘。主治阳痿，遗精，遗尿、尿频，腰膝冷痛，肺肾虚喘，五更肾泻；外治白癜风，斑秃。

二、临床应用与组方

1. 用于治疗肾阳不足所致的阳痿、遗精、腰痛、小便频数、遗尿等症。常配伍菟丝子、覆盆子等同用。腰痛日久不愈，酸痛放射及下肢，遇寒冷及劳累时易复发，必用补骨脂、骨碎补、杜仲、川断等功能显著。

2. 用于治疗虚寒泄泻。常配肉豆蔻、五味子等同用，如四神丸。与白茯苓同用，则定心、补肾。所以为治肾阳虚、阳痿遗精、脾肾阳虚泄泻常用之药。

3. 用于治疗妇科及其他出血症。如人工流产后出血，以及服避孕药或子宫腔内避孕器引起的出血，内服煎剂治疗，疗效颇佳。

4. 用于治疗肾不纳气的虚喘。常配伍胡桃肉、人参、木香等，如劳咳方。

5. 用于治疗小儿遗尿。将炒补骨脂研成末，每晚以开水送服，即能痊愈。

6. 用于治疗白细胞减少症。单用补骨脂蜜丸或气虚者可与党参、黄芪等配合，阴阳两虚者可配山萸肉、女贞子等同用。

此外，用于治疗白癜风、外阴白斑、银屑病、湿疹、神经性皮炎。

三、用法、用量与禁忌

1. 用法　6～15g，水煎服。外用适量。

2. 用药注意　阴虚火旺及大便秘结者忌服。

四、毒副作用

大剂量服用会引起乏力、头晕、呼吸急促、呕吐，甚则呕血、昏迷。过敏反应：肌注补骨脂制剂少数病人出现过敏反应，表现为皮疹、胸闷、心慌、头昏，甚至出现过敏性休克。内服或外涂补骨脂制剂后，经紫外光照射皮肤容易出现色素沉着，少数人会发生红肿和水泡。

五、相似中药比较

表 4-27　补骨脂与益智仁的异同点

药物	相同点	功效不同点	主治不同点
补骨脂	补肾助阳，温脾止泻；主治阳痿，遗精，遗尿，五更肾泻	尤善补肾阳，纳气	肾阳亏虚，肺肾虚喘
益智仁		温脾摄涎	涎唾多而自流

益智仁

为姜科多年生草本益智的干燥成熟果实。主产于海南、广东、广西等地。夏秋季间果实由绿变红时采收。晒干。生用或者盐水炙用。用时捣碎。

一、性味与功效

1. 性味 性温，味辛。

2. 归经 归肾、脾经。

3. 功效 暖肾固精缩尿；温脾止泻摄唾。主治肾虚遗尿，小便频数，遗精白浊，脾寒泄泻，腹中冷痛，口多涎唾。

二、临床应用与组方

1. 用于治疗脾肾虚寒之证。益智仁功能暖脾胃而和中，助肾阳而固下，用治脾肾虚寒等症，大都是取其固涩的特长，配伍补骨脂、菟丝子等，温肾助阳、涩精缩尿，用于肾虚遗泄。

2. 用于治疗口涎。益智仁善于温脾摄涎唾，它所治的涎唾多而自流，乃是脾虚不能摄涎所致，必无口干、口苦的现象；如属脾胃湿热所引起的口涎自流，多有唇赤、口苦、苔黄等症，则宜用黄芩、白芍、甘草等品，不可用辛温的益智仁。配伍党参、茯苓、半夏、陈皮、淮山药等，用于脾脏虚寒，不能摄涎，以致口涎多而自流者。

3. 用于治疗习惯性流产。益智仁 15g，升麻、白术、艾叶各 10g。水煎服。胎动不安兼见阴道流血者，加阿胶、黄芪；腰痛剧者加杜仲、续断；腹痛、心烦、失眠、口苦口干者加黄芩、白术。治疗 3 例，一般服药 3～9 剂，即见阴道流血止，腹痛、腰痛明显减轻。

4. 用于治疗遗尿症。常配伍补骨脂、覆盆子、金樱子、山药、桑螵蛸、五味子、莲须、党参、杜仲等同用。配伍川萆薢、乌药等，用于肾虚白浊或小便余沥。

三、用法、用量与禁忌

1. 用法 6～15g，水煎服。

2. 用药注意 阴虚血燥及湿热淋证、吐泻，崩带等不宜用。

四、毒副作用

益智仁服用安全，临床使用较广，未见中毒反应。

五、相似中药比较

表 4-28 益智仁与沙苑子的异同点

药物	相同点	功效不同点	主治不同点
益智仁	补肾固精；主治肾虚遗尿，小便频数，遗精白浊	温脾摄涎	涎唾多而自流
沙苑子		养肝明目	肝肾不足，眼目昏花

菟丝子

为旋花科一年生缠绕性草本菟丝子的干燥成熟种子。主产于江苏、辽宁、吉林、山东等地。秋季采收。生用或盐水炙用，或煮熟捣烂做饼用。

一、性味与功效

1. 性味 性温，味甘。

2. 归经 归肝、肾、脾经。

3. 功效 补肾固精；养肝明目；止泻，安胎。主治肾虚腰痛，阳痿遗精，遗尿，尿频，带下，目昏耳鸣，脾肾虚泻，胎动不安；外治白癜风。

二、临床应用与组方

1. 用于治疗肾虚证。菟丝子性柔润而多液，不温不燥，补而不腻，功能滋补肝肾，为一味平补阴阳的药物，不论属于肾阳虚或肾阴虚，都可应用。还可治疗消渴，亦可治疗冲任不固，胎漏下血、胎动欲堕。配伍枸杞子、潼蒺藜、杜仲等，治疗阳痿遗精，小便频数及肾虚腰痛等症。配伍阿胶、桑寄生、续断等，用于肝肾不足之胎漏下血、胎动不安。配伍白术、茯苓、山药、莲肉等，助脾以止泻，可用治脾虚久泻。

2. 用于肝肾不足，目失所养的目昏，视力减退等，多配伍熟地、枸杞子、车前子等，如驻景丸。

3. 用于治疗黄褐斑。治疗黄褐斑基本方：菟丝子 15g，黄芪 12g，生地黄 12g，何首乌 10g，女贞子 10g，旱莲草 10g，枸杞子 10g，当归 9g，白芍 10g。虚感受风邪加白术 9g，白蒺藜 9g，浮萍 6g，肝郁气滞加制香附 12g，赤芍 6g；血虚加阿胶 9g，熟地黄 15g。水煎服，每日 1 剂。

4. 用于治疗不孕症。菟丝子 25g，当归 10g。水煎服，每日 3 次，经期第一天开始服用，18 天为 1 个疗程，服药 2～3 个疗程。

三、用法、用量与禁忌

1. 用法 10～15g，水煎服。外用适量。

2. 用药注意 阴虚火旺者忌用。菟丝子虽能补肾之阴阳，但侧重于补阳。古代医籍认为：肾阳盛多火、阴虚火旺、大便燥结以及里热实证不宜服用。

四、毒副作用

菟丝子服用安全，临床使用较广，未见中毒反应。

五、相似中药比较

表 4-29　菟丝子与补骨脂的异同点

药物	相同点	功效不同点	主治不同点
菟丝子	补肾助阳；主治下元虚冷的证候	作用和缓，助阳的功效较弱，养肝明目	目昏耳鸣
补骨脂		助阳的功效较强	肾阳亏虚，肺肾虚喘

杜仲

为杜仲科落叶乔木植物杜仲的树皮。主产四川、云南、贵州、湖北等地。4～6 月剥取，刮去粗皮，堆置“发汗”至内皮呈紫褐色，晒干。切块或丝，生用或盐水炙用。

一、性味与功效

1. 性味　性温，味甘。

2. 归经　归肝、肾经。

3. 功效　补肝肾；强筋骨；安胎。用于肾虚腰痛、筋骨无力、妊娠漏血、胎动不安、高血压、习惯性流产等。杜仲能补肝肾而强筋骨，在临床上主要用于肾虚腰部酸痛，这是它的特长。至于它又可用于胎动不安，也是由于肝肾不足、冲任不固所致。据近代研究，本品又有降血压作用，这是它在临床应用上新的发展。

二、临床应用与组方

1. 用于治疗肾虚腰痛、足膝酸楚、腰肢乏力等症。常配以其他补肝肾药，如续断、狗脊、桑寄虫、补骨脂、胡桃肉等应用；治肾虚阳痿尿频，常与山萸肉、菟丝子、补骨脂、益智仁等同用。多配伍补骨脂，温补肾阳力增，兼补脾、肝，既涩下元，又固冲任，常用于肾阳不足，下元虚冷之阳痿，腰膝冷痛及下元不固之滑精遗尿，亦可用于肝肾不足之腰膝酸软，胎动不安及脾肾阳虚泄泻等症。

2. 用于治疗胎动不安。安胎作用：中医临床经验，妊娠2～3个月胎动腰痛及妊娠漏血、胎动不安，常与川续断或桑寄虫、阿胶、菟丝子等同用。

3. 用于用于治疗高血压。杜仲制剂对一、二期高血压病的疗效较显著，主要表现在降低血压和主观症状的改善，连续服用，较长时间未发现副作用及毒性反应。其作用机制主要是对血管平滑肌直接舒张作用。

此外，杜仲有抗菌消炎作用，杜仲水煎剂对结核杆菌、福氏痢疾杆菌、大肠杆菌、绿脓杆菌、金黄色葡萄球菌、肺炎球菌、炭疽杆菌等有明显抑制作用。配伍五加皮，既强壮筋骨又祛风湿，乃补泻兼施的药对，适宜治疗肝肾两虚，风湿侵入筋骨而致的腰腿痛，足膝酸痛，关节不利，两下肢无力等症。对实验性关节炎有防治作用。

三、用法、用量与禁忌

1. 用法 10～15g，水煎服，炒用更佳，可单用本品研末，枣肉为丸服。

2. 用药注意 阴虚火旺者慎服。

四、毒副作用

杜仲常规用量使用安全，动物实验也证明该药毒性很小。

五、相似中药比较

表 4-30　杜仲与续断的异同点

药物	相同点	功效不同点	主治不同点
杜仲	补肝肾，强筋骨，安胎；主治肾虚腰痛、筋骨无力、妊娠漏血、胎动不安	温补肝肾，降血压	胎前产后均可使用
续断		苦泄辛行，行血止血	腰痛痹痛，跌打损伤及胎漏下血

续断

为川续断科多年生草本植物川续断的根。主产四川、湖北、湖南、贵州等地。秋季采挖，除去根头及须根，用微火烘至半干，堆置“发汗”至内部变绿色时，再烘干。切薄片用。

一、性味与功效

1. 性味　性微温，味苦。

2. 归经　归肝、肾经。

3. 功效　补肝肾，强筋骨，止血安胎，疗伤续折。主治肝肾不足，腰痛脚弱，风湿痹痛，跌打损伤，骨折肿痛，胎动欲坠，崩漏经多。

二、临床应用与组方

1. 用于肝肾不足，风湿痹痛，以及跌打损伤、骨折肿痛等。治疗腰酸膝软，常配伍杜仲、牛膝、补骨脂等，如续断丸。治疗骨折、肿痛等，多配伍骨碎补、自然铜等活血疗伤药同用。

2. 用于肝肾亏虚，冲任失调的胎动欲坠或崩漏经多等。常配伍桑寄生、菟丝子、阿胶等，如寿胎丸。若崩漏太多，可与地榆、黄芪、艾叶等同用，如《妇人良方》续断丸。

3. 用于治疗老人或肾虚之腰腿酸痛。川续断、川杜仲、怀牛膝各等分，共研细末，每服 9g，温酒或温开水送服。也可用续断、杜仲各 9g，狗脊、菟丝子各 12g，水煎服。

4. 用于治疗男子不育症。续断、杜仲、枸杞子各 9g，菟丝子、黄精、鹿角肢（或鹿角霜）各 12g，水煎服。连服 30～90 天。

5. 用于治疗风湿性关节炎。续断、五香血藤、老君须各 9g，小血藤、威灵仙、徐长卿各 6g，大风藤 3g，水煎服。风湿关节痛、筋骨拘挛可与牛膝、防风、羌活等同用。

三、用法、用量与禁忌

1. 用法　10～15g，水煎服。外用适量研末敷。

2. 用药注意　如关节红肿热痛炎症明显，属风湿热痹者不宜用。

四、毒副作用

续断入药安全性好，未见中毒的报道。个别人服后会出现过敏反应，表现为皮疹、风团、瘙痒。

五、相似中药比较

表 4-31　续断与狗脊的异同点

药物	相同点	功效不同点	主治不同点
续断	补肝肾，强筋骨；主治肾虚腰痛、筋骨无力	安胎	妊娠漏血、胎动不安
狗脊		祛风湿	寒湿痹痛

蛤蚧

为壁虎科动物蛤蚧除去内脏的干燥体。主产于广西、江苏等地。全年均可捕捉，除去内脏，用竹片撑开，低温干燥。用时除去鳞片及头、足，切成小块，或者取蛤蚧块，黄酒浸润后，烘干。

一、性味与功效

1. 性味 性平，味咸。

2. 归经 归肺、肾经。

3. 功效 补肺益肾；纳气定喘；助阳益精。主治虚喘气促，劳嗽咳血，阳痿遗精。

二、临床应用与组方

1. 用于治疗肾阳不足，精血亏虚的阳痿。可单味浸酒服；或者配伍补骨脂、益智仁、巴戟天等，如养真丹。

2. 用于治疗肺肾两虚，肾不纳气的虚喘久咳。为治疗虚喘劳咳的要药，常配伍人参、杏仁、贝母等。配伍人参、蛤蚧补益肺肾、定喘止嗽，人参补益肺气以定虚喘。二者合用，使其补肺益肾、纳气定喘之功效更著，用于治疗肺肾两虚或肾不纳气之久咳喘急、动则更甚、四肢浮肿等症。配伍生地、麦冬，蛤蚧补肺定喘，生地清热滋阴，麦冬清热润肺止咳。三药合用，有清热滋阴、润肺定喘之功效，用于治疗肺、肾亏虚所致之久喘或痰中带血者。

3. 用于治疗酒渣鼻。蛤蚧粉、石膏（煅）各 15g，轻粉、川黄柏各 7.5g，青黛 4.5g，共研细末，用 50～120ml 芝麻油调匀备用。用时加入冷水，以涂在皮肤上不往下流为度，涂药前先以温水洗净面部，再将药膏涂于患处，每日 2 次。

此外，近年蛤蚧在男科病中也有应用。男科病因复杂，补肾是关键。治疗中加用蛤蚧治疗不射精、无精虫、阳痿，均有效。

三、用法、用量与禁忌

1. 用法 研末服，每次 1～2g，每日服 3 次。亦可浸酒服，或入丸、散剂。

2. 用药注意 对风寒感冒咳嗽气喘，或大叶性肺炎或气胸之咳喘气短之人忌食；凡属阴虚火旺体质者忌食。

四、毒副作用

蛤蚧醇提取物脂溶性部分给小鼠腹腔注射的半数致死量为5.24g/kg左右，水溶性部分的半数致死量与其相近。蛤蚧醇提取物给小鼠灌胃的最大耐受量大于135g/kg。用相当于成人剂量50、100和200倍的鲜蛤蚧乙醇提取物及相当于成人剂量50倍的蛤蚧脑匀浆给小鼠灌胃，用相当于成人剂量25、50和100倍的哈蚧乙醇提取物给犬灌胃，观察72小时，各组动物均未见毒性反应。临床曾有应用蛤蚧定喘丸致上消化道出血1例的报告。

五、相似中药比较

表4-32 蛤蚧与冬虫夏草的异同点

药物	相同点	功效不同点	主治不同点
蛤蚧	补肺益肾，纳气定喘，助阳益精；主治虚喘气促，劳嗽咳血，阳痿遗精	尤善纳气平喘	虚喘劳嗽
冬虫夏草		止血化痰	痰中带血

冬虫夏草

冬虫夏草为麦角菌科真菌寄宿生在蝙蝠科昆虫幼虫上的子座及幼虫尸体的复合体。主产四川、西藏、青海、云南等地。初夏子座出土，孢子未发散时挖取。晒至6～7成干，除去似有纤维状的附着物及杂质，晒干或低温干燥。生用。

一、性味与功效

1. 性味 性温，味甘。

2. 归经 归肺，肾经。

3. 功效 益肾壮阳，补肺平喘，止血化瘀。冬虫夏草主要用于补肾润肺、益气生津、平衡阴阳、延缓衰老、对防癌抗癌、贫血虚弱、乙肝、提高人体的免疫力起固本作用。主治肾虚腰痛，阳痿遗精，久咳虚喘，劳嗽痰血。

二、临床应用与组方

1. 用于肾虚腰痛，阳痿遗精。可单味浸酒服用；或配伍淫羊藿、巴戟天、菟丝子等同用，可增强疗效。亦可配伍仙灵脾、菟丝子、巴戟天等，主治肾虚腰痛，阳痿遗精。

2. 用于肺虚或肺肾两虚的久咳虚喘等。本品既能益肺肾之阴，又能平咳喘，常与胡桃肉、人参、蛤蚧等纳气平喘药同用。配伍北沙参、川贝母等，养阴润肺，止血化痰，治疗劳嗽痰血。

3. 此外，病后体虚，自汗畏寒等，常用于配合鸭、鸡、肉类炖服，成为食疗之品用以辅助治疗，下面介绍几种方剂。

(1)虫草鸭子：用冬虫夏草 3～5 枚，老雄鸭一只，去毛及内脏，将鸭头劈开，纳药其中，以线扎好，加酱油、酒如常蒸烂食之。此方用于滋阴补肾。适用于头晕目眩，耳鸣耳聋，齿痛，失眠烦躁，手足心热，咳嗽气喘，腰膝酸痛等症。对乙型肝炎，神经衰弱，肺结核，糖尿病，尿崩症，红斑性狼疮等亦可用作辅助治疗。

(2)虫草鸡：用冬虫夏草 4～6 枚，乌骨鸡一只，去毛及内脏，共炖服。此方用于补肾助阳，适用于头脑昏沉，记忆力减退，心悸怔忡，视物昏花，体虚易感冒，多汗怕冷等症。对乙型肝炎、阳痿、遗精、腰膝酸痛之肾阳肾精不足者，也有一定的治疗作用。

(3)虫草饭：用虫草 1～2 枚，洗净，放入高压锅内与米饭同时蒸熟后吃。每天1～2次，连服3个月到半年。此方作为中药治疗乙型肝炎大三阳、小三阳的辅助治疗会有良好效果。

三、用法、用量与禁忌

1. 用法　5～10g，煎汤或炖服。

2. 用药注意　阴虚火旺者不宜单独使用。

四、毒副作用

冬虫夏草为平补之药，久服方效，无明显副作用。

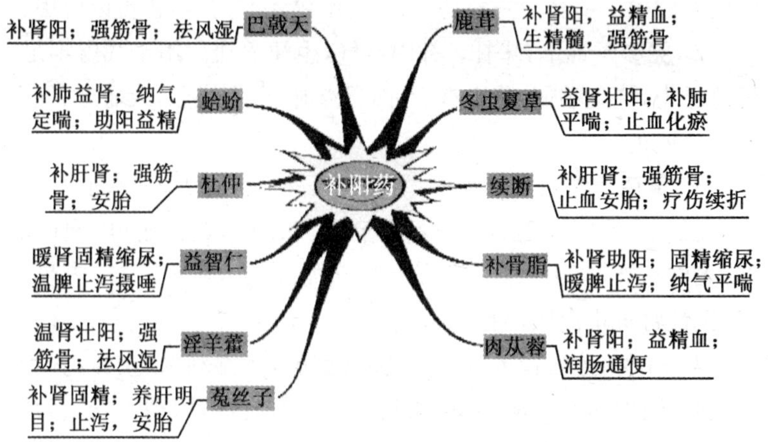

图4-4　补阴药辨证论治

五、相似中药比较

表4-33　冬虫夏草与紫河车的异同点

药物	相同点	功效不同点	主治不同点
冬虫夏草	温肾补精，益气补肺	止血化痰	痰中带血
紫河车	主治阳痿遗精，久咳虚喘	益气养血	虚劳羸瘦，骨蒸盗汗

本章小结

凡能补益人体气血阴阳之不足，增强体质和抗病能力，主要用以治疗各种虚证的药物，称为补益药，又称补虚药。

一、补气药

1. 人参　微苦，微温，味甘。大补元气，补肺益脾，生津，安神益智。为治脾虚、肺气虚的主药，为就脱扶危之良剂，亦是治疗虚劳内伤的第一要药。凡一切气、血、津、液不足之证，皆可以应用。

2. 党参　性平，味甘。补中益气，生津养血。用于气虚不足，倦怠乏力，气急喘促，脾虚食少，面目浮肿，久泻脱肛，或血虚、气血两虚之面色萎黄、头晕心悸等症。

3. 黄芪　性微温，味甘。补气升阳，益卫固表，利水消肿，托疮生肌。主治气虚乏力，食少便溏，中气下陷，久泻脱肛，便血崩漏，表虚自汗，气虚水肿，痈疽难溃，久溃不敛，血虚萎黄，内热消渴；慢性肾炎蛋白尿，糖尿病等。

4. 白术　性温，味苦、甘。补气健脾，燥湿利水，止汗，安胎。主治脾虚食少，腹胀泄泻，痰饮眩悸，水肿，自汗，胎动不安。为健脾要药，又为治痰饮、水肿之良药，妊娠胎动不安，不论寒热虚实，均可配伍本品。

5. 山药　性平，味甘。补脾养胃，生津益肺，补肾涩精。主治脾虚食少，久泻不止，肺虚喘咳，肾虚遗精，带下，尿频，虚热消渴。为平补气阴之良药。

6. 甘草　性平，味甘。益气补中，清热解毒，祛痰止咳，缓急止痛，调和药性。主治脾气虚弱，倦怠乏力，心悸气短，咳嗽痰多，脘腹、四肢挛急疼痛，热毒疮疡，咽喉肿痛，药物、食物中毒；缓和药物烈性、毒性。

7. 大枣　性温，味甘。补中益气，养血安神，缓和药性。主治脾虚食少，乏力便溏，血虚面色萎黄，妇女脏躁，神志不安。

二、补血药

1. 当归　性温，味甘、辛。补血活血，调经止痛，润肠通便。主治血虚萎黄，眩晕心悸，月经不调，经闭痛经，虚寒腹痛，跌打损伤，风湿痹痛，痈疽疮疡，肠燥便秘，久咳气喘。

2. 熟地　性微温，味甘。补血滋阴，益精填髓。主治肝肾阴虚，腰膝酸软，骨蒸潮热，盗汗遗精，内热消渴，血虚萎黄，心悸怔忡，月经不调，崩漏下血，眩晕耳鸣，须发早白。

3. 白芍　性微寒，味苦、酸、甘。养血调经，平肝止痛，敛阴止汗。主治血虚萎黄，月经不调，崩漏下血，头痛眩晕，胁肋疼痛，脘腹，四肢挛痛，盗汗，自汗。

4. 何首乌　制首乌性微温，味甘、涩。生首乌性平，味甘、苦。制首乌补肝肾，益精血，乌须发，强筋骨。主治血虚萎黄，头昏目眩，心悸失眠，眩晕耳鸣，腰膝酸软，遗精崩带，须发早白；高脂血症、高血压、冠心病。生首乌截疟解毒，润肠通便。主治体虚久疟，肠燥便秘，痈疽，瘰疬，皮肤瘙痒疮疹。

5. 阿胶　性平，味甘。补血，止血，滋阴润燥。主治血虚萎黄，眩晕，心悸，肌痿无力，心烦不眠，虚风内动，肺燥咳嗽，劳嗽咯血，吐血尿血，便血崩漏，妊娠胎漏。

三、补阴药

1. 北沙参　性微苦，微寒，味甘。养阴清肺，益胃生津。主治肺热燥咳，干咳少痰，劳嗽久咳，热伤胃阴，口渴咽干。

2. 南沙参　性微寒，味甘。养阴清肺，化痰，益气。主治肺热燥咳，阴虚劳嗽，干咳痰黏，气阴不足，咽干口燥，食少不饥。常用于热病后气津不足或脾胃虚弱诸证。

3. 麦冬 性微寒,味甘、微。养阴润肺,益胃生津,清心除烦。主治肺燥干咳,劳热咳嗽,津伤口渴,内热消渴,肠燥便秘,心烦不眠。

4. 天冬 性寒,味甘、苦。养阴润燥,清肺,生津。主治肺燥干咳,劳嗽咳血,顿咳痰黏,咽干口渴,内热消渴,阴虚潮热,盗汗遗精,肠燥便秘。

5. 石斛 性微寒,味甘。养阴清热;益胃生津。主治阴伤津亏,口干烦渴,食少干呕,胃脘灼痛,肾虚目暗,视力减退,内障失明,肾虚痿痹,腰脚软弱。

6. 玉竹 性微寒,味甘。养阴清热,益胃生津。主治阴伤津亏,口干烦渴,食少干呕,胃脘灼痛,肾虚目暗,视力减退,内障失明,肾虚痿痹,腰脚软弱。

7. 百合 性微寒,味甘。养阴润肺;清心安神。主治燥热咳嗽,阴虚久咳,劳嗽痰血,虚烦惊悸,失眠多梦,精神恍惚。

8. 黄精 性平,味甘。滋肾润肺,补脾益气。主治脾胃虚弱,体倦乏力,口干食少,内热消渴,肺虚燥咳,劳嗽久咳,肾虚头晕,腰膝酸软,须发早白。

9. 枸杞子 性平,味甘。滋补肝肾,益精明目。主治虚劳精亏,腰膝酸痛,眩晕耳鸣,内热消渴,血虚萎黄,视力减退,内障目昏。

10. 墨旱莲 性寒,味甘、酸。滋补肝肾,凉血止血。主治头晕目眩,须发早白,腰膝酸软,遗精耳鸣,血热吐衄,便血尿血,崩漏下血。

11. 女贞子 性凉,味甘、苦。补肝肾阴,乌须明目。主治眩晕耳鸣,腰膝酸软,须发早白,目暗不明,视力减退,阴虚发热。

12. 龟板 性寒,味甘、咸。滋阴潜阳,益肾健骨;养血补心。主治阴虚潮热,骨蒸盗汗,头晕目眩,虚风内动,筋骨痿软,囟门不合,心虚惊悸,失眠健忘。

四、补阳药

1. 鹿茸　性温，味甘、咸。补肾阳，益精血，生精髓，强筋骨。用于治疗气血亏虚之证。还有调冲任、固崩止带的良效，治疗疮疡久溃不敛等，有温补内托之功。

2. 巴戟天　性微温，味辛、甘。补肾阳，强筋骨，祛风湿。主治阳痿遗精，宫冷不孕，月经不调，少腹冷痛，筋骨痿软，腰膝疼痛，风湿久痹，步履艰难。

3. 淫羊藿　性温，味辛。温肾壮阳，强筋骨，祛风湿。主治阳痿遗精，宫冷不孕，筋骨痿软，风湿痹痛，拘挛麻木；更年期高血压症。现代用于肾阳虚的喘咳及妇女更年期的高血压等，亦有较好疗效。

4. 肉苁蓉　性温，味甘、咸。补肾阳，益精血，润肠通便。主治阳痿，不孕，腰膝酸软，筋骨无力；肠燥便秘。

5. 补骨脂　性温，味苦、辛。补肾助阳；固精缩尿；暖脾止泻；纳气平喘。主治阳痿，遗精，遗尿、尿频，腰膝冷痛，肺肾虚喘，五更肾泻；外治白癜风，斑秃。

6. 益智仁　性温，味辛。暖肾固精缩尿；温脾止泻摄唾。主治肾虚遗尿，小便频数，遗精白浊，脾寒泄泻，腹中冷痛，口多涎唾。

7. 菟丝子　性温，味甘。补肾固精，养肝明目，止泻，安胎。主治肾虚腰痛，阳痿遗精，遗尿，尿频，带下，目昏耳鸣，脾肾虚泻，胎动不安；外治白癜风。

8. 杜仲　性温，味甘。补肝肾，强筋骨，安胎。用于肾虚腰痛、筋骨无力、妊娠漏血、胎动不安、高血压、习惯性流产等。杜仲能补肝肾而强筋骨，在临床上主要用于肾虚腰部酸痛，这是它的特长。至于它又可用于胎动不安，也是由于肝肾不足、冲任不固所致。据近代研究，本品又有降血压作用，这是它在临床应用上新的发展。

9. 续断 性微温，味苦。补肝肾，强筋骨，止血安胎，疗伤续折。主治肝肾不足，腰痛脚弱，风湿痹痛，跌打损伤，骨折肿痛，胎动欲坠，崩漏经多。

10. 蛤蚧 性平，味咸。补肺益肾，纳气定喘，助阳益精。主治虚喘气促，劳嗽咳血，阳痿遗精。

11. 冬虫夏草 性温，味甘。益肾壮阳，补肺平喘，止血化瘀。冬虫夏草主要用于补肾润肺、益气生津、平衡阴阳、延缓衰老、对防癌抗癌、贫血虚弱、乙肝、提高人体的免疫力起固本作用。

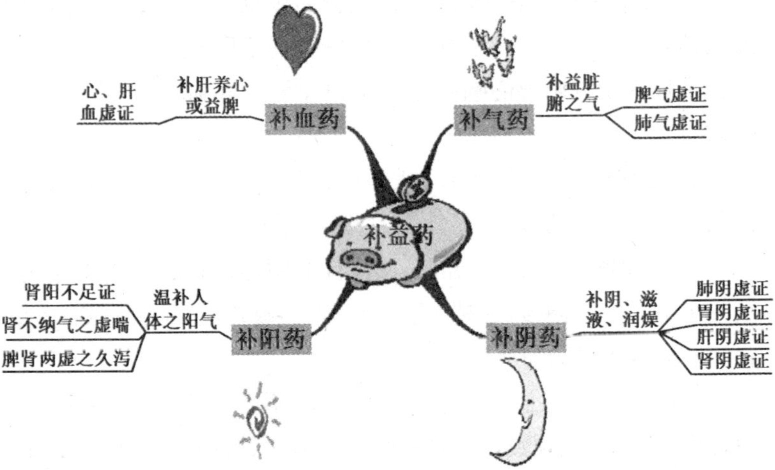

图 4-5 补益药辨证论治

思考题与题解

1. 简述补益药的含义、性能特点、分类及其应用注意。

答：凡能补益人体气血阴阳之不足，增强体质和抗病能力，主要用以治疗各种虚证的药物，称为补益药，又称补虚药。补益药的功效及适应证，通常将其分为以下四类：(1)补气药：重在补脾肺之气，主要适用于脾气虚证，见食少纳呆，脘腹胀满，大便溏泄，神疲乏力，肢体倦怠，甚至浮肿或脱肛等症；肺气虚证，见咳喘气短，动则益甚，懒言声低，自汗畏风等症。(2)补血药：重在补心血、养肝血，主要适用于心、肝血虚证，见面色萎黄，心悸失眠，头晕眼花，两目干涩，唇甲色淡，以及妇女月经量少，经闭等症。(3)补阴药：重在补肺、胃、肝、肾之阴，主要适用于肺阴虚证，见干咳少痰，痰中带血，咽干口燥等症；胃阴虚证，见口燥咽干，饥不欲食，嘈杂干呕，或大便燥结等症；肝阴虚证，见眩晕眼花，两目干涩，胁肋灼痛等症；肾阴虚证，见头晕耳鸣，五心烦热，颧红盗汗，遗精耳鸣等症。(4)补阳药：重在补助肾阳，主要适用于肾阳不足证，见畏寒肢冷，腰膝酸痛，遗尿，尿频，阳痿，肾不纳气之虚喘及脾肾两虚之久泻等症。补益药中味甘质腻之品较多，虽能滋养补虚，但易滞脾碍胃，应用时应酌情选配具有行气健脾，消食和胃作用的药物，使“补而不滞”。另外，温补肾阳药性多温燥，易耗伤阴液，应用时适当配伍补阴药。

2. 说明人参的功效、主治及用药注意。

答：功效：大补元气，补肺益脾，生津，安神益智。为治脾虚、肺气虚的主药，为就脱扶危治良剂，亦是治疗虚劳内伤的第一要药。凡一切气、血、津、液不足之证，皆可以应用。主要用于治疗气虚欲脱，肺、脾气虚，热病气津两伤、消渴，气血不足之心神不安，失眠多梦，心悸健忘等。用药注意：反藜芦，畏五灵脂，恶皂荚。不宜同时吃萝卜或喝茶，以免影响药力。实证、热证而正气不虚者忌服。用法：5～10g，煎服，急重证 15～30g，研末吞服，每次 1.5～2g。

3. 试比较黄芪和人参的性味、功效及主治的异同。

药物	相同点	功效不同点	主治不同点
人参	益气生津，益气生血，益气摄血；主治气津两伤证，气血两亏证，气不摄血证	大补元气，复脉固脱	气脱危证
黄芪		善升举阳气，补肺固表，托疮，利水	中气下陷，表虚自汗，气虚水肿，气血不足之疮疡内陷

4. 说明甘草的性能、主治、临床应用及用药注意。

(1)性味：性平，味甘。(2)功效：益气补中，清热解毒，祛痰止咳，缓急止痛，调和药性。(3)临床应用：①用于解毒。对多种中毒有很好的解毒作用，有解百毒之称。②用于心气不足的心悸以及痰多咳嗽等。③用于热毒疮疡，咽喉肿痛及药物食物中毒、调和药性。治热毒疮疡，多配伍金银花、连翘等清热解毒药同用。治疗药物食物中毒，可单味应用或与绿豆配伍煎服。④用于治疗内分泌及神经系统疾病。可以治疗慢性肾上腺皮质功能减退症(阿狄森病)、产后垂体前叶功能减退症(席汉征)、尿崩症等。其有效成分与甘草的类肾上腺皮质激素作用、抗利尿作用有关。另外，甘草还可以治疗三叉神经痛、先天性肌强直症、腓肠肌痉挛症等，这与甘草的解痉及抑制末梢神经兴奋性作用有关。⑤用于治疗消化系统疾病。甘草具有抗胃溃疡作用，抗胃炎作用。这与甘草有解除平滑肌痉挛、抑制胃酸及胃蛋白酶分泌作用有关。甘草还可用于治疗风湿性关节炎及过敏性紫癜、血小板减少性紫癜等。(4)用药注意：反甘遂、大戟、芫花、海藻。用法：3～10g，煎服。清热解毒宜生用；补中缓急宜炙用。

5. 说明当归的性能、主治、临床应用及用药注意。

(1)性味：性温，味甘、辛。(2)功效：补血活血；调经止痛；润肠通便。主治血虚萎黄，眩晕心悸，月经不调，经闭痛经，虚寒腹痛，跌打损伤,风湿痹痛,痈疽疮疡,肠燥便秘,久咳气喘。(3)临床应用:①用于治疗血虚证。当归的首要功效,就是补血。②用于治疗妇科疾病。当归是妇科要药,因为当归不仅能补血,而且能活血,最宜用于妇女月经不调。③用药治疗疮痈肿痛及跌打损伤、风湿痹阻疼痛等。④用于治疗脑血栓。⑤用于治疗胃炎及胃、十二指肠溃疡。⑥用于治疗习惯性便秘。⑦用于治疗急性肠梗阻。此外,还可用于治疗偏头痛,冠心病,血栓闭塞性脉管炎,斑秃等。(4)用药注意:大便溏泄者慎用。必要时可配伍健脾药或用土炒当归。用法:5～15g,煎服。一般生用,为加强活血则酒炒用。又通常补血用当归身,活血用当归尾,和血(补血活血)用全当归。

6. 试比较生地和熟地的性味、功效及主治的异同。

药物	相同点	功效不同点	主治不同点
熟地黄	滋补肝肾;主治骨蒸潮热,盗汗遗精	味甘性微温,补血滋阴	血虚阴虚
生地黄		味苦性寒凉,滋阴泄热	阴虚火旺

7. 试述生首乌与制首乌的性味、归经与功效及其应用的特点。

(1)性味:制首乌性微温,味甘、涩。生首乌性平,味甘、苦。(2)归经:制首乌归肝、肾经。生首乌归心、肝、大肠经。(3)功效:制首乌补肝肾,益精血,乌须发,强筋骨。主治血虚萎黄,头昏目眩,心悸失眠,眩晕耳鸣,腰膝酸软,遗精崩带,须发早白;高脂血症、高血压、冠心病。生首乌截疟解毒,润肠通便。主治体虚久疟,肠燥便秘,痈疽,瘰疬,皮肤瘙痒疮疹。(4)用药注意:补益精血宜用制首乌,截疟、润肠、解毒宜生用首乌。平素大便溏薄之人忌食。何首乌忌用铁器煮食。根据前人经验首乌忌同猪肉、羊肉、萝卜、葱、蒜等同用。

8. 试比较南沙参与北沙参的性味、功效及主治的异同。

药物	相同点	功效不同点	主治不同点
北沙参	养阴清肺;主治肺热	益胃生津	热伤胃阴,口渴咽干
南沙参	燥咳,干咳痰少	化痰,益气	痰黏,食少不饥

9. 试比较麦冬和天冬的性味、功效及主治的异同。

药物	相同点	功效不同点	主治不同点
麦冬	养阴润燥;主治肺	养胃清心	胃阴不足、心烦燥渴
天冬	阴受伤、干咳少痰	滋肾,性较寒凉	肾阴亏损、潮热遗精

10. 说明百合的性能、主治、临床应用及用药注意。

(1)性味:性微寒,味甘。(2)功效:养阴润肺;清心安神。主治燥热咳嗽,阴虚久咳,劳嗽痰血,虚烦惊悸,失眠多梦,精神恍惚。(3)临床应用:①用于治疗阴虚燥咳证。本品具有养阴润肺止咳功效,用于肺阴虚的燥热咳嗽,痰中带血,如百花膏。②用于治疗热病余热未清,虚烦惊悸,失眠多梦等。本品有清心安神功效。③用于治疗肺痈。④用于治疗疮痈红肿,无名肿毒。鲜百合洗净,加食盐少许,捣烂如泥,敷于患处,日换2次。⑤用于治疗小儿头面湿疮、天疱疮等。干野百合研为细粉,用麻油调匀涂抹患处。(4)用药注意:风寒痰嗽不宜服食,中气虚寒或两便滑泄者忌食为妥。用法:10～30g,水煎服。清心宜生用,润肺蜜炙用。

11. 简要说明鹿茸的性能、主治、临床应用及用药注意。

(1)性味:性温,味甘、咸。(2)功效:补肾阳,益精血;生精髓,强筋骨。用于治疗气血亏虚之证。还有调冲任、固崩止带的良效,治疗疮疡久溃不敛等,有温补内托之功。(3)临床应用:①用于治疗气血亏虚之证。鹿茸功擅益精,精旺则能化气生血。②用于治疗肾阳虚衰之证。鹿茸一直被视为益精填髓、温肾助阳的上乘之品。③用于治疗心血管疾病。临床上，常用鹿茸制剂治疗各种原因所致的心力衰竭，尤其是风湿性心脏病而伴有心悸、腰痛、尿少等症。④用于治疗外科疮疡及伤科跌打损伤等多种疾病。本品具有行血、化瘀、消肿、解毒和生肌的作用。因此，常用于治疗外科疮疡及伤科跌打损伤等多种疾病。⑤用于治疗肾虚骨痿，小儿发育不良等症。鹿茸强健筋骨的作用，向来为古今医家所推崇。⑥用于治疗妇女冲任虚寒。鹿茸是一味妇科良药，从而用它固崩、止带、安胎、暖宫。此外，鹿茸为全身强壮药。其强壮作用的机制是鹿茸服用后，通过调节神经的兴奋、抑制过程和内分泌功能，促进核酸及蛋白质合成，增强肝脏解毒，刺激造血系统，提高免疫力和调节新陈代而发挥效用。(4)用药注意：服用本品宜从小量开始，缓缓增加，不宜骤用大量，以免阳升风动，头晕目赤，或助火动血，而致鼻衄。凡阴虚阳亢，血分有热，胃火盛或肺有痰热，以及外感热病者，均应忌服。用法：1～3g，研细末，一日三次分服，或入丸散，随方配制。

12. 试比较巴戟天与淫羊藿的性味、功效及主治的异同。

药物	相同点	功效不同点	主治不同点
巴戟天	补肾阳，强筋骨，祛风湿主治肾虚阳痿不孕，筋骨痿软，风湿久痹	性质柔润，壮阳温燥力弱	阳虚有寒之证
淫羊藿		补肾壮阳益精起痿力强	阳痿遗精，宫冷不孕

13. 简要说明杜仲的性能、主治、临床应用及用药注意。

(1)性味：性温，味甘。(2)功效：补肝肾，强筋骨，安胎。用于肾虚腰痛、筋骨无力、妊娠漏血、胎动不安、高血压、习惯性流产等。杜仲能补肝肾而强筋骨，在临床上主要用于肾虚腰部酸痛，这是它的特长。至于它又可用于胎动不安，也是由于肝肾不足、冲任不固所致。(3)临床应用:①用于治疗肾虚腰痛、足膝酸楚、腰肢乏力等症。亦可用于肝肾不足之腰膝酸软,胎动不安及脾肾阳虚泄泻等症。②用于治疗胎动不安,安胎作用。③用于用于治疗高血压。杜仲制剂对一、二期高血压病的疗效较显著,主要表现在降低血压和主观症状的改善。此外,杜仲有抗菌消炎作用,杜仲水煎剂对结核杆菌、福氏痢疾杆菌、大肠杆菌、绿脓杆菌、金黄色葡萄球菌、肺炎球菌、炭疽杆菌等有明显抑制作用。配伍五加皮,既强壮筋骨又祛风湿,乃补泻兼施的药对,适宜治疗肝肾两虚,风湿侵入筋骨而致的腰腿痛,足膝酸痛,关节不利,两下肢无力等症。对实验性关节炎有防治作用。(4)用药注意:阴虚火旺者慎服。用法:10～15g,水煎服,炒用更佳,可单用本品研末,与枣肉为丸服。

14. 试比较蛤蚧与冬虫夏草的性味、功效及主治的异同。

药物	相同点	功效不同点	主治不同点
蛤蚧	补肺益肾,纳气定喘,助阳益精;主治虚喘气促,劳嗽咳血,阳痿遗精	尤善纳气平喘	虚喘劳嗽
冬虫夏草		止血化痰	痰中带血

第五章

常用补益方剂

第一节　概　述

一、概念

凡用补益药为主组成，具有补养人体气、血、阴、阳等作用，用于治疗各种虚证的方剂，统称补益剂。属于“八法”中的“补法”。

二、分类

补益剂为治疗虚证而设，虚证是指因人体正气虚弱所产生的病证。虚证的形成原因主要有先天禀赋不足与后天失调（如饮食不节，劳倦过度，情志不畅，病后失调等）两个方面。虚证离不开五脏，而五脏的虚损又不外气、血、阴、阳。因此以气、血、阴、阳为纲，以五脏虚候为目，是虚证辨证论治之关键。虚证有气虚、血虚、气血两虚、阴虚、阳虚、阴阳两虚之区分，故补益剂分为补气、补血、气血双补、补阴、补阳、阴阳并补六类。

补益剂的补益方法有多种，如直接补益法，即某脏虚即补某脏。《难经十四难》“损其肺者，益其气”；“损其肾者，益其精”。间接补益法，即通过间接补益的方法以补其不足。按五行相生理论，采用“虚则补其母”的方法。如肺虚者补其脾，即培土生金；脾阳虚者补其命门，即补火生土；肝阴虚者补其肾，即滋水涵木等。还有补脾或补肾的方法，以间接补养虚损之脏，其理论根据为肾为先天之本，是真阴真阳之所在；脾为后天之本，气血生化之源，通过补益脾肾之根本达到治疗虚损的目的。

三、使用注意

1. 首先辨别虚实真假。“大实有羸状”，误用补益，则助邪伤正；“至虚有盛候”，不补反泻，则虚者更虚。

2. 其次对虚证而不受补的病人，宜先调理脾胃，可适当配合健脾和胃，理气消导之品，以资运化，使之补而不滞。对于外邪未尽而素体偏虚者，勿过早纯用补益剂，以免留邪为患。

3. 本类方剂所用药物多为滋补之品，故煎煮时间宜长，且以空腹或饭前服为佳。补益剂为虚证而设，决非食饵，无虚勿补，否则不但无益，反而有害。

第二节　补气剂

补气剂，主治脾肺气虚证。症见肢体倦怠乏力，少气懒言，语音低微，动则气促，面色萎白，食少便溏，舌淡苔白，脉虚弱，甚或虚热自汗，或脱肛、子宫脱垂等。常以补气药如人参、党参、黄芪、白术、甘草等为主组成方剂，并根据兼夹证配伍理气、利水渗湿、升阳举陷、补血、养阴、疏风解表药等。代表方如四君子汤、参苓白术散、补中益气丸等。

气虚用补气药，可少配补血药，过之则阴柔碍胃。

四君子汤

本方组成药物有四味，皆平和之品，不热不燥，平补不峻，以益气健脾和胃，故名四君子汤。

【组　成】

人参——甘温益气，健脾养胃。

白术——苦温，健脾燥湿。

茯苓——甘淡，健脾渗湿。

炙甘草——甘温，益气和中，调和诸药。

【方　解】脾胃为后天之本，气血生化之源。脾胃气虚，则气血生化不足，故面色㿠白，语音低微，气短乏力。脾失健运，胃纳不振，湿浊内生，故饮食减少，大便溏。舌淡，苔薄白，脉虚弱均为中焦气虚之象。治宜补益中焦脾胃之气，以恢复其运化受纳之功。方以人参为君，甘温益气，健脾养胃。白术苦温，健脾燥湿，加强益气助运之力，为臣药。茯苓甘淡，健脾渗湿，为佐药；苓、术合用则健脾祛湿之功更著。炙甘草甘温，益气和中，调和诸药，用为佐使。综观全方，参、术、草三味均为甘温壅滞之品，有阻碍中焦气机之弊，配茯苓之渗湿利窍，具补中有泻，补而不滞之效。

【功　用】益气健脾。

【主　治】脾胃气虚证。面色㿠白，语音低微，气短乏力，食少便溏，舌淡苔白，脉虚弱。

【临床运用】

1. 用方要点　本方药性平和，不温不燥，为平补之剂，是治疗脾胃气虚证的常用方，亦是补气的基本方，后世众多补脾益气的方剂均由此方衍化而来。对于各种原因引起的脾胃气虚，运化无力之证均可应用。以面色㿠白，食少便溏，气短，四肢无力，舌淡苔白，脉虚弱为证治要点。

2. 使用注意　阴虚血热者慎用。

3. 随症加减 若呕吐者,加半夏以降逆止呕;胸膈痞满者,加枳壳、陈皮以行气宽胸;心悸失眠者,加枣仁以宁心安神;兼肾阳虚者,加附子以温肾助阳;气虚甚者,可再加黄芪以增强补气之力。

4. 现代应用 本方现代常用于治疗临床各科疾病,如胃炎,胃及十二指肠溃疡,胃黏膜脱垂症,慢性肝炎,慢性溃疡性结肠炎,肠麻痹,冠心病,经前期紧张综合征,小儿厌食症,小儿感染后脾虚综合征,复发性口腔溃疡等属于脾胃气虚者。

【类似方】

1. 异功散 即四君子汤加陈皮6g。水煎服,用量按原方比例酌情增减,另加生姜5片、大枣2枚,每日1剂,1日2次。功用:益气健脾,行气化滞。主治:脾胃气虚兼气滞证。饮食减少,大便溏薄,胸脘痞闷不舒,或呕吐泄泻等。亦治小儿消化不良。

2. 六君子汤(《医学正传》) 即四君子汤加陈皮3g 半夏4.5g。水煎服,另加生姜3片、大枣2枚,每日1剂,1日2次。功用:益气健脾,燥湿化痰。主治:脾胃气虚兼痰湿证。食少便溏,胸脘痞闷,呕逆。

3. 香砂六君子汤(《古今名医方论》) 即六君子汤加砂仁2.5g 木香2g。水煎服,另加生姜6g,每日1剂,1日2次。功用:益气化痰,行气温中。主治:脾胃气虚,痰阻气滞证。呕吐痞闷,不思饮食,脘腹胀痛,消瘦倦怠,或气虚肿满。

参苓白术散

【组 成】

白茯苓、人参、白术——益气健脾渗湿。

山药、莲子肉——健脾益气,兼能止泻。

薏苡仁、白扁豆——健脾渗湿。

缩砂仁——醒脾和胃,行气化滞。

桔梗——宣肺利气,通调水道,载药上行。

甘草——健脾和中，调和诸药。

【方　解】脾虚夹湿证，乃因脾胃虚弱运化失职，湿自内生，气机不畅，故饮食不化，胸脘痞闷，肠鸣泄泻。脾失健运，则气血生化不足，肢体失于濡养，故四肢无力，形体消瘦，面色萎黄。治宜补益脾胃，兼以渗湿。人参、白术、茯苓益气健脾渗湿为君。山药、莲子肉助人参健脾益气，兼能止泻；白扁豆、薏苡仁助白术、茯苓健脾渗湿，共为臣药。砂仁醒脾和胃，行气化滞；桔梗宣肺利气，通调水道，又可载药上行，以益肺气，用为佐药。炒甘草健脾和中，调和诸药为使。诸药相伍，补中有行，行中有止，升降调和，诸症可愈多种疾病。

【功　用】益气健脾，渗湿止泻。

【主　治】脾虚夹湿证。饮食不化，胸脘痞闷，肠鸣泄泻，四肢乏力，形体消瘦，面色萎黄，舌淡苔白腻，脉虚缓。

【临床运用】

1. 用方要点　本方是在四君子汤的基础上加山药、莲子、白扁豆、薏苡仁、砂仁、桔梗而成。具有药性平和，温而不燥，补而不腻，渗不伤正的特点。除有脾胃气虚症外，以泄泻，舌苔白腻，脉虚缓为证治要点。本方和胃渗湿，兼有保肺之效，亦可治肺损虚劳诸症，为"培土生金"法的常用方剂。

2. 使用注意　阴虚火旺者慎用。

3. 随症加减　若便溏兼有里寒而腹痛者，加干姜、肉桂以温中祛寒止痛；便溏属湿热者，可加车前子、泽泻、黄连以清热利湿；气滞明显者，加枳壳、厚朴以行气宽中；若纳呆食少不化者，加神曲、麦芽、山楂以消食化积。

4. 现代应用　本方现代常用于治疗浅表性胃炎，慢性结肠炎、肝硬化，肺心病缓解期，慢性肾炎，隐匿性肾炎，泌尿系结石，小儿营养不良，小儿缺锌症，小儿腹泻、疳症、小儿慢性鼻窦炎，汗泡疹病等属脾虚夹湿者。

补中益气汤

【组　成】

黄芪——补中益气，升阳固表。

炙甘草、人参、白术——补气健脾。

当归——养血和血。

橘皮——理气和胃。

升麻、柴胡——升阳举陷。

【方　解】本方所治证因饮食劳倦，损伤脾胃，以致脾胃气虚，清阳下陷。脾胃为营卫气血生化之源，脾胃气虚，受纳与运化不及，故饮食减少，少气懒言，大便稀溏；气虚不能固表，阳浮于外，故身热自汗；气虚下陷，清阳不升，故脱肛、子宫下垂等。李东垣说："内伤脾胃，乃伤其气；外感风寒，乃伤其形。伤其外为有余，有余者泻之；伤其内为不足，不足者补之。""惟当以辛甘温之剂，补其中，升其阳，甘寒以泻其火则愈。"治宜补益脾胃中气，以退虚热，升提中阳，举其下陷。以甘温之剂补其中而升其阳。方中重用黄芪，味甘微温，入脾肺，补中益气，升阳固表为君药。人参、炙甘草、白术补气健脾为臣，与黄芪合用以增强补中益气之功。当归养血和营，协调人参、黄芪以补气养血；陈皮理气和胃，使诸药补而不滞，共为佐药。用少量升麻、柴胡升阳举陷，协助君药以升提下陷之中气为佐使之用。炙甘草调和诸药亦为使。本方的配伍特点是：补气健脾以治气虚之本，升提下陷阳气以求浊降清升。

【功　用】补中益气，升阳举陷。

【主　治】(1)脾胃气虚证。饮食减少，体倦肢软，少气懒言，面色㿠白，大便稀溏，脉大而虚软。(2)气虚下陷证。脱肛，子宫脱垂，久泻，久痢，崩漏等，气短乏力，舌淡，脉虚者。(3)气虚发热证。身热，自汗渴喜热饮，气短乏力，舌淡，脉虚大无力。

【临床运用】

1. 用方要点　本方为李东垣所创，是根据《内经》“损者益之”、“劳者温之”、“陷者举之”的立法原则而制定，是补气升阳，甘温除热的代表方。以体倦乏力，少气懒言，面色㿠白，脉虚软无力为证治要点。

2. 使用注意　方中黄芪宜重用，升麻、柴胡用量宜轻，全方剂之总量亦不宜太重，否则味厚入下焦，不利升阳举陷。对阴虚内热，肝阳上亢者忌用。

3. 随症加减　若兼腹痛者，加白芍以柔肝止痛；头痛者，加蔓荆子、川芎以止痛；头顶痛者，加藁本、细辛以疏风止痛；咳嗽者，加五味子、麦冬以敛肺止咳；兼气滞者，加木香、枳壳以理气解郁；虚人感冒，加苏叶少许以增辛散之力；气虚下陷者，可倍用黄芪，再加枳壳更好；气虚自汗者，加白芍、五味子以敛阴止汗；脾虚湿困，胸满体倦者，去当归，加苍术、木香以健脾燥湿理气；兼胁痛者，加郁金、香附以行气止痛；若兼食滞，不思饮食，加焦三仙以消食导滞。

4. 现代应用　本方应用广泛，现代常用于治疗流行性感冒，心绞痛，低血压，白细胞减少症，慢性肾炎，肾和输尿管结石绞痛，慢性肾盂肾炎，尿道综合征，乳糜尿，肾下垂，尿失禁，慢性结肠炎，重症肌无力，梅尼埃病，失眠，血管扩张性头痛，癫痫，妇女子宫脱垂、子宫下垂，崩漏，带下病，男性不育，顽固性复发性口腔溃疡等，属脾胃气虚或中气下陷者。

玉屏风散

【组　成】

黄芪——补气固表止汗。

白术——补气健脾。

防风——走表而祛风邪。

【方　解】卫气虚弱，不能固表，表虚腠理不密，则易为风邪所袭，卫虚失固，营阴不能内守，津液外泄，则自汗恶风。治宜益气扶正，固表止汗。方中黄芪甘温，内可大补脾肺之气，外可固表止汗，为君药。白术健脾益气，助黄芪以加强益气固表之力，为臣药。防风走表而祛风邪，合芪、术则以扶正为主，兼以祛邪，为佐药。诸药相伍，以补气固表药为主，配伍小量祛风解表之品，使补中寓散。黄芪得防风，固表而不留邪；防风得黄芪，祛邪而不伤正。

【功　用】益气固表止汗。

【主　治】表虚自汗。汗出恶风，面色㿠白，舌淡苔薄白，脉浮虚。亦治虚人腠理不固，易于感冒。

【临床运用】

1. 用方要点　本方为治表虚自汗的常用方剂。除自汗恶风外，以面色㿠白，舌淡脉虚为证治要点。亦可用于体虚易感冒者的预防和治疗。

2. 使用注意　外感自汗、阴虚盗汗，不宜应用；本方药性偏于温补，感染发作时，若实热很盛或大便秘结，面红目赤，阴虚内热者，亦不宜应用，必须用时，须与其他清热养阴通便之剂并用。

3. 随症加减　若自汗较重者，可加浮小麦、煅牡蛎、麻黄根，以加强固表止汗之效；表虚外感，汗出不解者，加桂枝以解肌；虚人易外感甚者，可配合补中益气汤，以加强补益中气之功效。

4. 现代应用　本方现代常用于治疗反复性感冒，柯萨奇 B 病毒性心肌炎，汗症，隐匿性肾炎，慢性肾功能衰竭，慢性肾炎，原发性血小板减少性紫癜，面神经麻痹，慢性鼻炎，荨麻疹，多形红斑，多发性疖，角膜炎等。

生脉散（又名生脉饮）

【组　成】

人参——甘温，益气生津以补肺。

麦门冬——甘寒，养阴清热，润肺生津。

五味子——酸温，敛肺止汗，生津止渴。

【方　解】本方治证为温热、暑热之邪，耗气伤阴，或久咳肺虚，气阴两伤所致。故见汗多，神疲，体倦，气短，咽干，脉虚之症。治宜益气养阴生津之法。方中人参甘温益气生津以补肺，肺气旺则四脏之气皆旺，为君药。麦门冬甘寒，养阴清热，润肺生津，为臣药。二者合用，益气养阴之功益彰。五味子酸温，敛肺止汗，生津止渴，为佐药。三药相伍，一补一清一敛，共奏益气养阴，生津止渴，敛阴止汗之效。

【功　用】益气生津，敛阴止汗。

【主　治】温热，暑热，耗气伤阴证。汗多神疲，体倦乏力，气短懒言，咽干口渴，舌干红少苔，脉虚数。久咳肺虚，气阴两虚证。干咳少痰，短气自汗，口干舌燥，脉虚细。

【临床运用】

1. 用方要点　本方为治气阴两虚证的常用方剂，以体倦，气短，咽干，舌红脉虚为证治要点。亦可治心悸、胸闷、气短、汗出、口干思饮、眠差、舌质淡红、少津、脉结或代。

2. 使用注意　本方有收敛作用，若属外邪未解，或暑病热盛，气津未伤者，不宜应用。久咳肺虚兼有外邪者，亦不宜用本方。人参甘温，若属气阴不足，阴虚有热者，可用西洋参代替；病情急重者，全方用量宜加重。

3. 随症加减　若咳嗽明显者，可加百合、款冬花以润肺止咳；汗出过多者，加麻黄根、浮小麦以敛汗；口渴甚者，加石斛、葛根以生津止渴。

4. 现代应用　本方现代常用于治疗流行性出血热休克，病态窦房结综合征，病毒性心肌炎，心律失常，克山病，低血压，缺铁性贫血，肺心病，心源性哮喘，糖尿病，急性心肌梗死，冠心病心绞痛，心源性休克，充血性心力衰竭等属气阴两虚者。

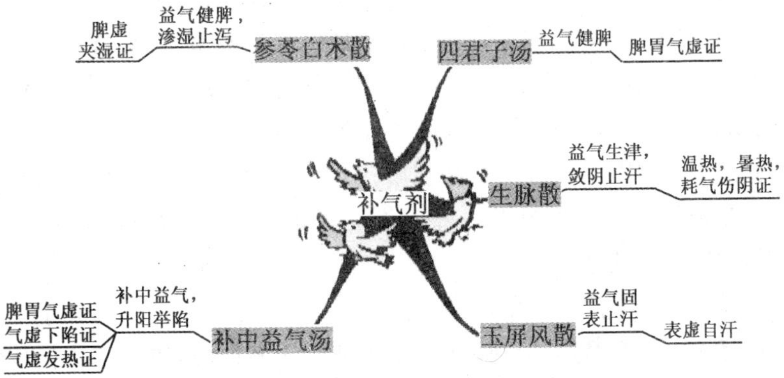

图 5-1　补气剂辨证论治

第三节　补血剂

补血剂，主治血虚证。症见面色萎黄，头晕目眩，唇爪色淡，失眠，舌淡，脉细，或妇女月经不调，量少色淡，或经闭不行等。以补血药如熟地、当归、芍药、阿胶、龙眼肉等为主，并根据病证的需要和药物的特性，适当地配伍活血祛瘀、补气、或理气之品，如川芎、桃仁、红花、黄芪等。代表方如四物汤、桃红四物汤、当归补血汤等。

血虚用补血药，宜加入补气之品，以助气化，或着重补气以生血。因大失血而致血虚者，尤其补气以固脱，使气旺则血生。

血虚可导致血瘀，配伍活血药可防止血瘀。

四物汤

【组　成】

熟地黄——滋阴养血，填精补肾。

当归——补血养肝，和血调经。

白芍——养血柔肝和营。

川芎——活血行气，调畅气血。

【方　解】“血主濡之”，营血亏虚，血行不畅，肝失所养，无以上荣，则头晕目眩；血虚无以养心，致心神不宁，则心悸失眠。唇爪失于濡养，故苍白无华。妇人肝血不足，冲任虚损，加之血行不畅，故月经量少，甚者不能应时而下，或前或后，脐腹疼痛。治宜补养营血为主，同时结合和血，既可生新，又可防瘀。

熟地甘温味厚，质柔润，长于滋阴养血，填精补肾为君。当归补血养肝，和血调经为臣。白芍养血柔肝和营；川芎活血行气，调畅气血，共为佐药。诸药相伍，动静结合，以血中之血药熟地、白芍，静养营血而补血；血中之气药当归、川芎，活血和营。具有补血而不滞血，和血而不伤血的配伍特点。汪昂说：“四物地芍与归芎，血家百病此方通”。说明本方不是单纯的补血方剂，而是血虚能补，血燥能润，血溢能止，血瘀能行的调血剂。

【功　用】补血和血。

【主　治】营血虚滞证。心悸失眠，头晕目眩，面色无华，妇人月经不调，量少或经闭不行，脐腹作痛，舌淡，脉细弦或细涩。

【临床运用】

1. 用方要点　本方是从《金匮要略》的胶艾汤去阿胶、艾叶、甘草而成。原治外伤瘀血作痛，《太平惠民和剂局方》用于妇人诸疾。现代治疗各种血虚证，多以本方为基础随症化裁。以心悸头晕，面色无华，舌淡，脉细为证治要点。

2. 使用注意　平素脾胃阳虚，食少便溏，阴虚发热，以及血崩气脱之证不可应用。

3. 随症加减　若兼气虚者，加党参、黄芪以补气生血；以瘀血为主者，加桃仁、红花，白芍易赤芍，以加强活血祛瘀之力；血虚有寒者，加肉桂、炮姜、吴茱萸以温通血脉；血虚有热者，加黄芩、丹皮，熟地易生地，以清热凉血；妊娠胎漏者，加阿胶、艾叶，以止血安胎；血滞痛经者，加香附、元胡、鸡血藤，以养血行血，理气止痛。

4. 现代应用 本方现代常用于治疗痛经，月经不调，不孕症，胎位不正，盆腔炎，子宫肌瘤，慢性肾炎，过敏性紫癜性肾炎，血管神经性头痛，低钙性抽搐症，坐骨神经痛，肩周炎，荨麻疹，扁平疣，银屑病，过敏性鼻炎，外伤性前房出血，中心性浆液性视网膜病变等辨证属营血虚滞者。

【类似方】

1. 圣愈汤(《医宗金鉴》) 熟地 20g 白芍 15g 川芎 8g 人参 20g 当归 15g 黄芪 18g。水煎服，每日 1 剂，1 日 2 次。功用：益气，补血，摄血。主治：月经先期而至，量多色淡，四肢乏力，体倦神衰之症。

2. 胶艾汤(又名芎归胶艾汤，《金匮要略》) 川芎 6g 阿胶 9g 甘草 6g 艾叶 9g 当归 9g 芍药 12g 干地黄 15g。水煎或水酒(5∶3)煎服，每日 1 剂，1 日 2～3 次。功用：养血止血，调经安胎。主治：妇人冲任虚损，崩漏下血，月经过多，淋漓不止；产后或流产损伤冲任，下血不绝；或妊娠胞阻，胎漏下血，腹中疼痛。现用于功能性子宫出血、先兆流产、不全流产、产后子宫复旧不全等出血，属于冲任虚损者。

3. 桃红四物汤(《医宗金鉴》) 即四物汤加桃仁 9g 红花 6g。功用：养血活血。水煎服，每日 1 剂，1 日 2 次。主治：妇女经期超前，血多有块，色紫稠黏，腹痛等。

圣愈汤为四物汤加人参、黄芪，取四物汤补血调血，参、芪益气摄血，用于治疗气血虚弱，不能摄血所致之月经先期之症。胶艾汤为四物汤加阿胶、艾叶、甘草，阿胶功专滋阴补血，又善于止血，艾叶长于暖宫止血，合用则侧重于养血止血，兼以调经安胎，是标本兼顾之方。桃红四物汤是在四物汤的基础上加桃仁、红花，故偏重于活血化瘀，适用于血瘀所致的月经不调、痛经等。

当归补血汤

【组　成】

黄芪——大补脾肺之气，以资气血生化之源。

当归——养血和营。

【方　解】劳倦内伤，血虚气弱，血虚阳浮，阴不维阳，故肌热面红，烦渴引饮。脉洪大而虚，重按无力，则是劳倦以致血虚发热的辨证关键。对其治疗不可误用表散清热之剂。当以补气生血之法，使气旺血生，虚热自止。

方中重用黄芪大补脾肺之气，以资气血生化之源为君。当归甘辛温，养血和营为臣。二者配合则阳生阴长，气旺血生。正合有形之血不能自生，生于无形之气之理。妇人经期、产后血虚发热，取其益气养血而退热。疮疡溃后，久不愈合，以其补气养血，扶正托毒，有利于生肌收口。

【功　用】补气生血。

【主　治】血虚发热证。肌热面红，烦渴欲饮，脉洪大而虚，重按无力。亦治妇人经期、产后血虚发热头痛，或疮疡溃后，久不愈合者。

【临床运用】

1. 用方要点　本方为补气生血之剂，是根据气能生血的理论制定的。亦是治疗劳倦内伤所致的血虚发热之主方，以口渴喜热饮，面红，脉大而虚，重按无力为证治要点。

2. 使用注意　阴虚有潮热者慎用。

3. 随症加减　若失血气虚，而出血不止者，加煅龙骨、山萸肉、阿胶，以增强固涩止血之力；若妇女行经、产后外感发热头痛，可加葱白、豆豉、生姜、大枣。

4. 现代应用　本方现代常用于治疗血小板减少性紫癜，白细胞减少症，放化疗骨髓抑制，功能性子宫出血，子宫肌瘤，更年期综合征，男性不育等有血虚气弱者。

归脾汤

【组　成】

黄芪——补脾益气。

龙眼肉——补脾气，养心血。

人参、白术——补气，与黄芪相配，加强补脾益气之功。

当归——滋养营血，与龙眼肉相伍，增加补心养血之效。

茯神、酸枣仁、远志——宁心安神。

木香——理气醒脾。

炙甘草——补气健脾，调和诸药。

生姜、大枣——调和脾胃。

【方　解】黄芪甘、微温，补脾益气；龙眼肉甘、温，既能补脾气，又能养心血，共为君药。人参、白术甘、温补气，与黄芪相配，加强补脾益气之功；当归甘、辛、微温，滋养营血，与龙眼肉相伍，增加补心养血之效，均为臣药。茯神、酸枣仁、远志宁心安神；木香理气醒脾，与补气养血药配伍，使之补不碍胃，补而不滞，俱为佐药。炙甘草补气健脾，调和诸药为使。生姜、大枣调和脾胃，以资生化。本方的配伍特点：一是心脾同治，重点在脾，使脾旺则气血生化有源；二是气血并补，但重用补气，意在补气亦能生血。

【功　用】益气补血，健脾养心。

【主　治】(1)心脾气血两虚证。心悸怔忡，健忘失眠，盗汗虚热，体倦食少，面色萎黄，舌淡，苔薄白，脉细弱。(2)脾不统血证。便血，皮下紫癜，妇女崩漏，月经超前，量多色淡，或淋漓不止，舌淡，脉细。

【临床运用】

1. 用方要点　本方为治疗心脾气血不足的常用方。以心悸失眠，体倦食少，便血及崩漏，舌淡，脉细弱为证治要点。

2. 使用注意　因药性偏温，对邪热内伏及阴虚脉数者忌用。

3. 随症加减　对于崩漏下血偏寒者，可加艾叶炭、炮姜以温经止血；若偏热者，加生地炭、阿胶珠、棕榈炭以清热止血。若崩中量多，可再加山萸肉、煅龙骨、煅牡蛎、海螵蛸以增强止血之力；皮下出血者，可加阿胶、首乌、鹿角胶（霜）以补血止血；若兼食滞者，加山楂、麦芽、神曲以消食导滞；兼见脘腹胀满、纳呆者，加砂仁、枳壳、陈皮以理气消胀，开胃进食。

4. 现代应用　本方现代常用于治疗病毒性肝炎，上消化道出血继发贫血，血小板减少性紫癜，再生障碍性贫血，缺铁性贫血，慢性苯中毒，肾炎血尿，隐匿性肾炎，神经衰弱，顽固性失眠，甲状腺机能亢进，特发性水肿，冠心病心律失常，心脏神经官能症，功能性子宫出血，更年期综合征，视疲劳，高度近视黄斑出血，慢性荨麻疹，瘙痒症等属心脾气血两虚及脾不统血者。

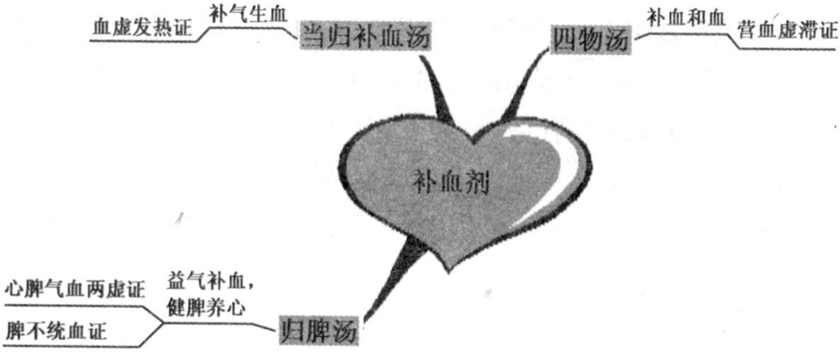

图 5-2　补血剂辨证论治

第四节　气血双补剂

气血双补剂，主治气血两虚证。症见面色无华，头晕目眩，心悸怔忡，食少倦怠，气短懒言，舌淡，脉虚无力等。常用补气药如人参、黄芪、白术等与补血药如当归、熟地、白芍、阿胶等共同组成方剂。代表方如八珍汤、炙甘草汤等。

八珍汤

【组　成】

人参、熟地——益气养血。

白术、茯苓——健脾渗湿。

当归、白芍——养血和营。

川芎——活血行气。

炙甘草——益气和中，调和诸药。

姜、枣——调和脾胃。

【方　解】由于久病失治或病后失调，或失血过多，致气血两虚证。治宜益气与养血并用。方中人参与熟地相配，益气养血，共为君药。白术、茯苓健脾渗湿，助人参益气补脾；当归、白芍养血和营，助熟地补益阴血，均为臣药。川芎活血行气，使之补而不滞为佐。炙甘草益气和中，调和诸药为使。姜、枣调和脾胃，亦为使药。

【功　用】益气补血。

【主　治】气血两虚证。面色苍白或萎黄，头晕目眩，四肢倦怠，气短懒言，心悸怔忡，饮食减少，舌淡苔薄白，脉细弱或虚大无力。

【临床运用】

1. 用方要点　本方为四君子汤合四物汤的复方，为平补气血之剂，是治疗气血两虚的常用方。以气短乏力，心悸失眠，头目眩晕，舌淡，脉细无力为证治要点。

2. 使用注意　有热象者忌用。

3. 随症加减　若见脘腹胀满者，加枳壳、川朴、木香以理气消胀；兼纳呆食滞者，加砂仁、山楂、麦芽、神曲以开胃消食导滞；兼有便溏，浮肿者，加山药、薏苡仁、车前子以增强健脾利湿之效。

4. 现代应用　本方现代常用于治疗白细胞减少症，头痛，慢性萎缩性胃炎，乙型肝炎，中风后遗症，贫血，冠心病，末梢神经炎，周围神经炎，习惯性流产及胎位不正，席汉综合征，球后视神经炎，原发性玻璃体变性混浊，老年性角膜炎，老年皮肤瘙痒等属气血不足者。

【类似方】

十全大补汤(《太平惠民和剂局方》)　人参 6g　肉桂 3g　川芎 6g　地黄 12g　茯苓 9g　白术 9g　炙甘草 3g　黄芪 12g　川当归 9g　白芍 9g　生姜 3 片　大枣 2 枚。水煎，每日 1 剂，不拘时温服。功用：温补气血。主治：气血不足，饮食减少，久病体虚，膝脚无力，面色萎黄，精神倦怠，以及疮疡不敛，妇女崩漏等。

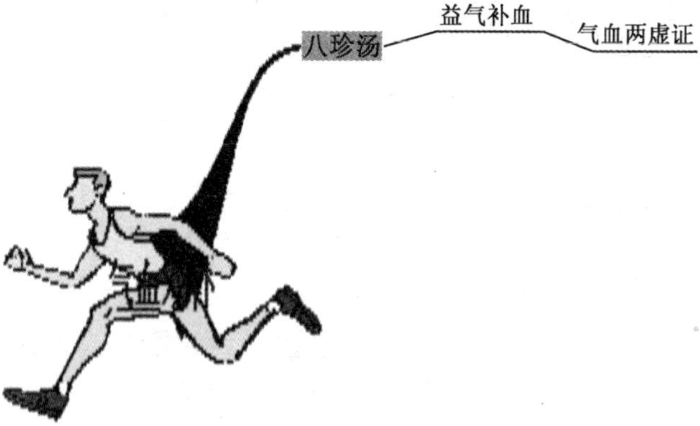

图 5-3　气血双补剂辨证论治

第五节　补阴剂

补阴剂，主治阴虚证。阴虚与五脏均有密切联系，但以肾阴虚为主，且心肾、肝肾、肺肾等往往结合为病。症见形体消瘦，头晕耳鸣，潮热颧红，五心烦热，盗汗失眠，腰酸遗精，咳嗽咯血，口燥咽干，舌红少苔，脉细数。常用补阴药如熟地、麦冬、沙参、阿胶、龟板等为主组方。同时配伍清热、补阳、理气之品。代表方如六味地黄丸、大补阴丸、一贯煎等。

阴虚补阴，宜佐以补阳之品，以阴根于阳，使阴有所化，并可借阳药之温运，以制阴药的凝滞，使之滋而不滞。“善补阴者，必于阳中求阴，则阴得阳升而泉源不竭”。

由于阴虚易从热化，故应配伍清热之品。

补阴药常常会影响脾胃的运化，产生气滞，故配伍理气药。

六味地黄丸（原名地黄丸）

【组　成】

熟地黄——滋补肾阴，填精益髓。

山萸肉——酸温补养肝肾，并能涩精。

山药——甘平补益脾阴，亦能固精。

泽泻——利湿泄浊，防熟地之滋腻恋邪。

牡丹皮——清泄相火，制山萸肉之温涩。

茯苓——淡渗脾湿，助山药之健运。

【方　解】腰为肾之府，肾主骨生髓，齿为骨之余，肾阴不足则骨髓不充，腰膝酸软而无力，牙齿动摇；脑为髓之海，肾阴亏损，不能生髓充脑，故头晕目眩；肾开窍于耳，肾阴不足，精不上承，故耳鸣耳聋；肾藏精，为封藏之本，肾阴虚则相火内扰精室，故遗精；阴虚生内热，甚者虚火上炎，故骨蒸潮热，消渴，盗汗，舌红少苔，脉沉细数等。小儿囟门不合，亦为肾虚生骨迟缓所致。治宜滋阴补肾为主，适当配伍清虚热之品。

方中重用熟地，滋阴补肾，填精益髓为君药。山萸肉酸温补养肝肾，并能涩精；山药甘平补益脾阴，亦能固精，共为臣药。三药相配，滋养肝脾肾之阴而成“三补”。泽泻利湿泄浊，防熟地之滋腻恋邪；牡丹皮清泄相火，制山萸肉之温涩；茯苓淡渗脾湿，助山药之健运。三药渗湿浊，清虚热，平偏盛以治标而成为“三泻”，均为佐药。综观全方，体现了王冰“壮水之主，以制阳光”之旨。本方的配伍特点为：方用三补三泻，其中补药用量重于泻药，故以补为主；肝脾肾三阴并补，以补肾阴为主。

【功　用】滋阴补肾。

【主　治】肾阴虚证。腰膝酸软，头晕目眩，耳鸣耳聋，盗汗，遗精，消渴，骨蒸潮热，手足心热，舌燥咽痛，牙齿动摇，足跟作痛，小便淋漓，以及小儿囟门不合，舌红少苔，脉沉细数。

【临床运用】

1. 用方要点　本方为金匮肾气丸减去桂枝、附子而成，为补阴的基础方，后世很多滋补肾阴的方剂都从此方加减化裁而成。以腰膝酸软，头晕目眩，口燥咽干，舌红少苔，脉沉细数为证治要点。

2. 使用注意　本方药性偏于滋腻，对于脾虚泄泻者慎用。

3. 随症加减　若阴虚而火旺盛者，加知母、玄参、黄柏等以加强清热降火之功；兼有脾虚气滞者，加焦白术、砂仁、陈皮等以防碍气滞脾；若有便溏者，重用山药、茯苓，减熟地黄用量，或再加莲子、芡实以健脾渗湿。

4. 现代应用　本方现代常用于治疗高血压病，糖尿病，慢性肾炎，肾病综合征，肾、输尿管结石，慢性肾功能不全，尿道综合征，乳糜尿，慢性前列腺炎，慢性食道炎，慢性咽炎，慢性喉炎，男性不育症，复发性口疮，黄褐斑，银屑病等辨证属肾阴不足者。

【类似方】

1. 知柏地黄丸(又名知柏八味丸，《医宗金鉴》)　即六味地黄丸加知母 6g　黄柏 6g。上为细末，炼蜜为丸，每服 6g，温开水送下。功用：滋阴降火。主治：阴虚火旺证，骨蒸潮热，虚烦盗汗腰脊疼痛，遗精等。

2. 杞菊地黄丸(《医级》)　即六味地黄丸加枸杞子 9g　菊花

9g。上为细末，炼蜜为丸，每服9g，空腹服。功用：滋肾养肝明目。主治：肝肾阴虚证，两目昏花，视物模糊，或眼睛干涩，迎风流泪等。

3. 麦味地黄丸(原名八仙长寿丸，《寿世保元》) 即六味地黄丸加麦冬9g 五味子6g。上为细末，炼蜜为丸，每服9g，空腹时用姜汤送下。功用：滋补肺肾。主治：肺肾阴虚，或喘或咳者。

4. 都气丸(《医贯》) 即六味地黄丸加五味子6g。上为细末，炼蜜为丸，每服9g，空腹服。功用：滋肾纳气。主治：肾虚气喘，或呃逆之证。

上述四方均为六味地黄丸加味而成，均具有滋阴补肾的作用。其中知柏地黄丸偏于滋阴降炎，适用于阴虚火旺，骨蒸潮热，遗精盗汗之证；杞菊地黄丸偏于养肝明目，适用于肝肾阴虚，两目昏花，视物模糊之症；麦味地黄丸偏于滋肾敛肺，适用于肺肾阴虚之喘嗽；都气丸偏于滋肾纳气，适用于肾虚喘逆。

左归丸

【组　成】

大熟地——滋肾益精，以填真阴。

炒山药——补脾益阴，滋肾固精。

枸杞子——补肾益精，养肝明目。

山茱萸——养肝滋阴，涩精敛汗。

鹿角胶、龟板胶——峻补精髓。

川牛膝、菟丝子——益肝肾，强腰膝，健筋骨。

【方　解】肾藏精，主骨生髓，肾阴亏损，精髓不充，封藏失职，故头目眩晕，腰酸腿软，遗精滑泄。治宜壮水之主，以培肾之真阴。

方中重用熟地滋肾益精，以填真阴为君。山茱萸养肝滋阴，涩精敛汗；山药补脾益阴，滋肾固精；枸杞子补肾益精，养肝明目；龟鹿二胶，为血肉有情之品，峻补精髓，龟板胶偏于补阴，鹿角胶偏于补阳，在补阴之中配伍补阳药，取“阳中求阴”之义，均为臣药。菟丝子、川牛膝益肝肾，强腰膝，健筋骨，用为佐药。本方的配伍特点是，滋肾阴药与养肝益脾药合用，专攻补肾，为纯补无泻、壮水之剂。

【功　用】滋阴补肾，填精益髓。

【主　治】真阴不足证。头目眩晕，腰酸腿软，遗精滑泄，自汗盗汗，口燥舌干，舌红少苔，脉细。

【临床运用】

1. 用方要点　本方为六味地黄丸去“三泻”，加枸杞子、龟板胶、鹿角胶、菟丝子、川牛膝而成，为“纯补无泻”之剂，是治疗真阴不足证的常用方。以头目眩晕，腰酸腿软，舌光少苔，脉细为证治要点。

2. 使用注意　由于用药阴柔滋润，久服常服，每易滞脾碍胃，若脾虚泄泻者慎用。

3. 随症加减　若真阴不足，虚火上炎者，去枸杞子、鹿角胶，加女贞子、麦门冬以养阴清热；火烁肺金，干咳少痰者，加百合以润肺止咳；夜热骨蒸者，加地骨皮以清虚热，退骨蒸；小便不利、不清者，加茯苓以利水渗湿；大便燥结者，去菟丝子，加肉苁蓉以润肠通便；气虚者，加人参以补气。

4. 现代应用　本方现代常用于治疗再生障碍性贫血，多发性神经炎，男性性功能障碍，功能性子宫出血，闭经，萎缩性外阴炎，牙周病等属真阴不足，精髓虚损者。

【类似方】

左归饮(《景岳全书》)　熟地 9g　山药 6g　枸杞子 6g　炙甘草 3g　茯苓 4.5g　山茱萸 6g。水煎，每日 1 剂，每日2～3 次，食远服。功用:补益肾阴。主治:真阴不足证。腰酸遗泄，盗汗，口燥咽干，口渴欲饮，舌尖红，脉细数。

左归饮与左归丸均为纯补之剂，同治肾阴不足之证，但左归饮药味较少，滋阴补肾之力逊于左归丸，适用于肾阴不足之轻证。

大补阴丸(原名大补丸)

【组　成】

熟地黄、龟板——滋阴潜阳，壮水制火。

黄柏、知母——苦寒降火，保存阴液，平其阳亢。

猪脊髓、蜂蜜——滋补精髓，且能制约黄柏的苦燥。

【方　解】肝肾阴亏，则相火失制阴虚火旺，故骨蒸潮热，盗汗遗精，足膝疼热，甚则虚火刑金，损伤肺络，而咳嗽咯血，虚火上扰，则心烦易怒。治宜滋阴为主，以培其本，佐以降火，以清其源。

重用熟地、龟板滋阴潜阳，壮水制火，共为君药。黄柏、知母相须为用，苦寒降火，保存阴液，平其阳亢，均为臣药。猪脊髓、蜂蜜为血肉甘润之品，能滋补精髓，且能制约黄柏的苦燥，而为佐药。本方的配伍特点为：滋阴药与清热降火药相配，培本清源，两者兼顾。

【功　用】滋阴降火。

【主　治】阴虚火旺证。骨蒸潮热，盗汗遗精，咳嗽咯血，心烦易怒，足膝疼热，舌红少苔，尺脉数而有力。

【临床运用】

1. 用方要点　本方为滋阴降火的常用方，是金元名医朱丹溪据“阴常有余，阳常不足，宜常养其阴”的理论制定而成，对一般阴虚火旺证均可使用。临症以骨蒸潮热，舌红少苔，尺脉数而有力为证治要点。

2. 使用注意　因本方滋腻，脾胃虚弱，食少便溏者，不宜使用；火热属于实证者亦不宜使用。

3. 随症加减　若阴虚较重者，可加天门冬、麦门冬以润燥养阴；盗汗明显者，可加糯稻根、牡蛎、浮小麦以养阴敛汗；咯血、吐血者，加仙鹤草、旱莲草、白茅根以凉血止血；遗精者，加金樱子、芡实、桑螵蛸、潼蒺藜以固精止遗；咳嗽咳痰不爽者，加贝母、款冬花、百部，以润肺止咳。

4. 现代应用 本方现代常用于治疗中老年失眠症，尿路感染，肾盂肾炎，附睾炎等属阴虚火旺者。

炙甘草汤（又名复脉汤）

【组 成】

生地黄——滋阴养血。

炙甘草、人参、大枣——益心气，补脾气。

阿胶、麦冬、麻仁——滋心阴，养心血，充血脉。

生姜、桂枝——辛温走散，温心阳，通血脉。

【方 解】《伤寒论》用本方治“脉结代，心动悸”，乃由阴血不足，阳气虚弱所致。阴血不足，血脉无以充盈，阳气虚弱，无力鼓动血脉，则脉气不相接续，故脉结代，心动悸。治宜滋心阴，养心血，益心气，温心阳，以复脉定悸。方中重用生地黄滋阴养血。炙甘草、人参、大枣益心气，补脾气，以资气血生化之源。阿胶、麦冬、麻仁滋心阴，养心血，充血脉。桂枝、生姜辛温走散，温心阳，通血脉。加酒煎服，取其辛热，可温通血脉，以行药力。诸药相伍，内外调和，滋而不腻，温而不燥，可使气血充沛，脉道畅通。本方的配伍特点是：气血双补，阴阳同调，补通并举。由于人参、甘草亦可补肺气、润肺止咳；阿胶、麦冬又善养肺阴，润肺燥；生地、胡麻仁滋肾水，阿胶、生地同用有“金水相生”之功，故本方亦可用治虚劳肺痿证属肺之气阴两虚者。

【功 用】滋阴养血，益气温阳，复脉止悸。

【主 治】(1)阴血不足，阳气虚弱证。脉结代，心动悸，虚羸少气，舌光少苔，或质干而瘦小者。(2)虚劳肺痿。咳嗽，涎唾多，形瘦短气，虚烦不眠，自汗盗汗，咽干舌燥，大便干结，脉虚数。

【临床运用】

1. 用方要点 本方为阴阳气血并补之剂。以脉结代，心动悸，虚羸少气，舌光少苔为证治要点。亦可用于气阴两伤之虚劳肺痿。

2. 使用注意 （1）阴虚内热者忌用；（2）心力衰竭，水肿严重，脉细者，不宜使用；（3）对于阴伤肺燥较显著之虚劳干咳，方中生姜、桂枝、清酒用量宜减少或不用。

3. 随症加减 若大便溏者，去麻仁；失眠者，加酸枣仁、柏子仁以增强养心安神定悸之力；心悸明显者，可加龙齿、朱砂以镇心安神；有浮肿者，加茯苓、车前子以健脾利水消肿；兼有阳虚自汗、形寒怯冷者，加附子以温阳祛寒。

4. 现代应用 本方现代常用于治疗心律失常，特发性病态窦房结综合征，病毒性心肌炎，低血压窦性心动过缓等出现心悸、气短、脉结代，属阴血不足，心气虚弱者。

一贯煎

【组　成】

生地黄——滋阴养血，补益肝肾。

北沙参、麦冬、当归身、枸杞子——益阴养血柔肝。

川楝子——疏肝泄热，理气止痛，恢复肝气条达之性。

【方　解】肝体阴而用阳，性喜条达恶抑郁。肝肾阴亏，肝失所养，疏泄失常，气郁而滞，横逆犯胃，则胸脘胁痛，吞酸吐苦。阴虚液耗，津不上承，咽干口燥，舌红少津。肝气不舒，肝脉郁滞，久则结为疝气瘕聚。治宜滋养肝肾阴血为主，配伍疏达肝气之品。方中重用生地黄滋阴养血，补益肝肾为君。北沙参、麦冬、当归身、枸杞子益阴养血柔肝，配合君药补肝体，育阴而涵阳为臣药。用少量川楝子，疏肝泄热，理气止痛，恢复肝气条达之性为佐。虽为苦寒之品，但与大量甘寒滋阴养血药配伍，则无苦燥伤阴之弊。本方配伍特点为：用大队滋养肝肾阴血药，少佐一味川楝子以疏肝理气，使滋阴养血而不遏滞气机，疏肝理气又不耗伤阴血。

【功　用】滋阴疏肝。

【主　治】肝肾阴虚，肝气不舒证。胸脘胁痛，吞酸吐苦，咽干口燥，舌红少津，脉细弱或虚弦。亦治疝气瘕聚。

【临床运用】

1. 用方要点　本方为治疗阴虚气滞致脘胁疼痛的代表方剂。以胁肋疼痛，吞酸吐苦，舌红少津，脉虚弦为证治要点。

2. 使用注意　由于方中滋腻药物较多，故对停痰积饮，舌苔白腻，脉沉弦者，不宜使用。

3. 随症加减　若大便秘结者，加蒌仁、麻仁以养阴润便；有虚热或汗多者，加地骨皮以退虚热止汗；痰多者，加贝母、瓜蒌以祛痰；舌红而干，阴亏过甚，加石斛以养阴生津；胁胀痛，按之硬，加鳖甲以软坚散结；兼腹痛者，加芍药、甘草以缓急止痛；两足痿软，加牛膝、薏苡仁清热利湿；不寐，加枣仁以安神；口苦燥，少加黄连或黄芩、天花粉以清热生津。

4. 现代应用　本方现代常用于治疗慢性肝炎，肝硬化腹水，肝癌，萎缩性胃炎，十二指肠溃疡，慢性肾炎，肾病综合征，血尿，不宁腿综合征，干燥综合征，经前期紧张症，妇科恶性肿瘤放疗后不良反应，妊娠高血压综合征，中心性视网膜炎，复发性口疮，软组织损伤，带状疱疹等属阴虚气滞者。

百合固金汤

【组　成】

百合——甘苦微寒，滋阴清热，润肺止咳。

生地、熟地——滋阴养血，清热凉血。

麦冬——甘寒，滋阴清热，润肺止咳。

玄参——咸寒，清虚火。

当归、白芍——养血和血。

贝母——润肺化痰止咳。

桔梗——载药上行，清利咽喉，化痰散结。

生甘草——清热泻火，调和诸药。

【方　解】肺肾为子母之脏，肺肾阴虚，阴虚生内热，肺失清肃，虚火上炎，咳嗽气喘，咽喉燥痛，甚则灼伤肺络，痰中带血。治宜滋养肺肾之阴血，配以清热化痰之法，以图标本兼顾。

方中百合甘苦微寒，滋阴清热，润肺止咳；生地、熟地并用，既能滋阴养血，又能清热凉血，共为君药。麦冬甘寒，协百合滋阴清热，润肺止咳；玄参咸寒，助二地滋阴壮水，以清虚火，均为臣药。当归治咳逆上气，与白芍养血和血；贝母润肺化痰止咳；桔梗载药上行，清利咽喉，化痰散结，俱为佐药。生甘草清热泻火，调和诸药为使。

【功　用】滋肾保肺，止咳化痰。

【主　治】肺肾阴亏，虚火上炎证。咳嗽气喘，痰中带血，咽喉燥痛，头晕目眩，午后潮热，舌红少苔，脉细数。

【临床运用】

1. 用方要点　本方为肺肾阴亏，虚火上炎致咳嗽痰血的常用方剂。以咳嗽，咽喉燥痛，舌红少苔，脉细数为证治要点。

2. 使用注意　方中所用药物多甘寒滋润，故对脾虚便溏，饮食减少者应慎用或忌用。

3. 随症加减　若痰多而色黄者，加胆南星、黄芩、瓜蒌皮以清肺化痰；咳喘甚者，加杏仁、五味子、款冬花以止咳平喘；若咳血重者，可去桔梗之升提，或加白及、白茅根、仙鹤草以增止血之功。

4. 现代应用　本方现代常用于治疗肺结核，肺癌，自发性气胸，支气管扩张咯血，燥热咳嗽，糖尿病，小儿久咳等属肺肾阴虚者。

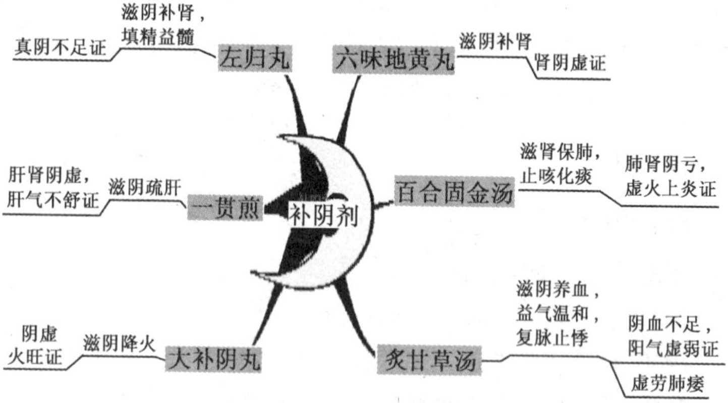

图 5-4 补阴剂辨证论治

第六节 补阳剂

补阳剂，主治阳气虚弱的病证。阳虚主要侧重于心、脾、肾三脏，其中心、脾阳虚以“温里剂”治之。肾阳虚为本类方剂的主要治证。可见面色苍白，形寒肢冷，腰膝酸痛，下肢软弱无力，小便不利，或小便频数，尿后余沥，少腹拘急，男子阳痿早泄，女子宫寒不孕，舌淡苔白，脉沉细，尺部尤甚等。常用补阳药如附子、肉桂、巴戟天、肉苁蓉、仙灵脾、鹿角胶、仙茅等为主给方，同时配伍利水、补阴之品。代表方如肾气丸、右归丸等。

阴阳并补剂，主治阴阳两虚的病证。症见头晕目眩，腰膝酸软，阳痿遗精，畏寒肢冷，自汗盗汗，午后潮热等。常用补阴药如熟地、山茱萸、龟板、何首乌、枸杞子与补阳药如肉苁蓉、巴戟天、附子、肉桂、鹿角胶等共同组成方剂，并根据阴阳虚损的具体情况，确定药物的主次轻重。代表方如地黄饮子、龟鹿二仙胶等。

气血两虚者，宜气血双补。阳虚补阳，宜佐以补阴之品，以阳根于阴，使阳有所附，并可借阴药的滋润以制阳药的温燥，使之补阳而不伤津；正如《景岳全书》“善补阳者，必于阴中求阳，则阳得阴助而生化无穷；若阴阳两虚，则宜阴阳并补。”

肾气丸

【组　成】

干地黄——滋阴补肾。

山茱萸、山药——补肝脾而益精血。

附子、桂枝——辛热，助命门以温阳化气。

泽泻、茯苓——利水渗湿泄浊。

丹皮——清泄肝火。

【方　解】腰为肾之府，肾为先天之本。肾阳不足，不能温养下焦，故腰痛脚软，身半以下常有冷感；不能化气利水，水停于内，故小便不利，少腹拘急不舒。肾虚不能蒸化、约束水液，则小便反多，消渴、水肿、痰饮、脚气、转胞等。根据“虚则补之”、“少火生气”的立法原则，当补肾助阳。

方中重用干地黄滋阴补肾。山茱萸，山药补肝脾而益精血；附子、桂枝辛热，助命门以温阳化气。泽泻、茯苓利水渗湿泄浊，丹皮清泄肝火。本方的配伍特点有二：一为补阳与补阴配伍，阴阳并补，而以补阳为主；二为滋阴之中配入少量桂、附以温阳，目的在于阴中求阳，少火生气。本方治法体现了王冰“益火之源，以消阴翳”之理。

【功　用】补肾助阳。

【主　治】肾阳不足证。腰痛脚软，身半以下常有冷感，少腹拘急，小便不利，或小便反多，入夜尤甚，阳痿早泄，舌淡而胖，脉虚弱，尺部沉细，以及痰饮，水肿，消渴，脚气，转胞等。

【临床运用】

1. 用方要点　本方为补肾助阳的常用方剂，也是补肾的基础方之一，后世温补肾阳的方剂多从本方加减变化而成。临证以腰痛脚软，小便不利或反多，舌淡而胖，脉虚弱而尺部沉细为证治要点。

2. 使用注意　(1)原方中干地黄，现多改用熟地；桂枝，多改用肉桂。(2)若咽干口燥，舌红少苔，属肾阴不足，虚火上炎者，不宜应用。

3. 随症加减　若小便数而多，色白，体质羸弱，加补骨脂、益智仁、覆盆子等以温肾缩泉；腰酸脚软明显者，加杜仲、枸杞、狗脊以补肾强腰膝；小腹有冷感者，加巴戟天、沉香以温肾祛寒；用于阳痿，加淫羊藿、补骨脂、巴戟天等以助壮阳起痿之力。

4. 现代应用　本方现代常用于治疗冠心病，哮喘，慢性肾炎，糖尿病，糖尿病肾病，尿失禁，痛风性关节炎，骨结核，小儿夏季热，小儿遗尿症，老年性白内障，复发性口腔溃疡等辨证属肾阳不足者。

右归丸

【组　成】

附子、肉桂、鹿角胶——培补肾中之元阳，温里祛寒。

熟地黄、山茱萸、山药——滋阴益肾，养肝补脾，填精补髓。

菟丝子、杜仲——补肝肾，健腰膝。

当归——养血和血。

【方　解】肾阳不足，命门火衰，不能温煦，甚则火不生土，影响脾胃的受纳与运化，故气衰神疲，腰膝软弱，或饮食减少，大便不实；肾藏精，阳虚火衰，封藏失职，精关不固，或肾虚不能固摄，故阳痿，遗精，不育或小便自遗。故张景岳对本证立法“宜益火之原，以培右肾之元阳”。

附子、肉桂、鹿角胶培补肾中之元阳，温里祛寒为君药。熟地黄、山茱萸、山药滋阴益肾，养肝补脾，填精补髓，取“阴中求阳”之义为臣药。菟丝子、杜仲补肝肾，健腰膝；当归养血和血，与补肾之品相配，以补养精血为佐药。诸药相伍，肝脾肾兼顾，以温肾阳为主，阴中求阳，使元阳归原。

【功　用】温补肾阳，填精益髓。

【主　治】肾阳不足，命门火衰证。年老或久病气衰神疲，畏寒肢冷，腰膝软弱，阳痿遗精，或阳衰无子，或饮食减少，大便不实，或小便自遗，舌淡苔白，脉沉而迟。

【临床运用】

1. 用方要点　本方为肾气丸减去“三泻”，加鹿角胶、菟丝子、杜仲、枸杞子、当归而成，亦为“纯补无泻”之剂。是治疗肾阳不足，命门火衰的常用方。以神疲乏力，畏寒肢冷，腰膝酸软，脉沉迟为证治要点。

2. 使用注意　对肾虚而有湿浊者，不宜使用。

3. 随症加减　若阳衰气虚，加人参以补之；阳虚精滑或带浊、便溏，加补骨脂以补肾固精止泻；肾泄不止，加五味子、肉豆蔻以涩肠止泻；饮食减少或不易消化，或呕恶吞酸，加干姜以温中散寒；腹痛不止，加吴茱萸（炒）以散寒止痛；腰膝酸痛者，加胡桃肉以补肾助阳，强腰膝；阳痿者，加巴戟肉、肉苁蓉或黄狗肾以补肾壮阳。

4. 现代应用　本方现代常用于治疗慢性支气管炎，再生障碍性贫血，肾病综合征，老年人夜间尿频症，精子缺乏症，男子不育症，坐骨神经痛，骨质疏松症等辨证属肾阳不足者。

【类似方】

右归饮（《景岳全书》）　熟地 9～30g　山药 9g　枸杞子 9g　山茱萸 6g　炙甘草 3g　肉桂 3～6g　杜仲 9g　制附子 6～9g。水煎，每日 1 剂，每日 2～3 次，食远温服。功用：温补肾阳，填精补血。主治：肾阳不足证。气怯神疲，腹痛腰酸，肢冷脉细，舌淡苔白，或阴盛格阳，真寒假热之证。

右归饮与右归丸均有温肾填精的作用，治疗肾阳不足之证。

但右归丸较右归饮组成多鹿角胶、菟丝子、当归，而不用甘草，故其温补肾阳，填精补血之力更强。

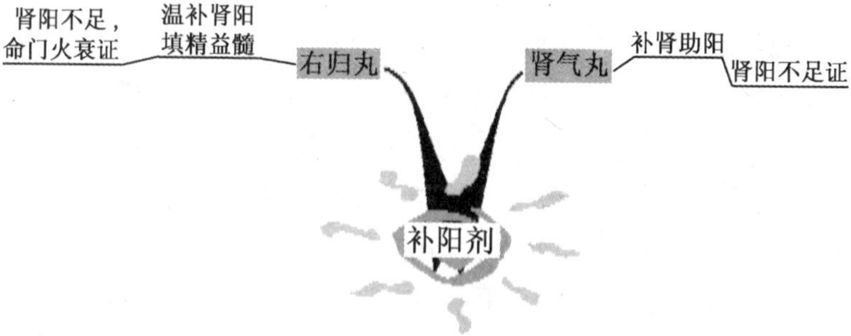

图 5-5 补阳剂辨证论治

第七节 阴阳并补剂

地黄饮子

【组 成】

熟地黄、山茱萸——补肾填精。

肉苁蓉、巴戟天——温壮肾阳。

附子、肉桂——温养下元，摄纳浮阳，引火归源。

石斛、麦冬、五味子——滋阴敛液，壮水以济火。

石菖蒲、远志、茯苓——开窍化痰，交通心肾。

薄荷——疏郁而轻清上行。

姜、枣——和中调药。

【方 解】喑痱乃因下元虚衰，虚阳上浮，痰浊随之上泛，堵塞窍道所致。“喑”是舌强不能言语，“痱”是足废不能行走。肾主骨，下元虚衰，包括肾之阴阳两虚，故筋痿无力，致足废不能行走。肾虚则精气不能上承，加之痰浊上泛，堵塞窍道，则舌强不能言语。治宜补养下元为主，摄纳浮阳，佐以开窍化痰，宣通心气。

方中熟地黄甘温与山茱萸之酸温相配，补肾填精；肉苁蓉、巴戟天温壮肾阳，四者共为君药。附子、肉桂之辛热，以助温养下元，摄纳浮阳，引火归源；石斛、麦冬、五味子滋阴敛液，壮水以济火，均为臣药。石菖蒲、远志、茯苓合用，开窍化痰，交通心肾为佐药。少许薄荷疏郁而轻清上行；姜、枣和中调药，为佐使。诸药相伍，滋肾阴，温肾阳，开窍化痰，使水火相济，痰浊得除，喑痱可愈。本方的用药特点是：既用温补，又用滋阴，温而不燥；上下并治，以治下为主；标本兼顾，以治本为重。

【功　用】滋肾阴，补肾阳，开窍化痰。

【主　治】喑痱。舌强不能言，足废不能用，口干不欲饮，足冷面赤，脉沉细弱。

【临床运用】

1. 用方要点　本方为治肾虚喑痱的主方。以舌强不语，足废不用为证治要点。

2. 使用注意　由于方中用药偏于温补，故气火上升，肝阳偏亢证，不宜应用。

3. 随症加减　若用于肾虚之痱证，减去石菖蒲、远志、薄荷等宣通开窍之品；喑痱以阴虚为主，而痰火盛者，去温燥之附、桂，酌加川贝母、竹沥、陈胆星、天竹黄等以清化痰热；兼有气虚者，适当加黄芪、人参以益气。

4. 现代应用　本方现代常用于治疗脑梗塞，老年血管性痴呆，老年频繁啮舌等属阴阳两虚者。

七宝美髯丹

【组　成】

何首乌——补肝肾，益精血，乌须发，壮筋骨。

枸杞子、菟丝子——补肾益精，养肝补血。

当归——补血养肝。

牛膝——补肝肾，坚筋骨，活血脉。

补骨脂——补肾壮阳，固精。

茯苓——补脾肾，渗湿浊。

【方 解】发为血之余，齿为骨之余，肝肾亏损，上荣于须发、齿龈之精血不足，故须发早白、脱发及齿牙动摇。

何首乌赤、白并用，且量较重，补肝肾，益精血，乌须发，壮筋骨为君药。枸杞子、菟丝子入肝肾，补肾益精，养肝补血，共为臣药。当归补血养肝；牛膝补肝肾，坚筋骨，活血脉；补骨脂补肾壮阳，固精；赤、白茯苓补脾肾，渗湿浊，共为佐药。综观全方，补中有泻，滋水涵木，滋阴益精养血为主，兼顾补阳，有阴阳并补，精血互生之妙。

【功 用】补益肝肾，乌发壮骨。

【主 治】肝肾不足证。须发早白，脱发，齿牙动摇，腰膝酸软，梦遗滑精，肾虚不育等。

【临床运用】

1. 用方要点 本方为平补阴阳与肝肾之剂。以须发早白，脱发，齿牙动摇，腰膝酸软为证治要点。

2. 使用注意 本方为纯补之剂，对脾胃虚弱而兼有停痰积饮不宜使用。

3. 随症加减 兼潮热盗汗加地骨皮、女贞子、浮小麦以养阴清热敛汗；兼血虚加白芍、阿胶以养血敛阴；兼纳呆食滞加山药、白术、山楂、麦芽以健脾运，消食导滞。

4. 现代应用 本方现代常用于治疗慢性迁延性肝炎，再生障碍性贫血，更年期综合征，男性不育症，骨质疏松症，斑秃等属肝肾不足者。

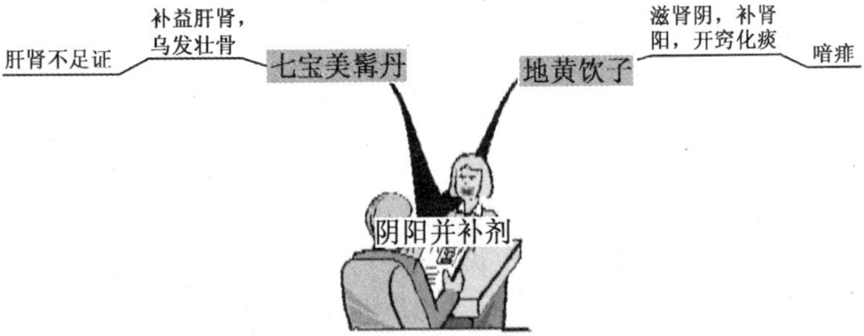

图 5-6　阴阳并补剂辨证论治

本章小结

本章共选方 19 首，按其功用不同分为补气、补血、气血双补、补阴、补阳、阴阳并补六类。

1. 补气　四君子汤、参苓白术散、补中益气汤、玉屏风散、生脉散均有补气作用，主治气虚诸症。其中四君子汤是补气健脾的基本方，适用于脾胃气虚，运化无力之证；参苓白术散的功用除益气健脾外，并能和胃渗湿，用治脾胃气虚而夹湿之证；补中益气汤长于益气升阳，适用于内伤脾胃，气虚发热或气虚下陷的脱肛、子宫下垂等症；玉屏风散功专益气固表止汗，多用于表虚自汗及虚人感冒；生脉散补养气阴，兼能生津止汗和敛肺止咳，善治暑热汗多，耗气伤阴，以及久咳肺虚，气阴两虚之证。

2. 补血　四物汤、当归补血汤、归脾汤均有补血作用，主治血虚诸症。其中四物汤为补血的常用方，也是妇女调经的常用方，功能补血活血，适用于营血虚滞，充任虚损，月经不调，痛经等症；当归补血汤重在补气升血，常用于劳倦内伤，血虚发热之症；归脾汤以益气补血，健脾养心为主，善治心脾气血两虚和脾不统血之症。

3. 气血双补　八珍汤为四君子汤和四物汤的复方，补气和补血并重，是气血双补的基本方，适用于久病失治或病后失调的气血两虚之证。

4. 补阴　六味地黄丸、左归丸、大补阴丸、炙甘草汤、一贯煎、百合固金汤均有滋阴作用，主治阴虚诸症。其中六味地黄丸肝、脾、肾三阴并补，以补肾为主，为滋阴补肾的常用代表方，适用于肾阴不足为主的各种病证；左归丸滋阴补肾，填精益髓，用治真阴不足，精髓亏损之证，其滋阴补肾疼痛之力，大于六味地黄丸，纯甘之水，补而无泻；大补阴丸侧重于滋阴降火，常用于肝肾阴亏，相火亢盛之证；炙甘草汤滋阴养血，益气温阳，善治阴血不足，阳气虚弱之脉结代，心动悸；一贯煎长于滋阴疏肝，适用于肝肾阴虚，肝气不舒之脘肋疼痛，吞酸吐苦等症；百合固金汤滋肾保肺，止咳化痰，多用于肺肾阴亏，虚火上炎所致的咳嗽气喘，痰中带血症。

5. 补阳　肾气丸和右归丸均有温补肾阳的作用，主治肾阳不足诸症。其中肾气丸为补肾助阳的代表方，适用于肾阳不足诸症；右归丸温补肾阳，填精补血，适用于肾阳不足，命门火衰及火不生土等症，该方纯补无泻，温补肾阳的作用大于肾气丸。

6. 阴阳并补　地黄饮子、七宝美髯丹均有阴阳并补的作用，主治阴阳两虚诸症。其中地黄饮子滋阴补阳，并能开窍化痰，常用于喑痱症；七宝美髯丹补益肝肾，乌发壮骨，多用于肝肾不足，须发早白，以及脱发，齿牙动摇等。

思考题与题解

1. 何为补益剂？使用补益剂时要注意什么？

答：凡用补益药为主组成，具有补养人体气、血、阴、阳等作用，用于治疗各种虚证的方剂，统称补益剂。属于“八法”中的“补法”。

使用注意事项：(1)首先辨别虚实真假。“大实有羸状”，误用补益，则助邪伤正；“至虚有盛候”，不补反泻，则虚者更虚。(2)其次对虚证而不受补的病人，宜先调理脾胃，可适当配合健脾和胃，理气消导之品，以资运化，使之补而不滞。对于外邪未尽而素体偏虚者，勿过早纯用补益剂，以免留邪为患。(3)本类方剂所用药物多为滋补之品，故煎煮时间宜长，且以空腹或饭前服为佳。补益剂为虚证而设，决非食饵，无虚勿补，否则不但无益，反而有害。

2. 补中益气汤的药物组成、功用和主治。

答：药物组成包括黄芪、炙甘草、人参、白术、当归、橘皮、升麻、柴胡。

功用：补中益气，升阳举陷。主治：(1)脾胃气虚证。饮食减少，体倦肢软，少气懒言，面色皖白，大便稀溏，脉大而虚软。(2)气虚下陷证。脱肛，子宫脱垂，久泻，久痢，崩漏等，气短乏力，舌淡，脉虚者。(3)气虚发热证。身热，自汗渴喜热饮，气短乏力，舌淡，脉虚大无力。

3. 当归补血汤是补血方剂，为何重用补气药黄芪？

答：方中重用黄芪大补脾肺之气，以资气血生化之源。因为有形之血不能自生，生于无形之气。

4. 简述补中益气汤和归脾汤在药物组成、功用、主治等方面的异同点。

答：两方同用人参、黄芪、白术、炙甘草以益气健脾。不同之处：归脾汤是补气药配伍养心安神药(酸枣仁、龙眼肉、茯神、远志)，意在补益心脾，复其生血统血之职；补中益气汤是补气药配伍升阳举陷药(升麻、柴胡)，意在补气升提，复其升清降浊之能。在主治方面，归脾汤主治心脾气血两虚之心悸怔忡，健忘失眠，体倦食少，以及脾不统血之便血，皮下紫癜，崩漏；补中益气汤主治脾胃气虚之少气懒言、发热及中气下陷诸症。

5. 六味地黄丸的配伍特点是什么？

答：方中重用熟地，滋阴补肾，填精益髓为君药。山萸肉酸温补养肝肾，并能涩精；山药甘平补益脾阴，亦能固精，共为臣药。三药相配，滋养肝脾肾之阴而成“三补”。泽泻利湿泄浊，防熟地之滋腻恋邪；牡丹皮清泄相火，制山萸肉之温涩；茯苓淡渗脾湿，助山药之健运。三药渗湿浊，清虚热，平偏盛以治标而成为“三泻”，均为佐药。方用三补三泻，其中补药用量重于泻药，故以补为主；肝脾肾三阴并补，以补肾阴为主。

6．比较六味地黄丸、知柏地黄丸、杞菊地黄丸的异同点。

答：三方在组成上均有熟地、山茱萸、山药、泽泻、丹皮、茯苓，都能滋补肾阴，治疗肾阴虚证。其中知柏地黄丸在六味地黄丸基础上加知母、黄柏偏于滋阴降炎，适用于阴虚火旺，骨蒸潮热，遗精盗汗之证；杞菊地黄丸在六味地黄丸基础上加枸杞子、白菊花偏于养肝明目，适用于肝肾阴虚，两目昏花，视物模糊之证。

7．比较六味地黄丸和左归丸的异同点。

答：两方在药物组成上均有熟地、山茱萸、山药，均为滋阴补肾之方。六味地黄丸以补肾阴为主，药中有“三泻”泽泻、茯苓、丹皮，寓泻于补，适用于阴虚内热证；左归丸药中无三泻，加枸杞子、龟板胶、鹿角胶、菟丝子、川牛膝而成，为“纯补无泻”之剂，是治疗真阴不足，精髓亏损证的常用方。

8．何为喑痱？以何方治疗？

答：喑痱乃因下元虚衰，虚阳上浮，痰浊随之上泛，堵塞窍道所致。“喑”是舌强不能言语，“痱”是足废不能行走。以地黄饮子治疗。

9．一贯煎和逍遥丸都可疏肝理气，比较其异同点。

答：两方都有疏肝理气作用，均可治疗肝郁不舒之胁痛。不同之处：逍遥散疏肝养血健脾的作用较强，主治肝郁血虚之胁痛，并伴有神疲食少等；一贯煎滋养肝肾的作用较强，主治肝肾阴虚之胁痛，并见吞酸吐苦等。

10．肾气丸的组成、功效、主治适应证是什么？

答:组成:干地黄、山茱萸、山药、附子、桂枝、泽泻、茯苓、丹皮。

功用:补肾助阳。主治:肾阳不足证。腰痛脚软,身半以下常有冷感,少腹拘急,小便不利,或小便反多,入夜尤甚,阳痿早泄,舌淡而胖,脉虚弱,尺部沉细,以及痰饮,水肿,消渴,脚气等。

第六章

绿色食疗介绍

第一节　食疗概述

一、药食同源

中国人自古就有“药食同源”的说法，在中医诊疗中常用的药物其实包含了不少日常的食物。把食品用于养生与疗病的历史非常悠久，在周朝时已设有“食疗医官”，其职责就是指导朝野食疗方法。唐朝有孟诜著《食疗本草》，可惜全文已失传，仅有一部分散见于《本草纲目》，1907 年匈牙利人到甘肃敦煌石窟中找到了此书的手抄卷子本，重价卖给英国伦敦博物馆，此书曾被译成英文，从此世界医药学家才知道中国在公元 8 世纪已有食物营养学说。至今中国民间习惯，常探寻食品“有益”或“无益”，足见中国人民对此种学说早已有相当认识。饮食得当，可使健壮的人更健壮，可使有某种疾病的人减轻症状或使症状逐渐消除，最终恢复健康，这一切，正显示了饮食疗法在现实生活中的重要意义。

饮食疗法简称食疗，是根据中医理论，选用食物，或配合某种药物，经过烹饪加工，制作成具有药用效果的食品，以达到养生保健、治病防病的目的。食疗是中医学特有的自然疗法之一，它是在食疗本草学的基础上充实、发展起来的一门相对独立的学科。中医食物疗法与其他疗法一样，在维持人类健康、防病治病方面，一直起着很重要的作用。

历史可以追溯到上古时代，那时食物与药物是分不开的。当时人们处于一种以觅食为生的最原始的生活方式，人们在寻找食物的过程中，发现许多食物既可以食用，还可以作为药用，这类食物不但能补养身体，填腹充饥，还能医治一些简单的病症；同时还有一些能治病的中草药，具有治疗作用，又可以当作食物食用，这就是“药食同源”的缘故。所以，从广义的角度来说，食物也是药物的一部分。它不仅与药物一样，取源于大自然，同时很多食物也具有四气五味的特性，也能治疗疾病。直到今天，仍有很多食物被医家当作中药来广泛使用，如大枣、百合、莲子、芡实、山药、白扁豆、茯苓、山楂、桑椹、生姜、葱白、肉桂等；同样，也有不少中药，人们也常当作食品来食用，如枸杞子、首乌、冬虫夏草、薏苡仁、金银花、西洋参等。

现在，食疗作为一门学科，在中医学理论的指导下，得到了更一步的发展，已成为现代医疗保健综合措施中的重要组成部分。

二、食物治病

食物之所以能够治疗疾病，主要是因为它具“偏性”，也即是具有药物的功能，具有和药物一样的性能，包括“性”、“味”、“归经”等内容。在中医理论的指导下，根据阴阳、五行，脏腑、病因、病机等理论来辨证施食，以达到保健身体、防治疾病的目的。

食性，即食气，是指食物所具有的寒、热、温、凉四种性质，寒性或凉性的食物同具有寒、凉特性的药物一样，食后具有清热泻火、解毒滋阴等作用，例如西瓜、绿豆、赤小豆等，用之可以清热解毒；

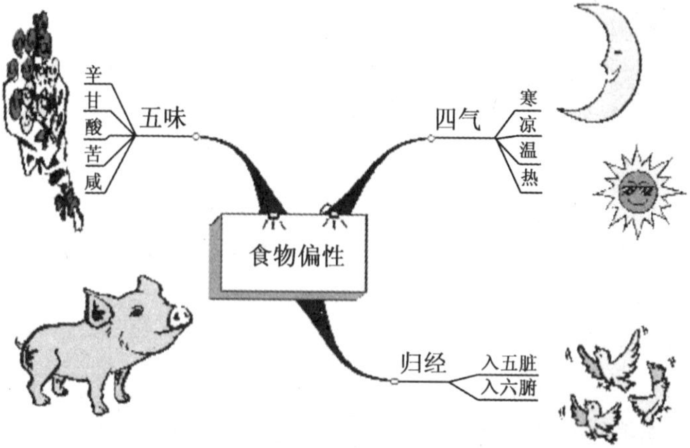

图 6-1　食物的性能

同理,温性和热性的食物,则具有温中补虚、除寒等作用,例如温热性质的狗肉、羊肉常是冬令御寒的佳品,又是阳虚体质的人应该经常食用的保健品。此外,还有一类性质比较平和,寒凉温热特性不甚明显的食物,另列为平性食物,日常用的牛乳、粳米、大豆、冬瓜等即属此列,具有健脾开胃、补益身体的作用。

食味,即食物的辛、甘、酸,苦、咸五味,习惯上把淡附于甘,把涩附于酸。其作用与药物五味的作用相同,即辛味能宣散,能行气活血,用来治疗表证及气滞血瘀等病症;甘味能补益、和中、缓急,可以滋补五脏、气血阴阳等任何一方的虚损,也可以缓解拘挛疼痛;酸味及涩味能收敛固涩,酸味和甘为相配,即"酸甘化阴",可以滋阴润燥;苦味能清热、燥湿,治疗各种热证和湿证;咸味能软坚、散结、润下,多用于治疗痰核瘰疬、小便不利;淡味渗湿利水,可治湿满之病。

归经,是药食对于机体某部分的选择性作用,主要对某经络、某脏腑有明显作用，对其他脏腑作用较少。例如同属清热泻火的食物，梨偏于泻肺热，香蕉偏于泻大肠热。

综上所述，食物治疗疾病是有科学根据的，食物的四气五味归经等理论是中医食疗的重要依据。

三、食疗特点

食物疗法，是利用食物进行防病治病，或促进病体康复，它既不同于药物疗法，也与普通的膳食有很大的差别。

1. 食物疗法与药物疗法的关系

食物疗法和药物疗法有很大的不同。食物治病最显著的特点之一，就是“有病治病，无病强身”，对人体基本上无毒副作用，也就是说，利用食物（谷肉果菜）性味方面的偏颇特性，能够有针对性地用于某些病证的治疗或辅助治疗，调整阴阳，使之趋于平衡，有助于疾病的治疗和身心的康复。但食物毕竟是食物，它含有人体必需的各种营养物质，主要在于弥补阴阳气血的不断消耗，因此，即便是辨证不准确，食物也不会给人体带来太大的危害。因此，食物疗法适用范围较广泛，主要针对亚健康人群，其次才是患者。作为药物或其他治疗措施的辅助手段，随着日常饮食生活自然地被接受。

药物疗法主要使用药物，药物的偏性较为剧烈，自古有“是药三分毒”的说法，主要是为治病而设，因此适应范围较局限，主要针对患者，是治疗疾病和预防疾病的重要手段。药物的使用非常严格，若随便用药，虚证用泻药，实证用补药，火热证用温性的药物，寒证用寒凉性质的药物，不仅不能治疗疾病，反而会使原有的病情加重，甚至恶化。

此外，药物在剂型、剂量上有严格的规定，不能随意更换，而食疗用品可根据患者的口味和习惯进行不同的烹调加工，使之味美色艳，寓治疗于营养和美味之中。

当然，由于食物疗法和药物疗法各有偏长，故在防病治病的过程中二者都是不可缺少的，应利用其所长，运用于不同的疾病或疾病的不同阶段，食物疗法与药物疗法相互配合，相互协同，相得益彰。

表 6-1 食物与药物的区别

	食 物	药 物
偏 性	弱	强
副作用	无	有
运 用	自己调配	医生指导

2. 食疗食品与普通膳食

食疗食品是具有治疗作用的食品，与普通膳食有些共同之处，即必须利用一定的烹调方法进行加工处理，符合食品的要求，具有色、香、味、形。但食疗食品又不能等同于普通膳食，因为它是在中医理论指导下，有目的地选择某些食品，通过一定的搭配和烹调，达到防治疾病的目的。

3. 食物疗法与药膳

药膳是近几年来逐渐从食疗学中分化出来的一种特殊形式的食疗食品，它是把药物和食物合理配伍，运用中国传统的烹调技术，结合现代食品工艺流程，制作而成的有一定保健治疗作用，色香味形俱全的特殊食品。药膳取药物之性，食物之味，借助食品的形式，而达到保健强身、治病延年的目的。

严格来讲，食疗与药膳是有一定区别的。食疗所用材料本质上是食物，是利用食物的偏性达到治疗疾病的目的；药膳所用的材料本质上是药物，是赋予了药物食物的形式。但因为中医有“食药同源”的特点，所以有些时候食疗和药膳难以严格区分。

第二节　饮食疗法的原则

一、基本原则

食疗具有丰富饮食、保健养生、治病防病等多方面的作用，应用中应遵循一定的基本原则，不能滥用。

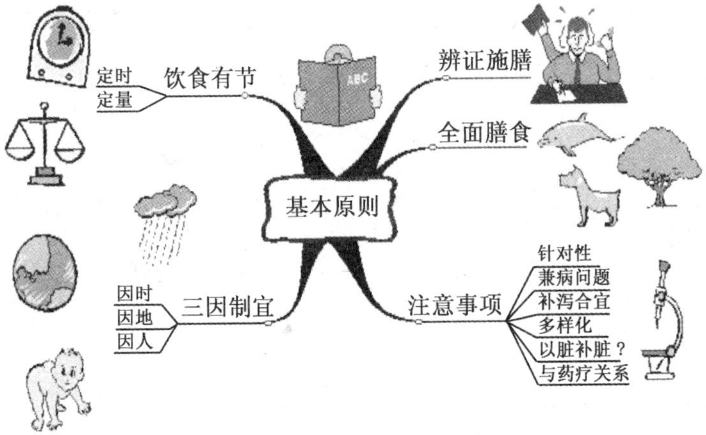

图 6-2　食疗的基本原则

1. 辨证施膳

辨证施治是中医治疗疾病的指导原则，即在临床治疗时要根据病情的寒热虚实，结合病人的体质，以及气候、环境等因素，综合分析，从而辨别出属于何种“证候”，然后根据不同的证候予以相应的治疗。只有在正确辨证的基础上进行治疗，才能达到预期的效果，否则不但于健康无益，反而会加重病情。

饮食疗法是中医治疗方法之一，所以也应遵循“辨证施治”的原则，辨证施膳，只是食物的偏性一般较小，不会有太大的副作用，因而比较安全，不必像使用药物那样要求严格。

2. 全面膳食

所谓全面膳食，就是要求在饮食内容上尽可能做到多样化，讲究荤素食、主副食、正餐和零食等之间的合理搭配。现代营养学认为人体所需要的各种营养素主要包括蛋白质、脂肪、糖类、维生素、矿物质、水和纤维素七大类物质，这几大类营养素分别存在于不同种类的食物中，如粮食类食物主要含有丰富的糖类，蔬菜、水果中含有大量的维生素、矿物质和纤维素，鱼、肉、奶、蛋类则是蛋白质的良好来源。如果一味追求素食，进食谷类、蔬菜类食物，摒弃或限制动物性食品的摄入，日久则使蛋白质的供给不足，不能满足机体新陈代谢的需要，可引起低蛋白血症，也影响脂溶性维生素 D，维生素 E 等的吸收，引起一系列症状；而效仿西方的膳食结构模式，大量摄入动物性食品，势必使某些肿瘤如乳腺癌、前列腺癌、结肠癌、直肠癌等的发病明显升高，也使动脉硬化、冠心病、糖尿病、痛风等病的发生增多。所以，为保持身体健康，必须采用平衡膳食、全面膳食。

3. 饮食有节

饮食有节是指每天进食宜定时、定量，不偏食，不挑食，主要有两层含义，一是指进食的量，二是指进食的时间。

(1)饮食定量，主要强调饮食要有限度，保持不饱不饥，尤其是不暴饮暴食，否则会使肠胃功能紊乱，导致疾病的产生；相反，进食过少，则脾胃气血化生乏源，人体生命活动缺乏物质基础，日久会导致营养不良以及相应疾病的发生。因此，饮食有节，食量有度是保持身体健康的重要条件。

(2)饮食定时，是强调进食时间要有一定规律且符合生理需要。我国传统的进食方法是一日三餐，及早、中、晚三餐，这与饮食在胃中停留和传递的时间有关。食物进入胃中，一般素食 4 小时，肉食约 6 小时，然后由胃经十二指肠进入小肠，当胃排空到一定程度时，便产生饥饿感，故可再次进食。研究证明，早、中、晚这三个时间内人体的消化功能特别活跃，按照相对固定的时间，有规律地进食，可以保证消化、吸收功能有节奏地进行活动，脾胃协调配合，肠胃虚实交替，有张有弛，食物则可有条不紊地被消化、吸收和利用。若不分时间，随意进食，零食不离口，就会使肠胃长时间工作，得不到休息，以致肠胃消化的正常规律被打破，胃肠虚实无度，久而久之可发生脾胃病变。

在一日三餐中，历来主张“早餐好，午餐饱，晚饭少”，这种说法与人体昼夜的生理变化有关，有一定的科学性，因为人身阴阳气血的运行，在昼夜中有盛衰的不同。早餐时间，经过一夜的休息，早晨阳气活动开始旺盛，胃中处于相对空虚状态，急需补充营养，以满足上午的工作需要；午餐时间，处于一日当中，且经半天的劳动，消耗较多，故应适当多进食，才能弥补损耗，满足下午劳动工作的需要；晚饭后，一般活动较少，消耗不多，故应少食，否则常为致病之因，导致肥胖、高脂血症、脑动脉硬化、冠心病的发生；当然，一些夜生活丰富者，晚餐不仅要好，还可适当加夜宵。

4. 三因制宜

食疗也要遵循“三因制宜”的原则，即因时、因地、因人制宜。

5. 另外，以下几点也是食疗所要注意的

(1)食疗要有针对性，针对不同的体质、不同疾病以及疾病的不同阶段，采用不同的食疗，要注意防止补益过度以及虚不受补，不要盲目服用人参、鹿茸、牛鞭、海马肾等峻补药物，可适当选择太子参、西洋参、鸡血藤等清补药物。

(2)食疗要考虑对兼见疾病的影响，例如，含碘丰富的食物如海带等，对心脑血管疾病有一定益处，但同时有甲状腺功能亢进的疾病患者就不宜食用；很多甘味食物有补益脾胃的作用，宜于慢性消化系统疾病的患者，但同时伴有糖尿病者却不宜食用；酸味的食物如山楂等，有软化血管、降低血压的作用，但有消化性溃疡或糖尿病的病人也不宜食用等。

(3)食疗还要注意补泻合宜，现代人营养过剩者居多，不应一味进补，有时根据具体情况，选用一些通便、活血、化痰、降脂的食疗方，会比盲目进补更有益于健康，这就是通常所说的“以泄为补”。

(4)食疗还应注意饮食多样化，不要轻信保健品商家的虚假宣传，不要刻意追求燕窝、鱼翅等高档补品。许多保健品商家的宣传有夸大其词的成分，过分依赖某一种保健品对身体无益；燕窝、鱼翅等补品的主要成分是蛋白质，而且都是不全面的，其食补价值不一定比南方最常见的“黄豆烧猪肉”或者简单的喝一杯鲜牛奶高。

(5)食疗历来有“以脏补脏”的说法，以脏补脏是指用动物的脏器来补养人体相应的脏腑器官，或治疗人体相应脏腑器官的病变，又称为脏器疗法。如用猪肝来补肝明目，用猪肾来补肾益精，用胎盘治疗不孕症等。前人在长期的医疗保健实践中，观察到许多动物的脏器不仅在外部形状和解剖结构上与人体相应的脏器形似，而且在功能上也与人体相应脏器相近，从而对相应脏腑有补益或治疗作用。各种动物脏器对人体脏腑器官的作用，各有偏重，如有的偏于补气，有的重在补血，有的偏于补阳，有的偏于养阴，因此，在具体应用时，应根据其特点和人体脏腑器官的具体情况来考虑。但须注意，并非所有的动物脏器都可以用来补养人体的脏器，特别是一些动物的腺体和淋巴组织，如猪的肾上腺、甲状腺等，或对人体有明显的损害，或有比较严格的剂量限制，均不可作为食物使用。另外，动物内脏大多含有大量的胆固醇，容易诱使心脑血管病的发生，除非有明确应用指征，“以脏补脏”不宜轻用。

(6)食疗不能代替药疗，有些急性疾病，例如肺炎、痢疾、心绞痛等，还是应抓紧去医院接受正规治疗，以免延误病情；即使是某些慢性疾病，像高血压、冠心病、糖尿病等，按疗程有规律的坚持服用相关药物以及定期检查、监测病情也是十分必要的。

(7)食疗只是促进人体健康的方法之一，所以应用食疗保健的同时，不应忽视有益于人体健康的其他因素，如保持情绪稳定、心情愉快、养成良好的生活习惯以及适当的体育锻炼等。具体地讲，应保证充足的睡眠，戒除烟、酒、赌博等不良嗜好，注意与人为善以培养和谐的人际关系，适当的、坚持经常的体育锻炼以及养成定时排便的习惯等。

二、饮食宜忌

1. 患病期间的一般饮食禁忌

病证的饮食禁忌是根据病证的寒热虚实、阴阳偏胜，结合食物的特性来确定的，中医学在病人的饮食禁忌方面积累了很多经验，并有系统的理论指导。根据中医文献记载，古代医家把患病期间所忌食的食物高度概括为以下几大类：

(1)生冷：冷饮、冷食、大量的生蔬菜和水果等，为脾胃虚寒腹泻患者所禁忌。

(2)黏滑：糯米、大麦、小麦所制的米面食品等，为脾虚纳呆，或外感初起患者所禁忌。

(3)油腻：荤油、肥肉、油炸食品，乳制品(奶、酥、酪)等，为脾湿或痰湿患者所禁忌。

(4)腥膻：海鱼、无鳞鱼(平鱼、巴鱼、带鱼、比目鱼等)、虾、蟹、海味(干贝、淡菜、鱼干等)、羊肉、狗肉、鹿肉等，为风热证、痰热证、斑疹疮疡患者所禁忌。

(5)辛辣：葱、姜、蒜、辣椒、花椒、韭菜、酒、烟等，为内热证患者所禁忌。

(6)发物：指能引起旧疾复发、新病增重的食物，除上述腥膻、辛辣等食物外，尚有一些特殊的食物，如荞麦、豆芽、苜蓿、鹅肉、鸡头、鸭头、猪头、驴肉等，为哮喘、动风、皮肤病患者所禁忌。

2. 不同疾病的饮食禁忌

又称为“忌口”，忌口是中医理论与实践的一个内容，主要包括两类：一是某种病忌某类食物，如：肝病忌辛辣，心病忌咸，水肿忌盐，骨病忌酸甘，胆病忌油腻，腹泻忌瓜果，疮疖忌鱼虾，头晕及失眠忌胡椒、辣椒、茶等。另一类是指某类病忌某种食物，如凡证见阴虚内热、痰火内盛、津液耗伤的病人，忌蒜、姜、椒、羊肉等温燥发热饮食；凡外感未解、喉疾、目疾、疮疡之后，当忌食蒜、蟹、鱼、鸡蛋等发风动气之品；凡属湿热内盛之人，当忌食饴糖、猪肉、酪酥、米酒等助湿生热之饮食；凡中寒脾虚、大病、产后等身体虚弱之人，西瓜、李子、田螺、蟹、蚌等寒凉饮食当忌之；凡各种出血、痔疮等忌食慈菇、胡椒等动血之饮食。

3. 服药饮食禁忌

服药期间对某些食物的禁忌，前人称为“服药禁忌”，在古代文献上有甘草、黄连、桔梗、乌梅忌猪肉，薄荷忌鳖肉，茯苓忌醋，蟹忌葱，葱忌蜂蜜，天门冬忌鲤鱼，白术忌大蒜、桃、李，人参忌萝卜，土茯苓忌茶等记载。对于这些内容不能绝对化，应灵活掌握，科学对待，有些已被现代临床或实验研究证实或否定，有的内容有待临床进一步证实。

例如，葱忌蜂蜜已多次报道误食后出现恶心呕吐、腹痛、腹泻等急性胃肠炎症状，而人参与萝卜，尽管许多年来作为配伍禁忌，无人敢越雷池一步，但近几年的实验研究发现，人参和萝卜同用，其补益作用不但没有减弱，在许多方面反倒有所加强。

4. 孕期和产后饮食禁忌

孕期和产后，母体处于特殊生理阶段，饮食调养有着重要意义。妊娠期，母体脏腑经络之气血注于冲任经脉，以养胎元，此期母体多表现为阴虚阳亢状态。因此应避免食用辛辣、腥膻之品，以免耗伤阴血而影响胎元，可进食甘平、甘凉补益之品，对妊娠恶阻孕妇应避免进食油腻之品，可食用健脾、和胃、理气之类食物；妊娠后期，由于胎儿逐渐长大，影响母体气机升降，易产生气滞现象，故应少食胀气和涩肠类食物如荞麦、高粱、番薯、芋头等。

中医学认为，“产后必虚”，产后多瘀，产妇多表现阴血亏虚或瘀血内停等征象，另一方面产妇主要以乳汁喂养婴儿，因此，产后的饮食原则应以平补阴阳气血，又以滋阴养血为主，可进食甘平、甘凉类粮食、畜肉、禽肉和蛋乳类食品，慎食或忌食辛燥伤阴、发物、寒凉生冷食物。

三、配伍禁忌

中药与食物配伍禁忌是古人的经验，我们在烹调药膳时，可以参考。

1. 最常见的中药与食物配伍禁忌

(1)猪肉：反乌梅、桔梗、黄连；合鸽肉、鲫鱼、黄豆食，令人滞气。

(2)猪血：忌地黄、何首乌；合黄豆食，令人气滞。

(3)猪心：忌吴茱萸。

(4)猪肝：同荞麦、豆酱食，令人发痼疾；合鱼肉食，令人生痈疽。

(5)羊肉：反半夏、菖蒲；忌铜、丹砂和醋。

(6)狗肉：反商陆；忌杏仁。

(7)鲫鱼：反厚朴；忌麦门冬、芥菜、猪肝。

(8)鲤鱼：忌朱砂、狗肉。

(9)龟肉：忌酒、果、苋菜。

(10)鸭蛋：忌李子、桑椹。

(11)鳖肉：忌猪肉、兔肉、鸭肉、苋菜、鸡蛋。

2. 对中药与食物配伍禁忌应正确认识，中药与食物配伍禁忌是有一定道理的，有些寒热偏性相同的食物应避免一起食用，以防偏性太过，有损于人体的健康。例如同为寒性的猪肉、兔肉、鳖肉、苋菜就不宜一起食用，而同属热性的牛肉、羊肉、辣椒、韭菜、胡椒等，也应避免同时食用，这也正是民谚所说的“牛不椒，羊不韭”的道理。

同时也应指出，对古人所认为的中药与食物配伍禁忌应有选择的遵循，不应该过于偏执。有些中药与食物配伍禁忌是前人出自偶然性的经验总结，是缺乏科学道理的，如猪肉和黄豆一起食用，是动物蛋白和植物蛋白合用以提供全面蛋白的典型范例，营养更为丰富，在江苏“黄豆烧猪肉”是很常见的一道菜，未见有什么副作用。

另外，有些寒热偏性相同的食物应长期一起食用固然不好，但偶尔一起食用并无大碍，所以我们大可不必在朋友聚餐或过年过节合家团聚的时候，面对一大桌子的佳肴瞻前顾后、举箸不前。

第三节 食疗类型

一、食疗类型

食物（包括药食两用的中药），尤其是干鲜果品，大多可直接食用，除此以外，一般需要根据食疗保健及防治疾病的需要，通过烹饪制作成不同的膳食供人们食用或饮用。有关食疗膳食的类型很多，常见的类型有如下几种：

1. 鲜汁

由新鲜并含有汁液丰富的植物果实、叶、茎和块根，经捣烂、压榨后所取得的汁液，一般为单饮，也可调加适量的水或糖，饮用量可按病情酌量增减，较为灵活。过去制作鲜汁要把材料切碎或捣烂，再用细白布绞取，较为麻烦，现在有了榨汁机，简单方便得多了。常用的鲜汁，有治疗热病烦渴的西瓜汁、雪梨汁、番茄汁；治疗血热出血的鲜荷叶汁、鲜荸荠汁、鲜藕汁；消导化痰的鲜萝卜汁等。

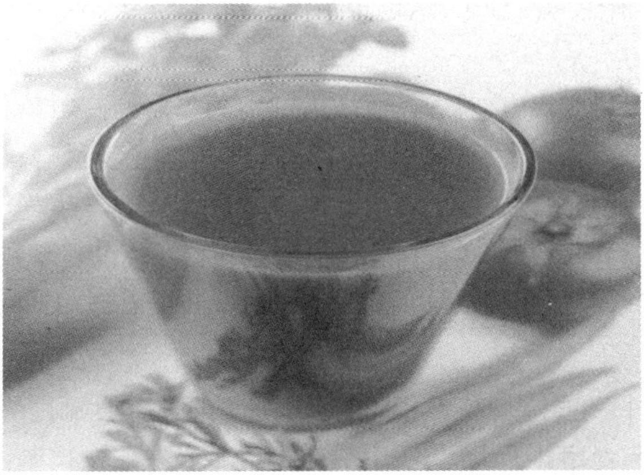

2. 茶饮

由含茶或不含茶的药物或食物作为原料，经粉碎加工而制成粗末制品。茶饮制作的特点是不用煎煮，饮用时沸水冲泡或温浸即可，此为我国古老剂型之一。常用的茶饮有治疗急性肠胃病的姜茶饮；治疗风寒感冒的姜糖饮、姜糖苏叶饮等。

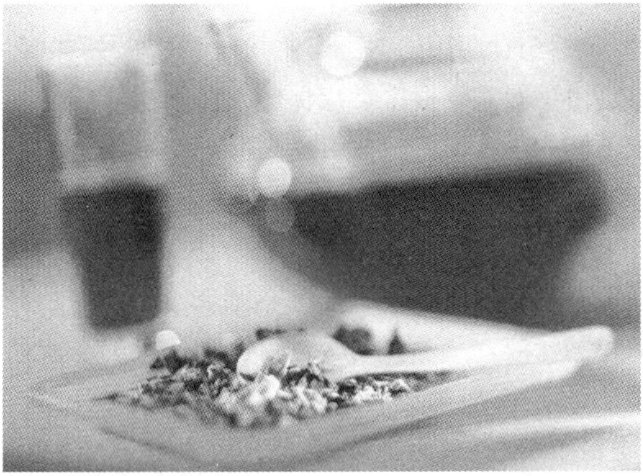

3. 汤液

将药物或食物用煎煮或浸泡去渣取汁的方法制成的液体剂

型，有些名贵的药、食原料制汤液时，也可采取蒸、炖等加热方法，它是我国应用最早、最广泛的一种剂型。常见的如可治神经衰弱、病后体虚的葱枣汤；可治疗泌尿系统感染的莲子六一汤等。

4. 药酒

用白酒浸泡药材而制得的澄明液体，如枸杞酒、木瓜酒等。用酒浸泡药物制作药酒饮用，不仅有服用方便的优点，而且有利于药物中某些有效成分的溶出，还可以利用白酒温通活血、黄酒温中暖胃的作用，以提高疗效。

5. 糖果

用白糖或冰糖、饴糖、红糖加水熬至稠厚时，再添加其他食物或中药的汁液或粗粉，搅拌均匀，再煎熬至挑起呈丝状不粘手为止，待凉后切块即成。常见的有梨膏糖、薄荷糖、芝麻糖、萝卜糖等。

6. 药粥

粥是以大米、小米、大麦等富于淀粉性的原料，经煮熬而成半液体的食品，而食疗粥即是以上述原料为基础，同时添加一些具有保健和医疗作用的食物或药材的煎汁。常用的食疗粥食有具补益作用的银耳红枣粥；治疗水肿的茅根赤豆粥；治疗老年腰膝酸痛、脚跟痛的枸杞羊肾粥等。

7. 米面食品

以稻米、糯米、小麦面粉等为基本材科制成的米饭和面食类食品，按形式可分为米饭、面条、饼、糕等种类，按制作方法可分为蒸食、煮食、烙食、炸食、烤食、凉食等种类。具有保健医疗作用的米面食品，是在上述食品中加入较多具有补益且性味平和的药物。常见的保健米面食品有茯苓饼、八珍糕、橘红糕、参枣米饭等。

8. 菜肴

一般包括生熟蔬菜、肉、蛋、水产品、乳等，经过烹调加工，制成色香味形俱佳的食品。保健医疗的菜肴，是选择具有保健医疗作

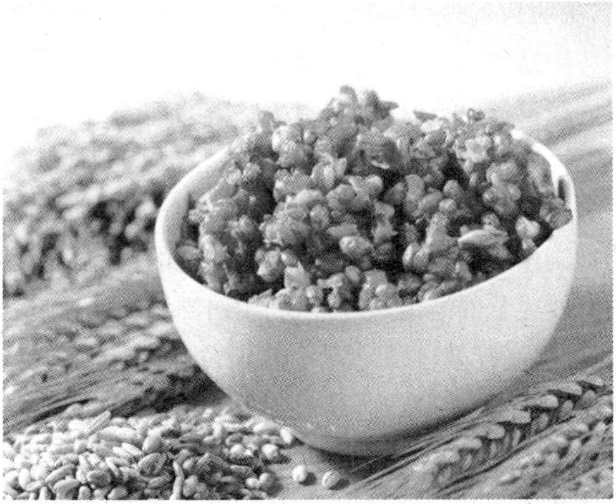

用的食料，再配加一些中药或药汁，制成的菜肴。常见的保健医疗菜肴有香椿鱼、黄芪鸡、冬虫夏草鸭、姜葱鲤鱼等。

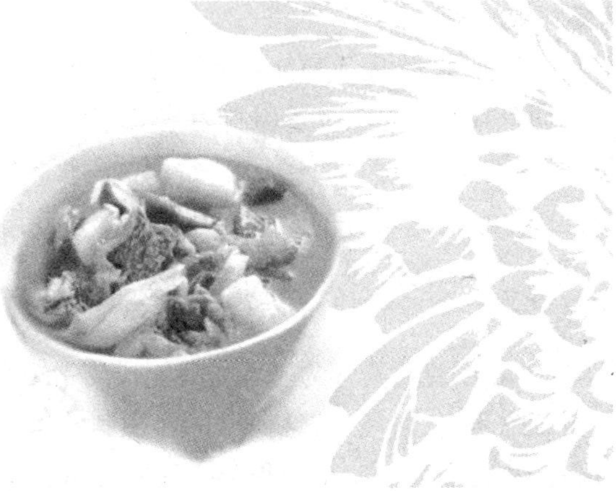

二、烹调方法

合理的烹调方法，能防止食物中营养成分的损失，增强食欲，有利于胃肠的吸收。

1. 主食的亨制应遵循一定原则，如淘米次数要尽量减少，蒸饭不可去米汤，煮粥不要加碱，面粉不宜加工过细、过精，少做油炸食物等。

2. 蔬菜含丰富的维生素、无机盐和其他营养素，不同的烧煮加工方法，其营养价值也往往不同。一般说来，蔬菜应先洗后切、立即烹调，一些蔬菜在烹调前的不恰当处理，如先切后洗、开水浸烫等，都会导致维生素 C 不同程度的丢失；蔬菜炒熟后应立即食用，不仅可以保持菜肴的色、香、味，还可以避免营养素的损失，如果烹调后搁置一段时间，营养素的损失会随之加大；做菜最好的方法是炒菜，急火快炒，可以减少营养素的破坏；煮菜时间不要大久，煮菜时应加锅盖，防止维生素 B_1 及维生素 C 丢失；维生素 C 易溶于水，煮菜时部分营养素会转入菜汁中，因此要菜和汤一起吃；炒菜或做汤，可加适量的醋及淀粉，对维生素 C 有保护作用，并能调味。

3. 动物性食物，一般都比较难消化，烹调时应烧熟煮烂，以利消化吸收。煮肉时，盐应迟些时间放，以利于煮烂；炒肉时可先用

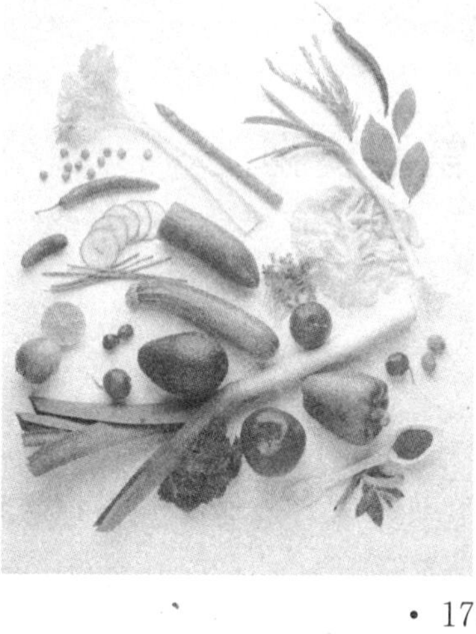

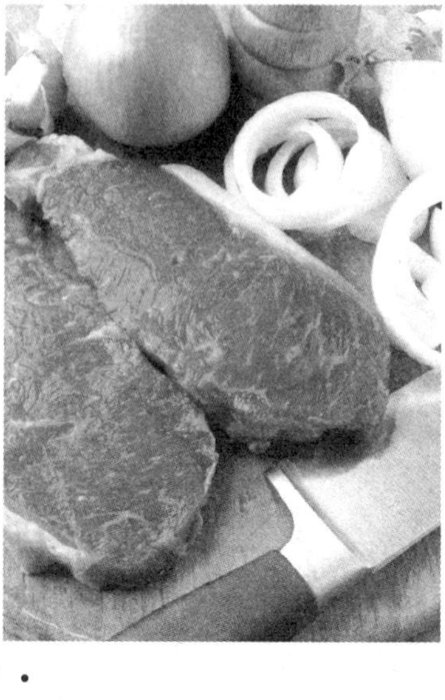

淀粉或酱油拌一下,这样既保护维生素、蛋白质,而且肉质鲜嫩可口。

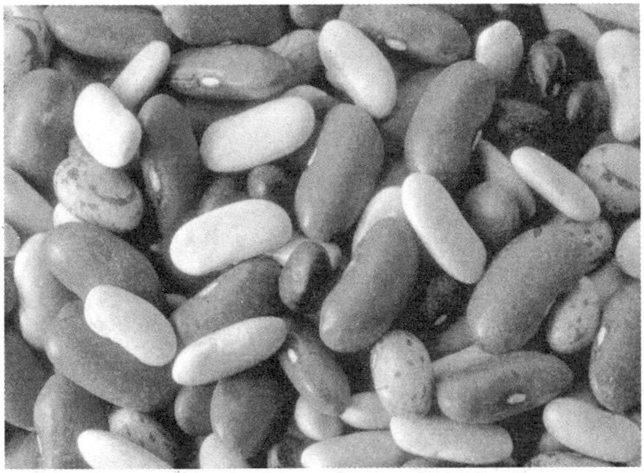

4. 我国豆制品种类丰富,黄豆含有丰富的蛋白质和维生素,加工成豆浆、豆腐等,不仅保留原来的营养成分,而且有利于机体的吸收,在加工过程中加入一些矿物质,更加提高它的营养价值。

5. 炊具的使用,以铁锅炒菜效果最好,维生素损失较少,还可补充铁质;沙锅炖菜也有益于营养成分的保护;不提倡铜锅和铝锅的使用。

第四节　常用食物

一、谷物类

1. 糯米

糯米又称元米、江米,为禾本科糯稻的种仁。全国各地均有出产,南方水田尤多。其胀性比粳米更小,黏性最强,以颗粒饱满晶莹者为佳,尤以血糯米为上品。

【营养食用】糯米的营养成分与粳米相似，主要为淀粉，蛋白质比粳米高，脂肪亦略高于粳米，并含多种B族维生素、糖类，以及钙、磷、铁，均为人体所必需的营养素。糯米除煮粥、蒸甜饭、包粽子外，还以其特有的黏性，磨粉做汤圆及各种糕团，吃之味香软糯，可增进食欲。

【性味功能】糯米性温味甘，入脾、胃、肺经；能补中益气，暖胃温脾，益肺解毒。主治烦渴、盗汗、呕吐、尿多、痘疹、痈疖。药理实验表明，可抑制腹水型肝癌及腹腔肿瘤生长。

【药用方法】糯米500g，水浸1夜，沥干炒熟，山药50g，共研细末，每天清晨取15～30g，加糖适量、胡椒粉少许，以沸水调服，治脾胃虚弱、食减、便溏、久泻。糯米200g，水浸后加豆沙、蜜饯、枣肉，共蒸熟食，连续数天，治中气不足、乏力、盗汗。糯米、莲子、红枣、山药各适量：以文火熬稀粥，分次服食，治病后体虚、妊娠呕吐。糯米120g，炒至焦黄，加红糖60g，分次以沸水冲服，治小腹隐痛、产后痢疾、恶露不散。糯米粉做饼烘熟，晚睡前酌量食用，治老人小便频数。糯米、小麦麸各15g，同炒研末，每取10g，以米汤送服，治气虚不固、自汗不止。糯米粉30g，加等量蜂蜜，煮稀糊食用，滋养脾胃之阴而润燥，治口渴或欲呕。用第二次淘糯米泔水烧开，取适量日服3次，连续数日，治烦热、消渴、霍乱呕吐。

【服用禁忌】糯米因黏性大而不易消化，素有痰热或胃病者不宜食。

2. 小麦

小麦为禾本科小麦的种子，全国各地均有栽培，夏季采收成熟果实，为世界1/3人口的主要粮食。

【营养食用】小麦所含淀粉、脂肪与粳米相近，蛋白质含量远高于粳米。并含B族维生素、粗纤维、硫胺素、核黄素，尤以维生素B的含量最为丰富。所含脂肪油主要为油酸、亚油酸、棕榈酸、硬脂酸的甘油酯，还含胆碱、卵磷脂、精氨酸，以及钙、磷、铁、镁、锌，其中钙的含量为粳米的9倍。又有帮助消化的淀粉酶、麦芽糖酶、蛋白酶。麦粒碾去麸皮即得面粉，可制成各种面食，其以丰富的营养，堪称“须臾不可离”的生命之物。

【性味功能】小麦性凉味甘，入心、脾、肾诸经；能养心益肾，除热止渴，健脾止泻。主治妇女脏躁、烦热、消渴、泄泻、痈肿、外伤出血、烫伤。

【药用方法】小麦30～60g，如常法煮稀粥，分次服食，治烦热、消渴。小麦15g，红枣10枚，甘草5g，水煎汤，每日1剂分次服，连服数天，治妇人脏躁、神志不安、睡卧不宁、精神恍惚。小麦30g，柏子仁12g，夜交藤9g，水煎后去渣饮汤，治心肝阴虚所致失眠。小麦30g，通草10g、水煎汤服，治老年人小便淋沥、涩滞不通。小麦粉炒焦黄，每取4匙加糖，以温水调服，连续3周，治肠胃不固所致泻痢。小麦粉炒黄，以醋为糊，温涂乳痈患处。

【服用禁忌】舌苔厚腻、胃脘痞满、肝病者忌吃小麦面食。

3. 大麦

大麦又称饭麦，西藏、青海人称之为青稞，为禾本科大麦的种子。全国各地均有分布，以西北部地区栽培较多，夏季采收成熟的果实。

【营养食用】大麦所含淀粉略低于粳米，而蛋白质、脂肪、B族维生素、钙、磷、铁高于小麦。还含淀粉酶、蛋白酶、水解酶等多种酶类，以及糖类、尿囊素。大麦去麸皮碾碎，可煮粥或做饭，亦可磨粉做面食。西藏人以其粉用酥油及白糖调制酥油糌粑，作为待客的上等食品。

【性味功能】大麦性凉味甘咸，入脾、胃二经：能解热消渴，健脾开胃，宽肠益气，化积利水，养血壮力。主治食积不化、饱闷腹胀、食欲不振、泄泻小便淋痛、水肿、烫伤。药理研究表明，大麦所含尿囊素，可促进化脓性创伤及顽固性溃疡的愈合，麦芽煎剂可增加胃液分泌。

【药用方法】大麦 30g 炒焦，以沸水泡茶饮，治热渴，消暑除烦。大麦 100g 稍炒，煎茶后调入少许姜汁、蜂蜜，饭前饮服，每日 3 次，连服数日，治小便疼痛难忍、尿色乏黄。大麦粉 5g，以沸滚开水调糊，每日服 1 次，治小儿伤乳。大麦粉煮稀糊，酌量时时服食，易下咽助胃气，治噎膈，亦可治老年人尿痛。大麦以湿纱布覆盖发芽，待芽长寸许，取出晒干，每取 30g，煎水代茶饮，治黄疸、气结上脘。大麦芽、六神曲各 15g，水煎 2 次分服，每日 1 剂，连服 1 周，治食积不化、脘腹胀闷、食欲不振。大麦炒焦黑研末，以香油调和，敷治汤、火烫伤。

【服用禁忌】体质虚寒者少食或不食。

4. 黄豆

黄豆又称黄大豆，为豆科大豆的黄色种子。全国各地均有种植，秋季收割成熟的果荚，去壳晒干备用。黄豆有“豆中王”之称，以个大、粒圆、光滑、发亮者为质优。若夏季采摘青绿鲜豆荚，剥荚以青嫩豆粒为蔬菜肴者称毛豆。

【营养食用】黄豆所含蛋白质高达 40%，蛋白质含量相当于瘦猪肉 2 倍、鸡蛋 3 倍、牛奶 12 倍，营养价值颇高，有“植物肉”、“绿色牛乳”之誉。所含脂肪为大米 14 倍，以不饱和脂肪酸居多。含多种人体所必需的氨基酸，尤其赖氨酸较多，可补充谷类赖氨酸的缺陷，而黄豆缺少的蛋氨酸又可得到谷类的补充，故豆谷混食可使蛋白质得以完美互补。黄豆还含 B 族维生素、胡萝卜素、大豆皂甙、大豆黄酮甙、丁香酸，以及钙、磷、铁、钾、钠等成分。黄豆可炒食，煮排骨汤，加工成各种豆制品，如豆腐、豆浆、百叶、素鸡、腐竹、豆腐干、豆腐衣，清香可口，老幼皆宜。

【性味功能】黄豆性平味甘，入脾、大肠二经；能健脾宽中，益血补虚，润燥除湿，祛风解毒。现代药理研究表明，所含大豆皂碱可抑制体内脂质过氧化，有抗衰延寿作用；大豆碱及大豆素可明显增加冠状动脉及脑血流量，降低心肌耗氧量及冠状动脉血管阻力，改善心肌营养。近年美国心脏病学会经过38次临床试验，证实用黄豆制品取代肉类及其他含动物蛋白的食品，可使对人体有害的胆固醇，即低密度脂蛋白降低8%，还可降低诱发心脏病的“甘油三酯”，并增加对人体有益的胆固醇，即高密度脂蛋白的含量。据此，降低妨碍人体健康的胆固醇最简便方法是，每日摄入25～50g大豆蛋白质。故黄豆被推荐为治冠心病、高血压、动脉硬化的理想食品。

【药用方法】取黄豆及其制品取代膳食中动物性食品，连服8周，可使血液中胆固醇明显下降，预防冠心病。黄豆煮熟，加五香粉焖干，酌量常食，防止老年人骨质疏松，促进儿童生长发育。黄豆15g，白萝卜3片，葱白3根，水煎服，每日2次；或以豆腐适量，加葱白数根，以水炖熟，每日吃3次，治感冒初起，小儿尤佳。豆腐、鲫鱼各250g，煮汤服食，可使产妇下乳，且治麻疹出齐尚有余热者。豆浆1碗，加白糖少许，早晨空腹常饮，可治胃及十二指肠溃疡。黄豆炒香研末，以香油调泥外敷，治肿疖及痘后生疮。

【服用禁忌】黄豆炒食往往致壅气，以煮食为宜。但因其不易消化，服食过多易引起腹胀。

5. 高粱

高粱又称芦粟，为禾本科蜀黍的种仁。全国各地均有栽培，秋季采收，以山西产者为良，为北方居民主粮之一。有红黑和黄色两种，以粒大、饱满，有黏性者为佳。

【营养食用】高粱所含糖类几乎与粳米相等，而蛋白质、脂肪、膳食纤维素的含量均高于粳米，硫胺素、核黄素、尼克酸、钙、磷、铁的含量与粳米相似或略高些，有的品种还含少量胡萝卜素。氨基酸的组成和玉米相似，但与米、麦交叉服食，可使不同营养素互相调补，以满足人体各组织所需。

【性味功能】高粱性温味甘涩，入肺、脾，胃经；能暖胃健脾，补中益气，涩肠止泻，燥湿敛疮。主治脾胃虚寒、寒湿内盛、胃痛泛酸、腹泻便溏、消化不良、湿疮。

【药用方法】高粱 60g，炒香，红枣 10 枚，去核炒焦，共研末，加糖适量，小儿按年龄酌量取 6～12g，成人每取 15g，治脾胃虚弱、消化不良、腹痛腹泻、大便稀溏、霍乱吐泻。高粱 30g，薏苡仁、车前草各 15g，水煎服，治脾虚湿盛、泻下稀水、小便短少。高粱 120g，黑豆 60g，神曲 10g，共研末，投入已煮过的 30g 枣肉汤内，拌匀做饼蒸熟晒干，研细炒黄备用，每取 30g，治胃痛吐酸、腹痛便溏、神疲乏力。高粱焙黄研末，涂湿疮患处，或以其调入麻油，涂鹅口疮，均可显效。

【服用禁忌】本品难于消化，脾胃功能不良者不宜多食。

6. 黑芝麻

黑芝麻又称黑脂麻，为胡麻科脂麻的黑色种子。全国各地均有栽培，秋季采收，有黑色、淡黄或白色，以色黑、粒大、饱满、无杂质者为佳。

【营养食用】黑芝麻含脂肪油高达 62%，其中主要成分为油酸、亚油酸、棕榈酸、花生酸等甘油酯，大部分为不饱和脂肪酸。还含蛋白质、芝麻酚、芝麻素、芝麻林素、维生素、卵磷脂，以及钙、铁等营养素。黑芝麻营养价值高，可榨油，做芝麻饼，磨粉调芝麻糊，作馅包汤团，老幼皆宜。

【性味功能】黑芝麻性平味甘，入肝、肾二经；能补肝肾，润五脏，益精血，乌须发。唐人孙思邈享年 101 岁，原因之一就是 40 岁后常吃蒸晒过的黑芝麻，因其所含丰富维生素 E、卵磷脂助抗衰延年。主治肝肾不足、虚风眩晕、中风瘫痪、病后虚羸、须发早白、妇人少乳、大便结燥。

【药用方法】黑芝麻 120g，冰糖 30g，共捣烂，每取 15～30g，以开水冲服，每日 2 次，对秋天早轻晚重的干咳无痰、痰少难咯、久日不愈者均有润肺止咳作用。黑芝麻、大米各 60g，杏仁 15g，同浸水后共捣糊，煮熟加糖服食，治秋日结燥便秘；或以黑芝麻、胡桃仁、柏子仁各10g,共捣烂加蜂蜜,每日服用1剂,尤适用于老年性肠燥便秘。黑芝麻1000g,微炒研末,每取6g,以温开水送服,日服3次,治头发枯落、早白头。黑芝麻1000g,淘净蒸熟晒干,重复蒸晒3次,炒香研末,以蜂蜜调和为丸,每取6g,用黄酒送服,日服3次,治血虚风痹、中风瘫痪、血管硬化。黑芝麻、枸杞子各10g,大米60g,共煮粥食,每日1次,连用1周,治眩晕、精血不足、腰膝酸软。黑芝麻、米醋、蜂蜜各30g,调入1只鸡蛋清,每日2次,常服可降低胆固醇,防治高血压。黑芝麻炒焦研末,每取9g,以黄酒送服,日服2次,治产后少乳。生芝麻嚼烂外敷,治头面疮、妇人乳疮、阴疮。

【服用禁忌】脾虚便溏或遗精滑泄者忌用。

7. 粳米

粳米又称大米,为禾本科粳稻的种仁。全国各地均有栽培,其质紧密,胀性小,黏性较大。是普通百姓最常用的主食之一,以色白、干燥、粒大而晶莹饱满者为佳。

【营养食用】粳米的主要营养成分为淀粉,含量高达75%、还含蛋白质、少量脂肪、B族维生素、多种有机酸、葡萄糖、麦芽糖、果糖,以及钙、磷、铁。粳米蛋白质中的氨基酸组成接近人体需要,利用率高于其他谷类,最宜与赖氨酸含量较多的豆类混合食用。粳米大多用于煮饭、熬粥,这一主粮令人久食不厌;还可磨粉制作糕团,或炒热食用。

【性味功能】粳米性平味甘,入脾、胃二经;能补中益气,健脾和胃,养阴生津,除烦解渴,止泻痢。主治体虚瘦弱、热病津伤烦渴、不思饮食、眼目昏花、筋骨不利、霍乱吐泻。

【药用方法】粳米以常法煮饭,对平日不以米粮为主食所致体虚及中气不足者,连吃数日显效。粳米煮稀粥,每日早晨食用,对消化功能薄弱者最宜。粳米250g,加水烧沸后续煮5分钟,取浆汁饮服,日2次,连续数日,对大病后不能纳谷者,有养胃生津及明目益智的作用。粳米 25g 炒焦，加水烧沸食用，治婴儿吐乳、产妇虚弱、霍乱吐泻。粳米 30g，炒香研磨，取汁 2～4 匙，加竹沥 2 匙，和匀顿服，益胃清热，除口渴烦闷。淘洗粳米第二次滤出的泔米水，烧开后温服，解食物中毒，治鼻血、吐血。以焦厚的粳米锅巴研碎食用，治脾胃虚弱、消化不良、久泻。

【服用禁忌】凡津枯口渴者不宜饮服炒米汤。

8. 绿豆

绿豆又称小青豆、为豆科绿豆的种子。全国各地均有种植，以北方各省产量较高。立秋后荚果成熟时收割，晒干去荚壳及杂质，收集种子备用，以颗粒均匀饱满、形圆透亮，煮之易酥者为上品。

【营养食用】绿豆含丰富蛋白质、糖类、多种维生素，而脂肪含量甚少。蛋白质含量为粳米 3 倍多，主要为球蛋白，也有蛋氨酸、色氨酸、酪氨酸；磷脂中有磷脂酰胆碱、磷脂酰肌醇、磷脂酰甘油、磷脂酸。绿豆可熬粥，煮饭、做糕，也可发成豆芽作菜肴，还能酿酒，特别适合制作粉丝。以不同制品的特殊滋味而兴奋神经，增进食欲。

【性味功能】绿豆性凉味甘，入心、胃二经；能清热消暑、止渴利水，退肿解毒。现代药理研究表明，绿豆有降血脂、护肝作用。主治暑热烦渴、咽喉肿痛、痈肿、水肿、里热腹泻、药食中毒、大便燥结、小便不利、热淋。

【药用方法】绿豆 100g，淘净加水放锅内，以武火煮至汤液碧绿，搁凉饮服；或以绿豆、粳米各半，加水煮粥冷食，治暑热烦渴。绿豆 90g，入水内煮至豆皮不破裂，捞出豆后，投入鲜丝瓜花 10 朵，煮沸后去花，冷却饮汁，治中暑。绿豆 60g，入水煮至沸滚，投入金银花 15g，煮至汤液不混浊为度，取汁饮，治小便短赤、热病心烦、热痱、疮疹。绿豆 60g，车前子 30g，水煎服，治热淋尿涩、小便不利、湿热腹泻。绿豆 120g，甘草 30g，水煎汤灌服，解各种药毒及食物中毒。绿豆 50g，鲜藕 200g，入水煮熟调白糖少许，连服数周，治咯血、咳血、暑天低热、肺结核低热。绿豆粉、桂花、白糖各适量，以水搅拌成硬膏状，装入木格内上笼蒸熟，即成绿豆糕，时时服食，消暑益气，堪称热病后调理佳品。治复发性口疮，绿豆 100g，水浸 20 分钟，煮沸取绿色汤液，倾入 1 只鸡蛋浆，早晚各冲服 1 剂。

【服用禁忌】脾胃虚寒者不宜过食或久食，里寒滑泄者忌用。

二、肉类食物

1. 牛肉

牛肉为牛科动物黄牛或水牛的肉。黄牛毛多为黄色，我国各地均有饲养；水牛毛色大多灰黑，以南方水稻产区为多。

【营养食用】牛肉含蛋白质较多，高于猪肉，蛋白质中的氨基酸甚多，而含脂肪较少。还含胆甾醇、维生素 B_1、维生素 B_2，以及钙、磷、铁等成分，营养价值颇高。牛肉可烹调多种菜肴，如牛肉煮汤，炒牛肉丝，油炸牛排，番茄烧牛肉，冬菜蒸牛肉等，味道鲜美。

【性味功能】牛肉性温味甘，入脾、胃二经；能补脾胃，益气血，强筋骨。黄牛肉作用尤佳。治虚损消瘦、脾胃虚弱、筋骨不健、腰膝酸软、水肿、面色萎黄、畏寒怕冷、手术后创口久不愈合。牛肚又称牛百叶，补病后体虚，治气血不足、消化不良、晕眩。

【药用方法】牛肉 500g，切成小块，加水以小火熬浓汁，调盐少许，适用于脾胃虚弱，营养不良，面浮足肿，小便短少。牛肉 500g，以胡椒、砂仁各 3g，荜拨、陈皮、草果、高良姜各 6g，研成细末，用姜汁、葱汁、食盐加水适量，一同将肉拌匀，腌 2 日，煮熟收汁，取出切片，每日食用 60g，适用于脾胃虚寒，脘腹隐痛有冷感，不思饮食。牛肉 250g，切块，山药、莲子、茯苓、红枣、布包小茴香各 30g，加水以小火炖烂；用盐调味，分次吃肉喝汤，除小茴香外，均可食用，适用于脾虚弱，气不足，虚损消瘦，体倦乏力，牛肉 60g，切薄片，同 30g 粳米煮粥，以五香粉、盐调味，治体虚乏力、筋骨酸软。黄牛肉 500g，砂仁，陈皮各 3g，共煮至肉烂，每日进食适量。1 周为 1 个疗程，治脾虚久泻，亦适用于体虚乏力。若取牛肚 1 只，陈皮 6g，砂仁 3g，生姜 3 片，共煮熟，分次食用，治脾胃虚弱、消化不良。牛肚、薏苡仁各 120g，加粳米适量煮粥，健脾除湿，治白带，强筋骨。牛肝 200g，切片，枸杞子 15g，共煮熟食，连吃数日，治肝血虚致头晕眼花、夜盲症。牛乳、姜汁各半杯，煎取半杯，分 2 次饮服，治小儿呃逆。

【服用禁忌】凡阴虚内热者少食。

2. 鸡肉

鸡肉为雉科动物家鸡的肉。全国各地均有饲养，以南通狼山鸡、上海浦东鸡、湖北洪山鸡为名种，肉味以草鸡为佳，尤以乌骨鸡为上品。

【营养食用】鸡肉含蛋白质高于猪肉，其中氨基酸组成与人体需要模式接近，营养价值高。脂肪含量偏低，且多为不饱和脂肪酸。还含有多种维生素，以及钙、磷、铁、镁、钾、钠、硫等成分。鸡肉滋味鲜美，煮汤、红烧、清蒸、腌制、风干，均各具风味。为筵席上常用菜肴。还可配辅料做成多种菜肴，如栗子烧鸡、花生仁炒鸡丁、鸡丝炒金针菇等。

【性味功能】鸡肉性温味甘，入脾、胃二经；能温中益气，补精添髓，强筋骨，挫痈疽，活血，调经。主治脾胃虚弱、病后羸瘦、纳呆食少、消渴、水肿、崩漏、带下、泄泻、尿频。

【药用方法】雄鸡 1 只取肉，用米酒、清水各半煮熟，趁热服食。治肾虚精亏、耳鸣耳聋。鸡肉适量剁烂，加姜末、花椒、酱油调匀，作馅包馄饨煮食，治脾胃虚弱、萎黄瘦弱、不进饮食。母鸡 1 只，除毛及内脏，填入百合、粳米各 60g，缝合鸡腹，入水加调料煮熟。分次服食，治产后虚羸少气、心悸头昏。白雄鸡 1 只，赤豆 500g，以水煮熟，分次服食，治水气浮肿。童子鸡 1 只，去毛及内脏，加虾仁 15g、海马 10g，入葱、姜、盐少许，加水熬熟吃，连吃 2～3 只，治阳痿早泄、崩漏带下、尿频。鸡肉 500g，黄芪 60g，隔水蒸熟，分次吃肉喝汤，治中气虚弱、年老体衰、内脏下垂、疮口经久不收。乌骨鸡1只，去毛及内脏，纳入莲子、糯米各15g，胡椒3g，扎紧煮熟，分次吃完，治赤带、白带。黑雌鸡1只，去毛及内脏、填入生地黄、饴糖各100g，用棉线缚定，蒸熟食用，治积劳虚损、大病后虚弱、消疲乏力。黑雄鸡1只，取肉切块，陈皮、胡椒各3g，高良姜、草果各6g，加佐料以文火煨熟，分次吃完，治脾胃虚寒、心腹冷痛、食欲减退。鸡肉250g，冬虫夏草10g，煮熟分2次食，补虚强身，防癌抗癌。

【服用禁忌】肝阳上亢或阴虚内热者忌食。

3. 猪肉

猪肉为猪科动物猪的肉，为汉族人民肉类的主食，雄猪肉为好，经阉割者尤佳。

【营养食用】猪肉营养丰富，因部位及肥瘦不同，营养成分含量也有差别。脂肪含量为28％～90％，平均高于牛肉、羊肉2.5倍。含蛋白质高达17％，而猪心的含量是猪肉的2倍，猪蹄含丰富的胶质蛋白。猪肉还含钙、磷、铁，而猪脑的含量高于猪肉。猪肉可煮汤、红烧、清炒、溜、酱、爆，或与素料搭配，可烹调数十种菜肴，风味不同，香鲜可口。

【性味功能】猪肉性平味甘咸，入脾、胃、肾诸经；能滋阴润燥，补肾益血。猪心可增强心肌收缩，猪肺补肺虚，猪蹄通乳填精，猪肾补肾益精。治体弱消瘦、热病伤津、消渴、咳嗽、便秘。

【药用方法】猪肉250g，切块以急火煮汤，吹去浮油，经常服食，治津枯血少、干咳便秘。猪肉、红枣各适量，加黄酒炖熟吃，治消瘦虚弱、久病乏力。瘦猪肉60g，夏枯草30g，煮汤以盐调味，治头痛晕眩、肺结核。瘦猪肉、黑豆各250g，以布包浮小麦50g，同切成块的猪肉、黑豆共煮，调味食用，治体虚盗汗、自汗；猪心1只割开，填进人参、当归各60g，煮熟后吃猪心喝汤，治心虚多汗不眠。猪心1只，外包黄泥焙干，去泥研碎，另取川贝、朱砂各10g研末，共拌匀，每取 10g，以开水日服 2 次，连服数周，可治癫痫。若取猪肺 1 具，洗净切片，以麻油炒熟调味，分次同粥共食，治肺虚咳嗽。猪肺 500g，将莱菔子 30g 与麻黄 12g 装入布袋缝口，以水共炖熟，分次服食，连服数日，治痰多咳嗽不止。母猪蹄 1 只切大块，加水煮熟，留肉分次喝汤，连续饮用 3～4 只猪蹄汤，治产后乳汁少。猪蹄 1 只，红枣 15 枚，共煮熟服食，治鼻血、牙齿出血。取猪脑 1 只，枸杞子 30g，明天麻 15g，共煮汤服食，每日 1 剂，连服数剂，治老人头晕耳鸣及脑震荡后遗症。猪脑 1 只，小麦 30g，红枣 10 枚，加黄酒共煮熟，调味服食，治头晕目眩、心悸焦躁、失眠多汗。猪肾 1 枚，切开去筋膜，装入附子少许，以湿纸包裹煨熟，趁热以黄酒空腹食用，治男子遗精盗汗。取猪血 60g，以黄酒适量炒食，连用数次，治吐血、泻血。

【服用禁忌】凡热痰内蕴者，慎用猪肉。

4. 羊肉

羊肉为牛科动物山羊或绵羊的肉。全国各地均有饲养，绵羊以北方较多，山羊以南方较多。

【营养食用】羊肉含蛋白质多达 17.3%，而脂肪含量仅仅为猪肉的一半，也有少量糖类，以及钙、磷、铁。此外，还含胆甾醇、尼克酸、维生素 B_1、维生素 B_2。羊肝营养价值相当于猪肝，但各种维生素含量均高于猪肝，尤其维生素 A 含量为猪肝 3 倍，居肉类食品之首。羊肉营养丰富，为养身暖体的优良食品，少数地区作主食，但多作菜肴。如炖煮、红烧、煨汤、涮食，风味独特，堪称冬令进补佳品。若与萝卜同煮，不但可去膻膻味，还能发挥特有的美味，以利营养摄入吸收。

【性味功能】羊肉性温味甘，入脾、肾二经；能益气补虚，温中暖肾。主治气血不足、虚劳羸瘦、脾胃虚冷、腹痛、寒疝、中虚反胃、肾虚阳衰、尿频、阳痿。

【药用方法】羊肉 250g，切块，当归 30g，生姜 15g，以水煎至肉熟，去渣取汤服，连用数天，适用于脾胃虚寒，里急腹痛，或气血不足，产后腹冷痛。羊肉 250g，切碎，粳米 150g，加水煮成粥，酌加花椒、生姜、盐调味，分次服用，适用于脾胃虚弱，食欲不振，虚寒呕逆。羊肉 250g，煮熟切片，大蒜头 15g，捣烂，以酱油、辣椒油调味，适用于肾虚阳痿，腰膝酸软，遗尿或尿频。肥羊肉 500g，加虾米、大葱各 20g，生姜 10g，以文火炖烂，分次吃完；或羊睾丸 60g，加盐少许煮汤食用，均治男子阳痿、女子阴冷。肥羊肉 1000g，加盐少许，若畏寒明显者加五香粉 5g 同煮熟，分数次吃完，治男女五劳七伤。肥羊肉 1000g，豆豉、大蒜各 90g，共煮烂，分次吃完，治产后带下赤白。

治夜盲症取羊肝煮熟切片，蘸醋适量，经常食用。治贫血或血虚，羊肝 100g，切片，菠菜 250g，切段，如常法煮汤服食，连用 1 周。若小儿脾虚自汗、阴虚盗汗，取羊肚 1 只，粳米 60g，共煮为粥，加花椒、姜片调味，连吃数只。治糖尿病，羊肚 1 只，洗净切块，山药 250g，共煮熟，加盐调味，空腹食用。

【服用禁忌】羊肉因性温偏热，暑天不可食用，阴虚内有宿热者忌食。

5. 鸡蛋

鸡蛋为雉科动物家鸡的卵，又称鸡子。

【营养食用】鸡蛋中的蛋白质是食物中质量、种类、组成中最平衡、理想的蛋白质，含人体所必需的 8 种氨基酸。蛋黄比蛋白营养更为丰富，脂肪集中在蛋黄中，蛋白中几乎没有脂肪，维生素 A、维生素 B_2，也几乎集中在蛋黄内。蛋黄中含铁比蛋白多 20 倍，各种微量元素含量也较高。若鸡蛋与牛奶、大豆、蔬菜混合食用，能使鸡蛋的营养价值更加全面。煎、炒、蒸、煮，做汤均可。

【性味功能】鸡蛋性平味甘，入心、肾二经；能滋阴润燥，养血安胎，补脾和胃。主治热病烦闷、燥咳声哑、目赤阴痛、胎动不安、产后口渴。

【药用方法】鸡蛋1只，打碎搅散，同冰糖冲开水饮服，连用数日，治阴虚、咽痛、失音。鸡蛋1只，打碎搅散，加白糖1匙，以沸水冲入，调姜汁少许，每日早晚各服1次，治咳嗽。鸡蛋2只，打入以10g当归煎取的热汤内，调入30g红糖，时时饮服，治妇女血虚、月经不调。生地黄、麦门冬、百合各22g，水煎取沸滚汁液，打入2只鸡蛋搅匀，连服10日，治阴血不足、心悸失眠。鸡蛋1只，阿胶50g，以黄酒适量煎至阿胶溶化，打入鸡蛋，以盐调味服食，治妊娠胎动不安。鸡蛋2只，艾叶12g，放沙锅内煮至蛋熟，去蛋壳后再稍煮，食之则养胎安胎，治习惯性流产，注意忌用铁器。鸡蛋2只，韭菜150g，以油、盐各适量炒食，治肾虚所致寒性哮喘、阳痿、遗精。鸡蛋2只，绿茶叶15g，以水煮至蛋熟，剥去蛋壳再煮至水干，取其食用，治咳嗽、支气管炎、支气管哮喘。鸡蛋1只，蛋端开小孔，白果2枚去壳，纳入蛋内，以纸粘封小口，隔水蒸熟吃，每1次、连吃数次。治妇女白带、小儿虚寒腹泻、慢性淋浊。鸡蛋2只，浸入醋内，1周后捞出，取蛋清、蛋黄贮存瓶内，以其反复外涂神经性皮炎、牛皮癣，可显效。鸡蛋清调酒，敷治烫伤。

【服用禁忌】宿食积滞未清者，不宜服用。

6. 草鱼

草鱼为鱼纲鲤科，体长略呈圆桶形，腹圆无棱，尾部侧扁。体呈茶黄，背部青灰，腹部灰白，胸、腹鳍灰黄，其他各鳍较暗。生活于江河湖泊中下层及近岸多水草处，多在水较深处越冬，以水草类为食料。

【营养食用】草鱼秋季最肥，营养价值与青鱼相似。含蛋白质、脂肪、硫胺素、核黄素、尼克酸，以及钙、磷、铁等成分。用作菜肴，烧、炒、炖、蒸均宜。如取草鱼肉500g切片，以黄酒、盐拌匀，入热油锅煎黄盛起；再将50g菜油入锅烧至三成热，加番茄酱炒至红色，加白糖、味精、柠檬酸、鲜汤推匀；最后放鱼片裹匀茄汁，起锅盛盘，即成茄汁鱼片。其色泽红亮，外酥内嫩，鲜香甜酸。

【性味功能】草鱼性温味甘，入脾、胃二经；能暖胃健脾，补血益气。适用于脾胃虚寒，食少消瘦，倦怠之力，体弱气虚。相传宋代杭州西湖附近有一青年以捕鱼为生，因生病体虚而无钱治病，其嫂就以西湖草鱼，加糖、醋烧给他吃了数次，竟然痊愈。因这道菜取自西湖内草鱼，以醋为主要调料制成，被称“西湖醋鱼”。后人仿效宋嫂的制法，经反复研究改进，终成杭州集美味与治病两大作用的名菜。

【药用方法】草鱼 1 条，刮鳞去肠杂，生姜 5 片，加调料煮熟，经常服食，治慢性胃炎，亦适用于年老体弱，产后出血，更年期综合征。草鱼 250g，砂仁、生姜各 6g，煮熟调味，吃肉喝汤，治脾胃虚寒、脘腹冷病、饮食减少。草鱼 1 条，加葱白同煮，吃肉喝汤，治风寒头痛。取半碗水煮沸，加草鱼肉 150g、生姜 25g、米酒 100g，共炖 30 分钟，以盐调味趁热服食，卧床盖被取微汗，每日 2 次，连服数日，治体虚感冒。草鱼 250g，以油煎黄，同 500g 冬瓜入清水煮熟，连服数日，治高血压、肝阳上亢引起头晕眼花及虚劳浮肿。草鱼 500g，洗净切段稍煎，加腌雪里蕻少许，调入佐料，共入水煮至鱼熟，投入已煎黄的豆腐 250g，以文火焖数分钟，撒些青蒜服食，可补中调味，利水消肿，润肤驻颜。

【服用禁忌】疮癣患者忌食草鱼，其胆汁有毒不可食。

7. 鲫鱼

鲫鱼又名鲋鱼，属鱼纲鲤科。体侧扁宽，呈银灰色，背部较深，各鳍均为灰色。生活于江河湖塘，尤以水草丛生的湖塘较多，以苔藓虫、虾及藻类、水草嫩叶为食料。

【营养食用】鲫鱼含水溶性蛋白质、蛋白酶、脂肪、糖类、维生素 A、硫胺素、核黄素、尼克酸，以及钙、磷、铁等成分。其营养丰富，肉嫩味美，为淡水鱼中上等鱼。冬月肉厚味尤美，红烧、清蒸、白炸、煮汤均可。如取鲫鱼 2 条，去腮、鳞、内脏，洗净晾干，故热油锅内两面稍煎，加姜、葱、酒，以水煮片刻，入盐、味精、胡椒粉。再投入相当于鲫鱼一半分量的蛤蜊肉，稍煮后装入汤碗，即成美味佳肴。

【性味功能】鲫鱼性微湿味甘，入脾、胃、大肠诸经；能健脾利湿，和中开胃，通络下乳，消肿利尿。主治脾胃虚弱、食少无力、脾虚水肿、心衰、肺病、呕吐、产后缺乳、溃疡、腹泻、便秘、痔疮。凡先天不足，或病后体质虚弱，常吃些鲫鱼大有益处。

【药用方法】鲫鱼 1 条除内脏洗净，紫豆蔻 3 粒研碎，置鱼肚内，加少许胡椒、陈皮、生姜，煮熟服食，治脾胃虚弱所致少食或消化不良。鲫鱼 500g，去内脏刮洗干净，放纱布袋内扎紧，同 100g 糯米煮至将熟，投入 8 枚去核红枣及生姜数片，沸滚至粥熟，分次时时服食，治脾虚纳少、消瘦乏力。鲫鱼 250g，将黄芪 30g 及炒枳壳 10g 包扎在纱布袋内，加水共煮至鱼熟，吃鱼喝汤，治胃下垂。若将 500g 鲫鱼洗净，入油锅两面煎黄，加冷水、黄酒、盐煮出香味，投入 500g 莼菜，煮滚数分钟，日服 2 次，经常食用，补虚益胃，消火止呕，亦防治慢性胃炎及胃溃疡癌变。鲫鱼刮鳞去腮及内脏，入油锅煎后煨汤，调味服食，治产妇少乳。鲫鱼 1 条约 200g，去内脏留鳞，将 10g 绿茶叶填入鱼腹，入水以文火煮熟，开始日服 2 次，病情好转后，隔日数日一服，可治慢性心衰，亦适于糖尿病患者食用。鲫鱼 1 条约 200g，甜杏仁 10g，共煮熟调适量红糖服食，治慢性气管炎。鲫鱼、白萝卜不拘量，共煮熟常服食，治肺结核咯血。鲫鱼 1 条剖腹去内脏，填入适量白果仁扎紧，隔水炖熟服食，治肺部脓肿。鲫鱼 1 条，韭菜适量，共煮食，治痔疮。

【服用禁忌】鲫鱼与鸡肉、羊肉、狗肉同食易生热，阳盛内热者吃之易生热疮。

三、蔬菜、水果类

1. 百合

百合自古以来被视为吉祥之物，取其百年和好的寓意，属百合科多年生草本植物的鳞茎，又叫百合蒜、蒜脑薯、中逢花、重迈、夜合等。百合在我国大部分地区均有栽培。经常服食百合，可健身强体，延年益寿。

【营养食用】百合除了含蛋白质、淀粉、糖类、维生素、氨基酸、钙、磷、铁外，还含百合甙 A、百合甙 B。选购百合以皮薄瓣匀、肉厚瓣肥、色泽黄白、质坚筋少者为佳。将鳞茎剥瓣撕去外层薄膜，蒸、煮、炒、烩、做羹、烧粥、制蜜饯，食之软糯清香。可用百合制作八宝甜饭、桂花百合羹，甜而不腻，清凉解暑；百合同红枣、绿豆共煮，冷食清凉甘冽，堪称消暑解暑佳品；若与粳米同煮成稠粥，拌入白糖或冰糖，食之健脑。

【性味功能】百合性平味甘微苦，入心、肺二经；能养阴清热，润肺止渴，宁心安神。主治肺结核久咳、阴虚咳血、潮热肺痈、热病后余热未清、虚烦惊悸、神志恍惚、失眠多梦、脚气浮肿等症。现代医学研究发现，百合所含水仙碱、秋水仙胺能抑制癌细胞增生，临床用于白血病、皮肤癌、鼻咽癌、乳腺癌、宫颈癌，均有明显疗效。若服食清蒸百合，还可治胃病、肝病、贫血。

【药用方法】百合、旋复花各等分，焙干研为细末，加蜜水日服 3 次，治肺病咯血、咳嗽痰血、干咳咽痛。百合、粳米各 50g，去尖杏仁 10g，白糖适量，共煮粥食，治肺燥咳嗽、干咳无痰。百合 2～3 个，洗净捣汁，以温开水日服 2 次，治老年慢性支气管炎伴有肺气肿。百合 25g，菖蒲 6g，酸枣仁 12g，水煎日服 1 剂，治神经衰弱、心烦失眠。干百合研末，每日 2 次，以温开水服 6g，治耳聋或耳痛。百合 7 个浸 1 夜，次日清晨以泉水煮取 1 碗，去渣冲入 1 只生鸡蛋黄，早晚各服半碗，治病后神经症、坐卧不安或妇女癔病。百合还可治妇女更年期综合征、肠道出血、大便秘结。生百合洗净晒干研粉，涂于外伤出血，有良好止血效果。

【服用禁忌】风寒痰咳不宜服食，中气虚寒或两便滑泄者忌食为妥。

2. 菠菜

菠菜又名菠棱、波斯草、鹦鹉菜，属藜科一年生草本。菠菜光滑柔嫩，主根粗长呈赤色，茎中空柔脆，叶柄长而肉质，叶椭圆或箭形，绿腻柔厚。菠菜原产波斯国，阿拉伯人誉为“蔬中之王”。

【营养食用】菠菜含有丰富的营养成分，如蛋白质、脂肪、糖类、粗纤维、钙、磷、铁、胡萝卜素、多种维生素及烟酸、草酸、氟、芸香甙，还有多量生育酚、核黄素、菠菜甾醇。菠菜炒食、煮汤、做馅、凉拌均宜，若在烹调时，先将菠菜在开水里烫一下，可减少草酸之涩味。

【性沫功能】菠菜性凉味甘，入大肠、小肠经；能润燥滑肠，清热除烦，生津止渴，养肝明目，宽肠胃，通便秘。老年人体虚津枯，久病大便涩滞者食之最宜。现代医学研究发现，菠菜中所含胡萝卜素，在人体内转变成维生素 A，能维持正常视力和上皮细胞的健康，增加抵抗传染病的能力，促进儿童生长发育。所含核黄素，可防止口角溃疡、唇炎、舌炎、皮炎、阴囊炎。所含维生素 K，有止血作用。所含铁质，对缺铁性贫血有较好的治疗作用。实践证明，常食菠菜能和血通脉，益血润肠，调中下气。

【药用方法】取鲜菠菜洗净，放入开水中烫 2～3 分钟，取出切碎后，用少许香油、盐拌食，每日 2 次食用，治高血压、头昏、头痛、目赤、烦热、便秘、痔疮出血。菠菜根 100g，鸡内金 15g，加水煎，每日 3 次饮服，治糖尿病。菠菜 250g，猪肝 60g，共煮汤，加盐调味，当菜佐餐，每日 1 剂，经常食用，治肝虚目昏、视物不清、夜盲、贫血。菠菜子用文火炒黄研末，每取 5g，以温开水日服 2 次，治咳嗽气喘。菠菜捣烂取汁，每周洗脸数次，或将菠菜捣烂，调入适量麻油敷脸，连用数周，可清洁皮肤毛孔，减少皱纹及色素斑，保持皮肤光洁。

【服用禁忌】菠菜不宜多食。菠菜中含有较多的草酸，会腐蚀胃肠黏膜，影响肾脏功能，在肠道中与其他食物中的锌、钙等矿物质结合而使之排出体外。另外，草酸与钙盐会结合成草酸钙结晶，使肾炎及肾结石患者病情加重，所以肾炎和肾结石患者不宜食用。

3. 海带

海带为大叶藻科多年生沉水草本植物，扁平呈叶状体，柔韧如长带，最长者可达 7 米。分布沿海地区，生长在水温较低的海水中。春、夏、秋季采收，除去杂质，阴干备用。

【营养食用】海带除含一般营养成分外，所含蛋白质中包括 18 种氨基酸，含粗纤维甚丰，钙、铁的含量超过菠菜、油菜的几倍乃至 10 多倍。还含藻胶酸、昆布素、甘露醇、海带聚糖、钴、锗等特殊成分，尤其含碘量在食品中独占鳌头。海带以整齐、肥厚、无杂质为良，食用前需用温水浸泡，待变软后洗净加工烹调。切丝凉拌，荤炒，煨汤，无不各得其所。以海带做菜，可适当放些醋，使其中藻胶酸、钙、铁溶解，便于吸收。

【性味功能】海带性寒味咸，入脾、胃二经；能软坚散结，消痰平喘，通行利水，祛脂降压。主要用于甲状腺，颈淋巴结肿大，肝脾肿大，对水肿、热痰咳喘、高血压、冠心病患者最宜。近年来研究发现，海带中的褐藻酸钠盐，可预防白血病和骨痛病。海带提取物又有抗癌作用，将海带制成化癌丹或煎剂，可抑制艾氏腹水癌细胞繁殖。日本妇女乳腺癌发病率很低，且生存期比欧美国家的患者长。爱斯基摩人虽爱吃大量高脂肪食物，但乳腺癌发病率并不高。这跟前者吃海带量居世界之首与后者习惯于吃海带密切相关。原因就在于海带不只是常见食物中含抗癌物质有机锗最多，而且海带能选择性地滤除锶、镉等致癌物质。同时所含粗纤维不易消化，吃后增加大便量，使肠内某些致病因素得以迅速排除。

【药用方法】平日经常以海带烹调菜肴佐餐；或取海带晒干研末，每取 5g，日服 3 次，可治甲状腺或颈淋巴结肿大。海带 60g，切丝凉拌佐餐；或海带、绿豆各等量，常煮汤服食；或以海带切片炖豆腐，加佐料服食，治高血压。海带 250g，切丝炒焦，加醋 50g，调少许白糖、麻油、酱油等佐料，入水煮汤服食，治浮肿。海带、猪排骨各适量，加佐料煮汤，食之助疗肝炎。海带加粳米、绿豆煮粥食，用于皮肤湿毒瘙痒。海带、小茴香各适量，煎汤饮服，治睾丸肿痛。海带不拘量切丝，上锅炒干，贮存瓷缸内，每日取 3g，以开水冲泡代茶饮，既治高血压，又抗大肠癌，还能补血美容。

【服用禁忌】海带含一定量砷，摄入过多易引起中毒，故食前需浸泡一昼夜，使其溶解于水。又脾胃虚寒者，不宜食用。

4. 胡萝卜

胡萝卜属伞科一年或二年生草本植物的根。或圆柱形，肉质紫红或黄色，全国各地均有栽培。

耐旱，适于松软湿润土壤生长，通常冬季采挖。

【营养食用】胡萝卜含胡萝卜素、多种维生素、木质素、烟酸、蛋白质、脂肪、糖类，还含有钙、磷、铁等矿物质。人体需要的 8 种氨基酸，胡萝卜含有 5 种之多，尤以赖氨酸含量最高。科学研究表明，人体每天所需的维生素 A，约有 95%是从植物性食物内摄取胡萝卜素合成。若将胡萝卜同猪肝煮汤调味佐餐，尤能补充维生素 A 的不足。胡萝卜既可生吃，又可熟食，但实验证实，炖食可保存胡萝卜素 93%，炒食则存留达 80%，生食或凉拌仅可保存 10%，故食用胡萝卜应以熟食为主，可烹调多种菜肴。

【性味功能】胡萝卜性平味甘，入肺、脾二经，有紫红和黄色两个品种，但性能大致相同。功能补脾健胃，宽中下气，清热解毒，主治咳嗽、角膜干燥、消化不良、饱闷气胀、夜盲症、糖尿病等。现代医学研究发现，胡萝卜能降血压，调节新陈代谢，增强人体抵抗力，防治癌症。尤其处在生长期的青少年，吃些胡萝卜有很大的益处。

【药用方法】胡萝卜、荸荠各 60g，芫荽减半，水煎代茶饮，治小儿麻疹发热。若在上 3 味中加适量板栗，煎汤饮服，治水痘。取胡萝卜 120g，红枣 12 枚，以 3 碗水煎成 1 碗，随意服用，连服 10 余次，治小儿百日咳、支气管炎、咽喉痛。胡萝卜 250g，入少许盐煮烂，去渣取汁，每日分 3 次服完，连服 2 日，治小儿消化不良。胡萝卜煎水代茶饮，可辅助治疗白喉。胡萝卜适量洗净，连续生吃 10 日，治夜盲症。胡萝卜捣烂取汁，加白糖蒸服，治便秘。鲜胡萝卜洗净切碎，同适量粳米煮粥，每日早晚空腹服食，可滋润皮肤。除此，胡萝卜缨 250g 或干品 120g，水煎分 1 日 2 次服完，治急性黄疸型肝炎。胡萝卜子微炒香研末，配伍等分川极末，水泛为丸，每取 3g，日服 2 次，可驱蛔虫。

【服用禁忌】胡萝卜素容易被酸性物质破坏，故烹任时不宜放醋。若过量食用胡萝卜，往往引起皮肤黄染。如停食 2 月，则会自行消退。

5. 花菜

花菜又名花椰菜、菜花，为十字花科一年或二年生草本。是甘蓝的一个变种，以温暖的南方栽培较多。以花球完整紧密、表面无绽裂、色淡洁白、新鲜脆嫩者为佳。

【营养食用】花菜营养丰富，含维生素 A、维生素 B、维生素 C、糖类、蛋白质、脂肪，以及钙、磷、铁等成分。尤其维生素 C 的含量甚多，每 100g 花菜含 88mg，是大白菜 4 倍、番茄 8 倍、芹菜 15 倍、苹果 20 倍。无论单独素炒，还是拼配肉片荤炒，清香味美，别具风味。但烹调菜肴时，要取猛火快炒，使维生素 C 减少损失。

【性味功能】花菜性平味甘，被古代西方人誉为“天赐的药物”、“穷人的医生”。当今动物实验表明，花菜含硫代萝卜素及多种吲哚类衍生物，前者能促进人体细胞产生具有保护作用的酶，抵御生存环境中多种致癌物质；后者具有强烈的酶诱导能力，可使肝脏中芳烃羟化酶活性提高 54 倍，使小肠黏膜中这种酶的活性提高 30 倍，分解体内致癌物质。美国科学院“饮食、营养和癌症”委员会经权衡，花菜被列入抗癌食谱。

【药用方法】花菜 100g，以清水煮熟食用，可防治流行性感冒。花菜适量，洗净榨取汁液，入水煮沸后，加蜂蜜制成止咳糖浆，酌量服用，可治肺结核、咳痰、咯血，有较好疗效。经常食用花菜，既增强肝脏解毒能力，又防治坏血病的发生。花菜 100g，洗净切块煮汤，或以花菜、海带等量炒食，可作为肺癌病人的辅助治疗，还能预防或减少其他癌症的发生。

6. 黄花菜

黄花菜又名金针菜、萱草花，忘忧草，为百合科多年生草本。田间、沟边、宅旁，均可生长，大江南北广泛种植。

【营养食用】黄花菜含有多种人体必需的营养成分，如蛋白质、脂肪、糖类、多种维生素、胡萝卜素、氨基酸，以及钙、磷、铁等。其中维生素的含量比卷心菜高 10 倍，矿物质的含量高 3 倍以上。黄花菜是荤素皆宜的佳蔬，炒菜或煮汤，食之嫩糯活香，别具风味，深受人们喜爱。名菜“养心鸭子”，即是黄花菜和百合，辅以适口佐料，填入肥鸭肚内，以文火炖烂，堪称荤鲜素肥。孙中山先生爱吃的“四物汤”，也是由黄花菜与木耳、黄豆芽、豆腐烹制而成。

【性味功能】黄花菜性平味甘；能养血平肝，安神明目，利尿消肿。主治头晕、耳鸣、咽痛、吐血、心悸、腰痛、乳痈、淋病等疾患。当今世界长寿之邦的日本，把黄花菜列为“植物性食品中最有代表性的健脑食物”之一，对胎儿发育尤其有益。

【药用方法】黄花菜 30g，加适量水煮烂，调入蜂蜜 30g，每日 3 次，治声音嘶哑。黄花菜 60g，鲜藕节 30g，共捣冲服；或鲜黄花菜、茅根各 35g，水煎服，治咯血。黄花菜 30g，水煎服，每日 2 次，治牙痛或筋骨痛。黄花菜 30g，黄豆 60g，猪脚 1 只，炖汤调味服食，治产后缺乳；黄花菜 30g，同羊肉炖食，治黄疸。黄花菜 200g，用冰糖炖服，治痢疾。黄花菜 40g，猪蹄 1 只，煮烂加黄酒服食，每隔 2 日 1 次，治风湿性关节痛。鲜黄花菜根或叶 30g，水煎服，治全身水肿或小便不通。黄花菜 150g，煎汤后入红糖 100g，温服，治痔疮出血。

【服用禁忌】黄花菜含秋水仙甙，进入人体氧化后易产生有毒物质，故食用鲜黄花菜慎防中毒，可在食用前将鲜黄花菜置水中浸泡1～2小时，或用开水烫后挤去水分。凡制作菜肴，须炒熟煮透。

7. 韭菜

韭菜又名起阳草、壮阳草，为百合科多年生宿根草本。史载南齐文惠太子问周颐："菜食何味最胜？"答曰："春初早韭。"清朝乾隆皇帝偏爱"寒月食韭芽"，故御膳中列"韭黄肉饺"为佳肴。

【营养食用】韭菜含蛋白质、脂肪、糖类、维生素C、胡萝卜素、核黄素及钙、磷、铁、镁，还含有硫化物及蒜素等杀菌物质。早春鲜韭，柔嫩辛香，既可调味，又可炒食。若用以做馅，尤美味清香。

【性味功能】韭菜性温味辛，入肝、胃、肾三经；其功能温肾助阳，益肝健胃，行气理血，止汗固涩，主治噎膈反胃、气血瘀阻、胸痹腹痛、阳痿遗精、吐血、衄血、跌打损伤等症。现代药理研究发现，韭菜所含丰富的纤维素，可加快食物在胃肠内蠕动，清洁肠壁并促进粪便排出，故习惯性便秘者，多吃一些韭菜有益。韭菜还有美容作用。肥胖人常吃韭菜，可减少脂肪堆积。若取韭菜加适量硼砂捣混，每日擦皮肤色斑显效。

【药用方法】平日用香油炸黄的胡桃肉，调入适量食盐炒韭菜；或以韭菜加佐料炒鸡蛋，佐餐随量食用，则为腰膝冷痛、肾虚阳痿、遗精梦泄等患者辅助食疗佳品。取生地黄浸入韭菜汁内，晒干捣烂制成丸，以白萝卜煎汤送服，治呕血、衄血、淋血等一切血症，疗效甚良。以韭菜捣汁与生鹅血调匀服用，治噎膈症。韭菜捣烂取汁10数滴，加红糖适量以温开水送服，治肺结核。韭菜250g，蛇肉100g，加水适量煮汤，以油盐调味服食，治体虚盗汗。若妇女在行经期内，小腹疼痛或伴有手足发冷，取韭菜煮粳米粥加少许细盐，吃之可缓痛回暖。取韭菜汁滴入鼻孔，治鼻出血；若灌入耳内，治百虫不出。韭菜捣敷，治恶疮及蛇虫咬伤。韭菜加盐少许捣烂，搽治荨麻疹。韭菜同面粉共捣成糊状，敷治铁打损伤。韭菜煮汤熏洗外阴部，治子宫脱垂。取韭菜入铝锅内煮汤，稍温后坐浴，并用清洁纱布擦洗肛门，治外痔出血，严重者每日数次。将切碎的韭菜装入瓶内，然后注入热醋，以瓶口对鼻孔熏，治妇女产后血晕。

【服用禁忌】韭菜也有美中不足之处，正如李时珍所说："春食则香，夏食则臭，多食则神昏目眩，酒后尤忌。"凡胃虚内热，消化不良者，不宜食用。

8. 萝卜

萝卜属十字花科一年或二年生草本的根。其肉质肥厚，形状有长、圆之分，呈白或红色。全国各地普遍栽培，为民间秋冬之时的家常蔬菜。

【营养食用】萝卜含葡萄糖、蔗糖、果糖、多种维生素、粗纤维、蛋白质、淀粉酶，以及钙、磷、锰、硼等成分。其中维生素C比梨、苹果、橘子高8倍以上，特别是所含的胡萝卜素又称维生素A原，可促进血红素增加，提高血液浓度。如今，萝卜被制成多种名菜畅销海外，如河南杞县酱红萝卜、天津沙窝萝卜、山东潍县萝卜、岳阳兰花萝卜，扬州酱萝卜头、萧山萝卜干，均各具特色风味，又营养丰富，故有"十月萝卜小人参"之说。

【性味功能】萝卜性凉味辛甘，入肺、胃二经；能消积导滞，镇咳化痰，宽中下气，清热止血。主治食积饱胀、胸膈满闷、痰嗽失音、肺燥咳血等症。现代医药研究表明，常食萝卜能抗流感，治疗便秘，降低血脂，软化血管，稳定血压，预防冠心病、动脉硬化、胆石症，克制烟瘾并有抗癌作用。

【药用方法】生吃适量萝卜，可治恶心、泛酸。鲜萝卜500g，橄榄250g，文火煎汤代茶饮，可清热解毒，生津除烦，利尿。萝卜同羊肉或鲫鱼煮熟服食，治肺痿吐血或咳嗽。秋分时节将萝卜切片晒干，煮烂食之，治慢性咳嗽见效。萝卜煮水饮服，可醒酒。萝卜汁加少量姜汁饮服，治失音不语。萝卜煮汁加适量藕汁饮服，治各种出血症。萝卜炖冰糖或麦芽糖服，治咳嗽、哮喘、支气管炎。将灭菌萝卜汁保留灌肠，治多种肠道疾病。

【服用禁忌】萝卜下气，不宜与人参同食，以免影响人参的疗效。

9. 荠菜

荠菜为十字花科一年或两年生草本。喜暖耐寒，生命力强，只要有土壤，无论是田野、路边及庭院，都可成为芥菜生根发芽的地方。荠菜初春最鲜嫩，现在人工栽培，其他季节也同样能吃到荠菜。

【营养食用】荠菜既有营养又味美可口，为历代美食家所推崇。含蛋白质、脂肪、糖类、胡萝卜素、维生素、粗纤维、尼克酸，还含精氨酸、天门冬氨酸、谷氨酸、草酸、苹果酸等10多种人体需要的氨基酸和有机酸，以及钙、磷、铁、钾、锰、钠等成分。其吃法不拘荤素皆可烹调成菜肴，如清炒，与豆腐、瘦肉煮汤，或用麻油、白糖等调料凉拌，或剁碎后作馅料包馄饨、水饺、春卷等，均滑嫩爽口，味道鲜美。民间素有“三月三，荠菜当灵丹”的说法。

【性味功能】荠菜性凉味甘，入肝经；能益脾明目，祛风解热，止血和胃，治痢疾、水肿、吐血、便血、血崩、淋病、乳糜尿、月经过多、目赤疼痛。现代药理研究表明，荠菜中所含荠菜酸，对各种出血病有明显止血作用，所含胆碱、乙酰胆碱、芸香甙、木犀草素，有降压作用。国外西药“维血罢生”就是用荠菜制成，用于治疗高血压等症。荠菜中还含较多维生素A，对眼疾疗效较好。所含吲哚类化合物、芳香异硫氰酸，可抑制癌细胞产生，有防癌功效。

【药用方法】荠菜60g，水煎服；或以荠菜叶烧存性，调蜜汤服，治痢疾。鲜荠菜120g，煎浓汤饮服，每日3次，连服1个月，治乳糜尿。鲜荠菜、葶苈子各30g，水煎去渣日服3次，治肾炎水肿。荠菜、蜜枣各30g，水煎服，治内伤吐血。荠菜、龙芽草各30g，水煎服，治妇女月经过多。荠菜30g，紫苏70g，葱白2根，水煎服，治感冒发热。荠菜连根带叶与鸡蛋共煮食，治头痛，且补气养血，化痰利尿。若在三月份前后多吃荠菜，还可预防流感和流脑。

10. 茼蒿

茼蒿又名蓬蒿菜、菊花菜、蒿菜，为菊花科一年生草本。茼蒿生长期短，我国大部分地区均有栽种，冬春之时，采肥嫩茎洗净鲜用。同属植物有大叶及细叶之分，目前我们食用的均为大叶茼蒿。茼蒿药食两宜，但一般人习惯作蔬菜食用。

【营养食用】茼蒿营养丰富，除含有蛋白质、脂肪、糖类、粗纤维、胡萝卜素、多种维生素、尼克酸、钙、磷、铁外，还含有丝氨酸、天门冬氨酸、苏氨酸、丙氨酸、谷氨酰酸、亮氨酸、脯氨酸、苯丙氨酸等多种氨基酸及挥发油、胆碱等成分。食用一般以素炒为主，也可拌食、做汤、作馅。茼蒿烧煮易熟，所以需急火快炒，以免损耗营养成分。

【性味功能】茼蒿性平味辛微甘，入脾、胃二经；能补脾胃，助消化，利二便，去痰湿。凡脾胃虚弱、气胀食滞、口臭痰多、二便不畅者，均为适宜。

【药用方法】民间常取茼蒿菜 250g，每日煮食，治口臭、便秘。茼蒿菜 250g，切碎绞汁，每日早晚用温开水冲服 2 匙，治肝热、头晕、目眩，心烦不安。鲜茼蒿、菊花嫩苗各 100g，煎汤分 2 次服，治阴虚内热、烦躁头晕、睡眠不安。茼蒿 200g，菊花 60g，水煎饮服，连服数周，治高血压头晕、头胀。鲜茼蒿 20g，洗净切碎，加水煎汤取汁，溶入蜂蜜 30g，分 2 次饮服，治肺热或肺燥咳嗽、痰液黏稠。茼蒿 250g，洗净入沸水中烫过，切细，加适量麻油、食盐等调料拌匀服食，治脾胃不和、食少纳呆、脘腹闷胀等症。茼蒿 100g，加水煎汤饮服，每日 2 次，治疝气偏坠、食欲不振。

【服用禁忌】茼蒿性滑利，故脾胃虚寒及腹泻患者，不宜食用。

11. 香椿

香椿又名香椿头、香椿芽、香椿叶，属楝科落叶乔木香椿的嫩叶。采摘香椿芽宜在谷雨前后，此时鲜嫩味美。营养价值最高。俗话说："三月八，吃椿芽。"早春三月，正是香椿芽上市之时，那婿红的叶，油亮的梗，芳香浓郁。

【营养食用】香椿含蛋白质、脂肪、糖类、胡萝卜素、维生素、粗纤维。以及钙、磷、铁，还含香椿素等挥发性芳香族有机物，可谓蔬菜中之佼佼者。香椿的蛋白质含量居群蔬之首，所含维生素C可与含量最高的辣椒媲美。嫩芽脆嫩甘美，风味独特，堪称席上珍蔬。香椿入菜，能烹调多种特色菜肴，如塞北山村的香椿头蒸饭，北方的香椿拌豆腐，湖南的凉拌香椿，四川的椿芽炒鸡丝，胶东的香椿酱油拌面，华北的香椿辣椒，皖北的椿芽辣子汤，都别有风味。

【性味功能】香椿芽性平、凉味苦涩，入胃、大肠二经；能除热燥湿，收敛止血，止泻止痢，杀虫解毒，治久泻久痢、肠风便血、崩漏带下、遗精白浊、疮积、白秃、疔疽、漆疮、疥疮。现代药理研究表明，用香椿芽制成煎剂可抑杀金黄色葡萄球菌、肺炎球菌、大肠杆菌、绿脓杆菌、伤寒杆菌、痢疾杆菌。用香椿硫浸膏治疗痢疾，其疗效比痢特灵还理想。

【药用方法】香椿叶80～100g，酌加水煎服，治赤白痢疾。香椿叶捣烂，以酒冲服，治唇上生疮。取腌香椿头汁饮服，治声音嘶哑。鲜香椿根白皮60g，水煎去渣，加红糖30g，日分3次温服，治妇女带病。椿根皮30g烧存性，银花藤25g，水煎服，治胃溃疡出血。干椿根研末，粟米研粉，以蜜制丸，服5～10丸，治小儿疳痢、消瘦，以愈为度。椿根皮、车前草各30g，川柏10g，水煎服，治膀胱炎、尿路感染。香椿子炖肉吃，治风湿性关节炎。香椿叶、大蒜等量，加少许食盐，共同捣烂，敷治疮痈肿毒。香椿、楸树、桃树的嫩叶各等分，捣烂取汁，搽治小儿头秃不生发。鲜椿根皮，用湿纸包裹于灰火中煨熟，捣烂敷于患处，治跌打伤筋。

【服用禁忌】不宜过食，有宿疾者勿食。脾胃虚寒者应慎食。

12. 紫菜

紫菜为红毛菜科植物甘紫菜的叶状体，边缘波状，幼时浅粉红色，长大渐变为深紫色，衰老时转为浅黄色。生在海湾风浪平静的岩礁上，生长期为 11 月至次年 5 月，采集后干燥备用，但不宜多晒。

【营养食用】紫菜含蛋白质及钙质居海藻类之首，蛋白质与俗称“旱田之肉”的大豆相近。维生素 A 约为牛奶的 67 倍，维生素 B_2 比香菇多达 10 倍，烟酸比黑木耳多 1 倍。所含人体必需的氨基酸的比率，超过鸡蛋等动物食品。由于含谷氨酸、丙氨酸、甘氨酸等多种氨基酸成分，故滋味鲜美。又含甲基戊糖、葡萄糖、果糖，但脂肪含量低，不会导致肥胖。紫菜以片薄、表面光滑、亮泽洁净为上品，历来被视为珍贵海味之一。取其做紫菜蛋花汤，加入适量虾米或虾皮，鲜嫩爽口。若做凉菜时，放点紫菜则别具一格，可作夏季消暑食品。尤其广东汕头、闽南厦门、泉州一带，人们大多用紫菜作汤或煎饼。

【性味功能】紫菜性寒味甘咸，入心、肺经；能化痰软坚，清热利尿，补肾养心。主要用于甲状腺肿大、淋巴结核、咳嗽痰稠、高血压，预防心、脑、肾硬化。

【药用方法】紫菜 30g，每日煎汤服食；或以紫菜 30g，萝卜 500g，陈皮 3 片，水煎服，治甲状腺肿大。紫菜适量做汤，日服 2 次，连续 1～2 个月，治淋巴结核。紫菜研末，每取 5g，以蜂蜜兑开水送服，每日饭后各 1 次，治咳嗽痰稠、支气管扩张。紫菜、决明子各 15g，水煎服，每日 1～2 次，治高血压，久服则良。紫菜、远志、牡蛎各 15g，水煎服，治咳嗽、慢性气管炎。紫菜、车前草各 15g，水煎服，治水肿、湿性脚气。取紫菜适量干嚼，徐徐咽下，或以紫菜研末，每取 5g，以蜜糖水送服，每日 3 次，治肺脓吐臭痰。紫菜 50g，瘦猪肉 250g，加佐料做汤，经常服食，既助疗消渴羸瘦及瘿瘤，又润肤乌发防脱发。鲜紫菜捣泥，敷治皮肤红肿，可消炎止痛。

【服用禁忌】脾胃虚寒湿涩者，不宜食用。若服食过多易致腹胀发气，饮少许热醋可消除。

13. 大蒜

大蒜又名胡蒜、独蒜、蒜头、独头蒜，属百合科多年生宿根草本植物的鳞茎。我国各地普遍栽培，尤为北方居民所喜爱的常用蔬菜。

【营养食用】大蒜除含有蛋白质、脂肪、糖类、多种维生素、胡萝卜素，钙、磷、铁外，还含有大蒜辣素、硫醚化合物、芳香醇等成分。大蒜既作蔬菜又可调味，烹调肉类、家禽、鱼虾，可借助大蒜去腥增鲜；炒苋菜、茄子等蔬菜，加入蒜瓣则散发出香味；拌黄瓜之类的凉菜，没有蒜泥则难成佳肴。还可腌制成咸蒜头或糖醋蒜头。早春的蒜苗、嫩蒜叶及蒜苗，可拼配烹调成美味佳肴。美国除了生吃新鲜大蒜外，还出现了大蒜泥、大蒜酒、大蒜冰棋淋、脱水大蒜等饮料食品。

【性味功能】大蒜性温味辛，入脾、胃、肺三经；能湿中健胃，消食理气，化肉消谷，杀虫除湿，破恶血，攻冷积，解毒。治饮食积滞、脘腹冷痛、水肿胀满、百日咳、痢疾等症。现代医学研究发现，大蒜辣素对脑膜炎双球菌、葡萄球菌、肺炎球菌、白喉杆菌、痢疾杆菌、大肠杆菌等多种病菌，均有明显杀灭作用；大蒜提取液能显著抑杀肿瘤细胞、肉瘤细胞；常食大蒜能降低胆固醇，抗血小板凝结，降血压，降血糖，有效地防治冠心病、高血压、糖尿病及动脉硬化。

【药用方法】大蒜头煮熟食之，或以酒、醋浸泡，时间越长越好，每次吃1～2只，治心腹冷痛、寒湿腹痛。以1个大蒜头去皮切细末，用白糖拌和，早晚饭前各食1次，连续1周，治痢疾。大蒜泥用开水冲蜂蜜送服，治呕吐。大蒜头1个烘焦黄，以200毫升米酒于发作前送服，治疟疾。大蒜、生姜各15g切片，水煎入少许红糖，睡前1次服下，治感冒流涕。每日吃几瓣生蒜或经常食醋浸过的大蒜，可预防流感、流脑。大蒜15g，以适量红糖煎汤，分3次服，治百日咳。取30g糯米煮粥，然后将去皮大蒜入沸粥滚2分钟后，1次服完，再送服白及粉3g，每日早晚各1次，连续服用3个月，治肺结核。吃大蒜还暖胃健脾,可防治肠道寄生虫。大蒜还可治一切肿毒及蛇、蝎、蜈蚣咬伤,取蒜头捣烂,以麻油调拌成糊状,厚敷患处。

【服用禁忌】凡用于抑杀病菌,则紫皮蒜强于白皮蒜,生吃胜于熟用。生吃大蒜嘴内产生异味,可咀嚼点茶叶,气味自然消失。凡腹泻者,暂不吃大蒜,因蒜辣素会刺激肠壁,使之越加充血、水肿,加剧腹泻。

14. 冬瓜

冬瓜又名白瓜、水芝、地芝、枕瓜,属葫芦科一年生攀援草本的果实。嫩瓜绿色或间有淡绿花斑,密生刺毛,老熟时刺毛脱落,表面有一层白色蜡质粉末,肉质白色肥厚。我国各地均有栽培,夏末秋初果实成熟时采摘。

【营养食用】冬瓜除含大量水分外,还含有蛋白质、糖类、粗纤维、钙、磷、铁、胡萝卜素、维生素 B_1,维生素 B_2、尼克酸等物质。冬瓜去皮、子、瓜瓤,洗净食用,是夏秋两季的家常瓜蔬,可烹调多种菜肴。

【性味功能】冬瓜性微寒味甘淡,入肺、小肠、膀胱三经;能清肺热化痰,清胃热除烦止渴,甘淡渗利,去湿解暑,利小便,消水肿。现代医学研究发现,冬瓜含钠量较低,对冠心病、高血压、肾炎水肿等疾病有良好疗效,还可美容减肥。

【药用方法】鲜芦根、冬瓜子各 90g,煎汤代茶饮,治肺痈。鲤鱼 1 条,冬瓜子 1 把,同煮,食鱼喝汤,通乳汁。冬瓜子末、冰糖各 30g,加水炖服,日服 2 次,治白带。冬瓜配玉米须、赤小豆同煮食,消全身水肿、急慢性肾炎水肿、妊娠水肿。冬瓜加火腿煮汤,补脾开胃,滋肾生津,益气血,充精髓,治虚劳,止泄泻,健腰脚,愈漏疮。鲜冬瓜捣烂绞汁,大量饮服,可解误食河豚中毒;冬瓜煎汤洗痔疮患处,可止疼痛。以冬瓜皮适量,熬水洗冻疮患处显效。冬瓜适量,加水及少量白酒共煮,去渣熬膏,长期搽用,可使面容白皙。常用冬瓜瓤洗脸，可消退皮肤雀斑。取鲜冬瓜适量，捣烂取汁，涂擦患处，每天1～2次，治酒糟鼻。以冬瓜适量，放少许盐煮汤饮；或用30g冬瓜皮煎水当茶，日饮3次；或制成冬瓜粉，冲茶饮，均能排除体内过多水分，降低血脂，减轻体重，可用于降血脂，减肥。

15. 番茄

番茄又名番柿、西红柿、洋柿子，属茄科一年或多年生草本的果实。我国广泛栽培，浆果扁圆或圆形，呈红，黄或粉红色，肉厚汁多，为夏秋佳蔬。

【营养食用】番茄含糖类、蛋白质、脂肪、维生素 B_1、维生素 B_2，维生素C、纤维素及钙、磷、铁、锌等人体需要的成分。番茄生吃细嫩酸甜，熟食滋味鲜美。如烹饪番茄肉片汤、番茄炒蛋、糖渍番茄、番茄酱、番茄罐头等。若将番茄用水烫后剥皮去子，捣烂调入白糖存人冰箱，饮用时兑入冰水，即成清凉酸甜的饮料。

【性味功能】番茄性微寒味甘酸；能生津止渴，凉血养肝，清热解毒。主治高血压、坏血病，预防动脉硬化、肝脏病等。现代医药研究表明，番茄所含的有机酸，能软化血管，促进钙、铁元素吸收，对肠道黏膜有收敛作用。所含苹果酸和柠檬酸，帮助胃液消化脂肪和蛋白质。所含糖类、纤维素、番茄素、番茄碱等能养心护肝，预防肠癌，抑制多种细菌和致病真菌繁殖。常食番茄还能治疗便秘、破坏风湿病和痛风病患者的钙质沉淀，以及有美容护肤之效。

【药用方法】高血压患者，连续半月在清晨空腹吃两个番茄，有降压作用。以番茄代水果，每日吃2～3次，2周后治牙龈出血见效。番茄汁与西瓜汁各半杯，混合饮服，退热止烦渴。番茄汁同甘蔗汁，或同山楂汁混合饮服，治胃热、口干舌燥。番茄去皮与蜜糖拌服，治便秘。番茄切片熬汤，入少许食盐当茶饮，有祛热消暑功效。将番茄捣烂取汁，加少量蜂蜜及新鲜黄豆粉调匀，涂面部和手臂，15分钟洗去，常用则消除皱纹。若每日用番茄汁1杯，入5g鱼肝油饮服，或常饮番茄汁，或用番茄汁洗脸，能使面容光泽红润。

【服用禁忌】未成熟的番茄含毒素，不可生吃。凡患急性肠炎、菌痢者，不可食用，以免加重病情。

16. 黄豆芽

黄豆经水泡后发出嫩芽，称之为黄豆芽。我国发明黄豆芽至少有两千多年历史，汉代《神农本草经》所载“大豆黄卷”，就是用大豆浸敷发芽而成。

【营养食用】黄豆芽既保存黄豆所含蛋白质、糖类、钙、磷、铁等营养成分，又增加了一些营养素。譬如黄豆本无维生素 C，发芽后每 100g 含 4 毫克，胡萝卜素增加 2～3 倍，维生素 B_2 增加 2～4 倍，维生素 B_{12} 增加 10 倍，氨基酸由原来的 0.6 毫克增加到 4.6 毫克：黄豆芽最宜炒、煮、烩，可配素料腐竹、豆腐干、雪里蕻、梅干菜、冬菜，也可同猪脚炖汤，其味鲜美，清淡不腻，脆嫩爽口。又因不含胆固醇，为不吃肉者理想的“蔬中之荤”。

【性味功能】黄豆芽性平味甘，入脾、大肠二经；能清热利湿，消肿除痹，用于脾胃湿热、困倦少食、脚气水肿、湿痹拘挛等症。《黄帝内经》称黄豆芽宜于肾病，肾如有病则用黄豆芽调理。现代医学研究发现，黄豆芽对癫痫有辅助治疗作用，并能有效地防治直肠癌，以及作为癌症化疗的辅佐食品。美国科学家研究指出，人体摄入像黄豆芽这类含胡萝卜素、维生素 C 的蔬菜，可抑制体内致癌物质，防止癌症发生。

【药用方法】黄豆芽、猪血各 250g，共煮汤分 2 次服食，连吃 3～7 日，可除胃热，亦辅助治疗肺结核、矽肺、大便干结。黄豆芽 250g，整理干净，入热油锅以旺火快炒，将熟时加酱油、醋，再急炒几下即成。以此菜常作佐餐，可治高血压、冠心病、肥胖症、脑血管病、寻常疣；或取黄豆芽适量，以水煮 3～4 小时，断续连汤一起常食，治妇女孕期高血压。黄豆芽 10g，荆芥、防风、苏叶各 60g，水煎服，治感冒发热。凡长期吸烟者，经常不拘量炒食或煮食黄豆芽，可显著减少癌症发病率。

【服用禁忌】黄豆芽鲜嫩肥白无根者，为尿素催成，若购买食之易中毒，甚至诱发癌症。要注意选购粗细长短适中，根须茂密，呈淡黄有清香的黄豆芽，才对人体有益。

17. 黄瓜

黄瓜又名胡瓜、王瓜、刺瓜，属葫芦科一年生攀援状草本。瓜果柱形，幼嫩者青绿色，表皮疏生短刺，刺基有瘤状突起，老则变黄。全国各地普遍种植，为夏季常食蔬菜。

【营养食用】黄瓜含蛋白质、脂肪、糖类、多种维生素、纤维素，以及钙、磷、铁、钾、钠、镁等成分。黄瓜肉嫩多汁，芳香脆甜，生吃、凉拌、炒食、腌渍、酱制均宜。如江苏扬州的罐装乳黄瓜，畅销欧美许多国家；山西的酱黄瓜，曾在巴拿马国际博览会上获奖。

【性味功能】黄瓜性凉味甘，入脾、胃、大肠二经；能生津止渴，除烦解暑，消肿利尿。主治咽喉肿痛、四肢浮肿、热痢便血。《日用本草》称其“除胸中热，解烦渴，利水道”。现代医学研究发现，黄瓜可抑制糖类物质转变为脂肪，有减肥和预防冠心病的功能。并有益于糖尿病患者，还可使肥胖而致性功能减退者得到改善。黄瓜中所含的较多维生素 E，可抗过氧化，起抗衰老的作用。黄瓜还可抗癌症，治艾滋病。

【药用方法】取黄瓜数条入水煮沸后捞出，调入 100g 蜂蜜煮沸，喝汤吃瓜；或以 250g 黄瓜与 500g 豆腐共煮服食，治小儿夏季热。以嫩黄瓜蘸蜜吃，治小儿热痢。取黄瓜 1 条剖作两半，以醋煮一半，水煮一半，空腹食用，治腹水及四肢浮肿。黄瓜、生地黄各 100g，黄连 25g，共研末炼蜜为丸，每丸 9g，分次日 2～3 丸，治大便出血。黄瓜烧存性、平胃散末各 3g，枣肉 3 枚，共捣为丸，黄酒送服，治反胃吐食颇验。

【服用禁忌】黄瓜含维生素 C 分解酶，注意不应与含维生素 C 较多的蔬菜与水果同食，以免破坏其营养成分。

18. 辣椒

辣椒又名辣茄、辣虎、番核、鸡嘴椒，属茄科一年生草本的果实。浆果未熟时绿色，成熟后为红色或橙黄，有长圆锥形或扁球形。我国各地普遍种植，品种繁多，为夏秋佳蔬。

【营养食用】辣椒除合有大量维生素C外，还合有蛋白质、脂肪、糖类、钙、磷、铁，以及辣椒碱、红色素、挥发油。3只红辣椒所含维生素C达300毫克，加食用得法，能满足1人1天的需要。辣椒常见的圆锥椒、长角椒、簇生椒，因其味辣有“佐料之王”的美称。尤其红相中的尖头者，磨为辣糊晒干作调料，色味俱佳。湖南、四川、贵州等地，无论家庭便餐还是贵宾酒席，以辣椒拼配佐菜佳肴屡见不鲜。除辣味甚浓者外，还有一种肉质肥厚的扁圆形翠绿甜椒，主要作蔬菜食用，可烹调多样菜肴。

【性味功能】辣椒性热味辛，入心、脾二经:能温中散寒，开胃消食，治寒滞腹痛、呕吐、泻痢等症。现代医药研究发现，红辣核除了预防癌肿、坏血病、风湿病，还可抑杀胃肠道内的寄生虫，并刺激神经起镇痛作用，且有预防心脏病及冠状动脉硬化的奇功，还可美容。

【药用方法】用1只辣椒与粳米煮粥，以吃后出微汗为度，治寒滞腹痛。常食辣椒可驱湿御寒，预防感冒。清晨用热豆腐皮裹辣椒食，治痢疾水泻。嚼生辣椒10～12只，治毒蛇咬伤，则解毒消肿定痛，伤处起小泡，出黄水而愈。民间按每岁取1粒辣椒种子，以20粒为限，用温开水日服3次，连续3～5天，治疟疾。取辣椒头2个，鸡脚15对，花生仁60g，红枣6枚，加水与酒各半炖服，治手脚无力。以辣椒头同猪精肉煎汤服，治肾囊肿胀。辣椒根15g或鲜品30g，鸡脚2对，共煮日服1剂，治功能性子宫出血。辣椒水煎熏洗或捣敷外用，可治冻疮、秃头、腰腿痛、扭伤、击伤、碰伤后引起皮下癌肿及关节肿痛等症。

【服用禁忌】大量贪吃辣椒不足取，适量吃些则对人体健康有益。至于阴虚火旺、咽喉炎、肺结核、高血压、胃肠炎、目疾、痔疮者，均应忌食。

19. 莲藕

莲藕简称藕，为睡莲科多年水生宿根草本的肥大根茎。其根一节生二荷，必定两两相偶，叫“藕”是取其偶意。藕生于浅水河塘，我国已有3000余年栽培历史，以肥白纯甘者为良。

【营养食用】藕营养丰富，含糖类甚丰，还含蛋白质、脂肪、维生素、粗纤维、胡萝卜素、天门冬碱、氨基酸，以及钙、磷、铁等成分。其吃法：顶端一节，肉嫩脆甜，最宜生吃；第二、三节，熟食最佳，如在藕孔中填塞糯米，煨熟切片以白糖蘸食则味美；第四节往下各节，茎体逐渐细小肉质薄。可烹调多种可口菜肴，或晒干碾成藕粉调羹，老幼或体弱者食之易消化吸收。

【性味功能】莲藕性寒味甘，入心、脾、胃三经。明代医药学家李时珍誉藕为“灵根”，不过生藕与熟藕性能各异。正如《本草经疏》曰：“生者甘寒，能凉血止血，除热清胃，故主消散瘀血，吐血，口鼻出血，产后血闷，敷金疮伤折及止热渴，霍乱，烦闷，解酒等功。熟者甘温，能健脾开胃，益血补心，故主五脏，实下焦，消食，止泻，生肌，及久服令人心欢止怒也。”妇女产后忌食生冷，惟独不忌藕。若产后口燥腹痛，可用生藕捣汁频频饮服。熟藕虽减祛瘀清热功效，却增添滋补胃阴作用，脾胃虚弱者吃之尤宜。

【药用方法】取生藕、生梨等量，洗净后切碎捣汁饮服，治肺热咳嗽、咽干喉痛。鲜藕配伍等量葡萄、生地捣汁，每取10毫升，日服2次，治尿频、尿血、尿路感染。鲜藕500g，洗净切碎捣汁，加蜂蜜50毫升混匀，分2次服，治烦渴不止、小便短涩。取100g糯米煮粥将熟时，投入切成块的鲜藕片50g，以少许白糖佐餐，助疗热盛伤津、鼻干出血、口干舌燥。支气管扩张轻症干咳带血丝者，以藕粉与百合干研粉食之甚良。藕节被古代医家视为止血药中的“王牌”。《本草纲目》载藕节，“能止咳血，唾血，血淋，溺血，下血，血痢，血崩”。现代临床实践证明，藕节止血作用甚强，几乎对体内各种出血症都有一定疗效。如吐血、鼻血、便血、血崩，每次取5个藕节，洗净劈碎，加红糖瓦罐内煎服，数次即见效。对热症出血生用较好，鲜品捣汁效果更佳；属虚寒性出血，则炒煮食用为宜。

【服用禁忌】以藕节为药治病，注意炒煮时忌用铁器。

20. 绿豆芽

绿豆经水浸泡生发嫩芽，称之为绿豆芽。早在一千多年前，我国民间有制作绿豆芽的记载。

【营养食用】绿豆芽含蛋白质、糖类、多种维生素、胡萝卜素、尼克酸，还使干绿豆原来不含维生素C增加6%。绿豆发芽过程中的部分蛋白质可分解为多种氨基酸，所增加的含量为原有绿豆的7倍多。其吃法很多，若取白色，与青、红椒丝配炒；取素雅，同鸡丝配炒；取其沉晦色，以鳝鱼丝作原料。烹调时要采取旺火快炒法，以保持豆芽坚挺脆嫩特色。若炒时加点醋、可使所含蛋白质凝固，又使所含B族维生素少受损失。

【性味功能】绿豆芽性凉味甘，入心、胃二经；能清暑热，调五脏，通经脉，解诸毒，利尿除湿。用于解酒醉、湿热郁滞、食少体倦等症。现代医学研究表明，食用绿豆芽，可治因缺乏维生素A而引起的夜盲症、缺乏维生素B_2而引起的舌疮口炎及阴囊炎、缺乏维生素C而引起的坏血病。还可治冠心病、高血压、尿路感染、小便赤热、尿频等多种疾病。

【药用方法】绿豆芽250g，煮汤加少许盐，经常食用，治高血压、冠心病。绿豆芽250g，加调料，以猛火快炒去生即成，食之解热毒，利三焦，治暑热、烦渴、疮疡、小便赤热不利。绿豆芽适量，猪腿1只，炖汤服食，治乳汁不下。生绿豆芽不拘量，以冷开水冲洗干净，榨取汁液，调入白糖，代茶频饮，治尿路感染、小便赤涩、尿频。常吃绿豆芽，可治坏血病。

【服用禁忌】注意莫购买过长过肥已有氨味的绿豆芽，那是化肥催发而成，食之会引起中毒。凡脾胃虚寒者，不可久食。

21. 南瓜

南瓜又名番瓜、倭瓜、饭瓜、北瓜、窝瓜，属胡芦科一年生蔓生藤本的果实。瓜果扁圆成长圆形，表皮暗绿或绿白相间，老熟后有白粉，黄褐或赭色，有波状网纹。我国分布面最广，耐贫瘠干旱土壤，生命力强，是夏秋家常蔬菜之一。

【营养食用】南瓜的营养成分有糖类、淀粉、脂肪、蛋白质、瓜氨酸、精氨酸、抗坏血酸、天门冬素、胡萝卜素、维生素、果胶，以及胡芦巴碱、钙、磷、铁、锌、钴等成分。南瓜可烹任多种菜肴，或捣烂拌入面粉等佐料制成各式糕点，风味殊美。若将南瓜削去皮，切块以油盐炒，同大米煮饭，食之香甜油润。瓜花清炒或煮汤，鲜嫩爽口。瓜子炒食，清脆香糯。

【性味功能】南瓜性温味甘，入肺、脾、胃三经；能润肺益气，化痰排脓，驱虫解毒。主治咳嗽哮喘、肺痈、便秘等症。现代医学研究发现，南瓜有益于厌食或偏食症患者，以及高血压、冠心病、脑血管疾病、乳腺癌患者，尤其对治糖尿病甚佳。南瓜还能中和食物中某些农药及亚硝酸盐等有害物质，对肝肾功能减弱者能增强细胞再生能力。

【药用方法】南瓜、粳米各 30g 煮粥，调入 1 匙红糖，治肾炎水肿，可通利小便。南瓜 500g，牛肉 250g，不加油盐煮熟，连服 1 周后，改服六味地黄汤 5～6 剂，治肺脓肿。南瓜 500g，姜汁、蜂蜜、冰糖各 50g，隔水炖 2 小时，日服 2 次，治哮喘。去皮南瓜 500g，红枣 15 枚，加适量红糖煮烂服食，治慢性气管炎。若取 1 只中等老南瓜挖去瓤子，填入五味子 3～5g，冰糖 600g，蒸熟食瓜，连服数日，治咳嗽痰喘。南瓜煮豆腐服食，治便秘。南瓜与猪肝适量煮食，治夜盲症。临床用生吃南瓜驱蛔虫，成人每次 500g，儿童减半，吃后 2 小时服泻剂，连服 2 日。南瓜全身中药多，瓜蒂、瓜子、瓜花、瓜叶、瓜根，均可治病保健。如每日吃 1 把炒南瓜子，可治前列腺肥大，有预防前列腺癌的作用。

【服用禁忌】南瓜不宜久存，否则容易引起中毒，故久存之南瓜食之宜慎。

22. 嫩蚕豆

嫩蚕豆又名佛豆、胡豆、南豆、湾豆、罗汉豆，为豆科一年生草本的鲜嫩果仁。我国各地均有栽培，喜凉爽湿润气候，常与麦类、油菜或蔬菜间作。

【营养食用】嫩蚕豆除含蛋白质、脂肪、糖类、多种维生素、胡萝卜素、粗纤维、尼克酸、钙、磷、铁等成分外，还含嘧啶核甘、磷脂、胆碱等物质。鲜嫩蚕豆清炒为蔬味美，亦可做成豆泥或茴香豆作下酒菜。干品除发芽作蔬菜，还可制作兰花豆、怪味豆、油炸豆瓣，又是制作豆瓣酱的原料。

【性味功能】嫩蚕豆性平味甘，入脾、胃二经；能调补五脏，健脾和中，利湿解毒。主治膈食、水肿、肾炎、疮毒等症。据现代医学研究表明，蚕豆所含丰富的植物蛋白可延续动脉硬化，具有抗衰老的功效。

【药用方法】以鲜嫩蚕豆煮粥食，健胃和脏腑，润肠通便，对习惯性便秘有效。鲜蚕豆捣如泥，涂疮上，治秃疮，干即换之；如无鲜者，用干豆以水泡胖捣敷。干蚕豆磨粉，红糖调食，可健脾益胃，治膈食。蚕豆、冬瓜各 60g，水煎服，治水肿。陈蚕豆 120g，红糖适量，水煎服，治慢性肾炎。蚕豆还有美容作用，如干蚕豆瓣磨成极细粉末，调入香油可搽治面部春花癣；若以其干粉扑脸，可使皮肤细嫩光滑。

【服用禁忌】每年初夏鲜嫩蚕豆上市，是蚕豆病发病高峰。蚕豆所含巢菜甙是6-磷酸葡萄糖脱氢酶的竞争性抑制物，是引起蚕豆病的重要原因，凡屑入体红细胞内6-磷酸葡萄糖脱氢酶缺乏者不能食蚕豆。凡患过蚕豆病者更应忌食。凡对蚕豆过敏者慎服。除此，本品其性壅滞，多食入令腹胀，更不可生食。

23. 茄子

茄子又名落苏、矮瓜、酪酥、昆仑瓜，属茄科一年生草本的果实。浆果球形，倒卵形或长柱形，深紫、淡绿或黄白色，表皮光滑。我国大部分地区均有栽培，为夏秋家常蔬菜。

【营养食用】茄子营养丰富，含蛋白质、脂肪、糖类、钙、磷、铁及多种维生素，还含胡芦巴碱、胆碱、龙葵碱、皂草甙等成分。富含维生素 E、维生素 P 是其突出特点。茄子可烹调多样菜肴，生吃、凉拌、炒食、干制、盐渍皆可。其肉质细嫩柔软，未成熟时食之尤佳。

【性味功能】茄子性凉味甘，入脾、胃、大肠三经；能清热凉血，通络散瘀，消肿止痛。主治痰热咳嗽、痔疮便血、热毒疮痈、皮肤溃疡。现代医药研究发现，常食茄子能预防癌肿，增加机体的抗氧化功能；对血管硬化病变咯血等出血症，均有辅助疗效；还能预防动脉硬化、高血压、冠心病的发生。

【药用方法】茄子 60g，煮后去渣，调蜂蜜适量，早晚各温服 1 次，治肺虚久咳及无痰热咳。用浸湿草纸包裹 1 只大茄子，置火内煨热，起热放盛有酒的瓶内，密封 3 日，去渣以暖酒空腹饮用；或将经霜秋茄焙干研末，每日清晨取 6g 用黄酒送服，此两便方皆治肠风下血。将 2 只茄子洗净切开置碗内，加少许油盐，隔水蒸熟服食，适用于内痔肿痛出血，兼治高血压。取紫茄与粳米各适量煮饭吃，治黄疸肝炎，连吃数日有一定疗效。茄子晒干研粉，每取 1g 以温开水日服 3 次，治水肿；茄子焙干为末，以温酒送服，治跌打肿痛。民间常把茄子切开，搽擦虫蜇、蜈蚣咬伤部位，或加适量白糖敷治均显效。茄子烧灰研末，摊在涂有凡士林的纱布上，治乳腺炎、疔疮、痈疽。秋茄阴干焙为末，加适量冰片调匀，撒敷创面，用纱布包扎，治皮肤溃烂。茄皮擦面可减轻瘢痕色素，尤其外伤后配以蜂蜜敷面，可使伤口愈合如初。

【服用禁忌】茄子性凉滑，脾胃虚寒者不宜多食，肠滑腹泻者慎食。

24. 丝瓜

丝瓜又名倒阳菜，为一年生攀援草本的果实。二月播种，夏秋采摘果实为蔬。瓜果呈圆柱形，幼嫩时表皮绿中泛粉白色，有深绿色纵纹；老熟时表皮变为黄绿色，瓜肉形成网状纤维。

【营养食用】丝瓜含蛋白质、脂肪、淀粉、糖类、维生素、胡萝卜素、瓜氨酸、皂甙，以及钙、磷、铁等营养素。嫩丝瓜去皮，同鸡蛋或肉片或虾仁拼配，做汤或炒食，堪称美味佳肴，清香适口。

【性味功能】丝瓜性凉味甘，入肝、胃二经。丝瓜的药用价值，诚如《陆川本草》曰："生津止渴，解暑除烦。治热病口褐，身热烦躁。"药理研究表明，丝瓜叶所含皂甙止咳去痰，对肺炎球菌有抑制作用。丝瓜子杀虫，丝瓜藤提取物治慢性气管炎。丝瓜还是天然的美容品。

【药用方法】取数条连蒂微小丝瓜，洗净切块、置沙锅内煮烂，取汁饮服，可治哮喘。鲜嫩丝瓜，捣烂取汁，日用 3 次各饮 1 匙，治咽喉发炎肿痛：若以蜂蜜适量，调入瓜汁冲服，治咳嗽多痰；若以瓜汁炖热，加冰糖饮服，治小儿百日咳。丝瓜焙干，以水煎后入红糖少许，用黄酒送服，治月经不调。老丝瓜 1 条，阴干焙成焦黄研粉，每取 9g，睡前以黄酒温服，然后盖被发微汗，连续 3 日，治乳汁不通。丝瓜、槐花各适量，烘干共研末，每日 2 次各服 6g，治大便出血。老丝瓜焙成炭，陈皮 10g，共研为末，每日 2 次各服 10g，治小肠疝气。50g 绿豆煮至将熟，以其汤同 10 朵丝瓜花煮沸，待温饮服，治夏日中暑。丝瓜花 20g，捣烂放盛有沸水的茶杯内，日服 2 次，治鼻出血。生丝瓜子适量，剥壳取仁，清晨空腹嚼食，成人 50 粒，儿童 30 粒，连续 2 日各服 1 次，驱除蛔虫。丝瓜络 15g，乳香、没药各 10g，水煎，分 2 次服，治风湿筋骨痛。丝瓜络烧炭研末，以猪油调匀，敷冻疮患处显效。

【服用禁忌】丝瓜性偏寒滑，多食易引起滑肠泄泻，凡脾胃阳虚者忌用。

25. 土豆

土豆又叫洋山芋、马铃薯，属茄科一年生草本植物的块茎。我国大部分地区均有栽培。土豆喜寒冷干燥气候，适应性较强，以疏松肥沃沙质土为宜，生长期短而产量高。

【营养食用】土豆含大量淀粉，以及维生素、蛋白质、糖类、钙、磷、铁、钾、镁等成分，为消化道疾病患者上好食物，还含有少量龙葵碱。土豆成了家常蔬菜中的主品，可烹制各类荤素菜肴。

【性味功能】土豆性平味甘；能健脾和胃，益气调中，缓急止痛，通利大便。主治脾胃虚弱、消化不良，肠胃不和、脘腹胀痛、大便不畅。现代医学研究发现，土豆所含龙葵碱，可减少胃液分泌，有缓解痉挛的作用。近年荷兰科学家通过把普通土豆与野生土豆杂交，培育成新品种，含有高浓度生物碱茄解啶，可用来做避孕药。

【药用方法】新鲜土豆洗净去芽眼，切碎捣烂包入纱布绞汁，加入适量蜂蜜，每日清晨服 1～2 匙，连续 2～3 周，治胃及十二指肠溃疡、习惯性便秘。土豆榨汁与鲜橘汁混和，调入少许生姜汁，隔开水烫温服，驱胃寒冷痛，治恶心呕吐。熟食还可治小儿水痘，取汁灌服则解药毒。土豆洗净去皮切丁，同粳米煮粥，拌入白糖和桂花卤，食之祛热咳，对胃肠道疾患有辅助治疗作用。用土豆蘸醋，磨汁，搽腮腺炎患处，干后再擦，循复不断，有良好疗效。土豆 1 只煮熟，去皮捣烂，加少许凡士林搅匀，取适量涂手脚裂处，每天 1～3 次，数日可愈。土豆切丝捣烂，敷湿疹患处，以纱布包扎，昼夜勤换药，3 日后大部分可消退。1000g 土豆削去皮洗净切碎，放入盛水的锅内煮 1 小时，取汤过滤后，每日擦皮肤可防止干裂，有滋润皮肤的作用。此外，土豆还有减肥作用，每日吃无盐煮熟的土豆及无盐蔬菜，可达到减肥效果。

【服用禁忌】土豆必须刨皮烹食，若煮熟去皮仍不可取，因为土豆皮中积聚的生物碱的毒素会在烧煮过程中渗入块茎。至于土豆发芽且变青的部分必须挖去，再充分加以烹调，以免中毒。

26. 莴笋

莴笋原名莴苣，又叫香乌笋、千金菜、莴菜、生菜。属菊科一年或二年生草本。全国各地均有栽培，为春季家常蔬菜。以品种按叶区分，有白莴笋、花叶莴笋、尖叶莴笋、紫叶莴笋；按其食用部分不同，有茎用莴笋和叶用莴笋，后者又称生菜。

【营养食用】莴笋除含蛋白质、脂肪、糖类、维生素、胡萝卜素、粗纤维、尼克酸、钙、磷、铁外，还含乳酸、甘露醇、苹果酸、莴笋素、天门冬碱等成分。莴笋茎肥似笋，营养丰富，鲜嫩味美，以佐料凉拌，配肉类炒食均宜，还可腌制成酱菜或泡菜。若生食爽脆甘润，生津消暑，味如瓜果。苗笋需茎叶同食，方可全面吸收营养。

【性味功能】莴笋性凉味甘，入胃、肠二经；能利五脏，通经脉，开胸膈，通乳汁，明耳目。主治血尿、小便不利、乳汁不通。现代医学研究表明，莴笋能增强胃液与消化液的分泌，增加胆汁分泌量，刺激消化道各器官蠕动，对消化无力、胃酸度低及患有便秘的患者特别适宜。此外，常吃莴笋还可防治糖尿病、贫血和降低血压，并具有滋润皮肤、清洁口腔、防龋除臭的美容功效。莴笋叶所含多种胡萝卜素，还是抗癌抗衰老抗日照皮肤损伤的活性剂。

【药用方法】白天吃莴笋，晚间喝嫩叶汁 1 匙；或以 20g 干叶加 100 毫升热水浸汁饮 1～2 匙，长期服用，能治神经官能症、高血压，心律紊乱、失眠。将莴笋去皮切片，水煮调味，以黄酒少许为引服食，治乳汁不通。莴笋捣泥敷脐，治尿血、小便不通。莴笋 500g，切丝后以盐渍，鱼腥草 100g，沸水捞过以盐渍，加佐料调味食用，连食 1 周，治肺脓肿、急性支气管炎、尿路感染。莴笋叶捣汁滴耳，可驱除入耳昆虫；莴笋子入药较莴笋为优，取其子 30 粒研末，以白酒调服；或用莴笋子 10g，生甘草 5g，粳米 100g，共煮粥食用，则通乳汁，利小便，治阴肿、痔疮下血。

【服用禁忌】莴笋不可过多食用，否则会引起夜盲症。本来就有眼病者更不宜多食。

27. 洋葱

洋葱又名葱头、玉葱、圆葱、球葱，属百合科多年生草本植物的鳞茎。我国各地均有栽培，夏季采收，品种有红皮洋葱、黄皮洋葱、白皮洋葱，有强烈的香气。

【营养食用】洋葱含蛋白质、粗纤维、糖类，丰富的维生素 A、维生素 B_1、维生素 B_2、维生素 C 和钙、磷、铁，以及较多的硒，还含多种氨基酸和咖啡酸、柠檬酸、槲皮素、苹果酸。选购洋葱以鳞片肥厚、抱合紧密、干燥、大小均匀为上品。用时撕去外面紫色皮膜，削除损坏的鳞片，可烹调多种美味菜肴。

【性味功能】洋葱性温味辛辣，入肺经；能温肺化痰，解毒杀虫，疗疮消肿。主治腹中冷痛、宿食不消者最宜。现代医学研究发现，洋葱能溶解血栓，抑制高脂肪饮食引起的血胆固醇升高，改善动脉粥样硬化。其提取物能杀灭金黄色葡萄球菌、白喉杆菌等致病细菌。还能防治癌症，美容养颜。

【药用方法】洋葱头 1 个切细，加水煮粥，连食数日，治痢疾。老洋葱、生姜各 60g，鸡脚 5 对，共煮熟，早晚各服食 1 次，治风湿性关节疼痛。用适量洋葱煎汤，时时饮服，可辅助治疗高血压、高脂血症。洋葱 100g，洗净用开水泡后切丝，拌入少许酱油调味，每日 2 次，经常食用，可减轻糖尿病症状。洋葱炒牛肉丝作菜，每日 1～2 次，经常服用，治慢性肠炎、维生素缺乏症。若以洋葱剖瓣，放泡菜坛中腌浸数日，待其味酸甜略有辛辣时，每日食少许，可增加胃酸，适于萎缩性胃炎及消化不良。若将洋葱捣烂入瓶封口，临睡前揭盖闻其气味，失眠者可入睡。用鲜洋葱剥去外皮榨汁，治滴虫性阴道炎显效。取鲜洋葱捣泥，还可敷治关节扭痛、软组织损伤、疮疹或虫咬。以捣烂的葱头，当作牙膏涂，还可治牙痛。取洋葱捣烂敷脸，5～10 分钟后用清水洗去，常用可消褪脸部色素，减少雀斑、黄褐斑，光洁皮肤。若用沙布包裹捣碎的洋葱，反复轻擦整个头部，使葱汁渗入皮肤，隔天清洗头发，专治头皮屑过多。

【服用禁忌】不可食之过量，否则会产生胀气。

28. 竹笋

竹笋为禾本科常绿植物竹的幼芽，又名竹芽、竹萌、鞭笋。我国是世界著名笋乡。其生命力强，不择土壤肥瘠，地势陡缓，沟谷山坡，均可生长。广泛分布于长江流域及南方各地。

【营养食用】鲜竹笋除含有蛋白质、脂肪、糖类外，还含胡萝卜素、多种维生素及钙、磷、铁、镁等人体必需的成分。同时还含有16～18种氨基酸，具有高蛋白、低脂肪、低淀粉、多纤维的特点。以竹笋拼配荤素，炒、煮、煨、炖，或制成笋脯、笋干、罐头，皆成佳肴，风味各异，鲜美可口，选购竹笋，以肉厚质嫩色白者为佳。

【性味功能】竹笋性寒味甘，入胃、大肠二经；能清热解渴，化痰益气，利膈爽胃。主治热痰咳嗽、胸膈不利、心胃有热、二便不畅。据现代医学研究表明，竹沥中含有微量的锗、硅等有机物，能活化人体细胞，可治便秘、痔疮、高血压等多种疾病。

【药用方法】鲜竹笋60g，橘红6g，杏仁、贝母各10g，水煎服，治胸中烦闷。取鲜笋炒食，治小儿痰多头痛、脘腹胀气。适量鲜竹笋同瘦肉共煮，入少许调料食之，治阴血虚亏，可通畅二便。笋芽10～15个，黄豆60g，煮熟后喝汤吃笋、豆，每日3次，助麻疹早透。鲜竹笋同粳米煮粥食，治久泻久痢、便结脱肛。鲜竹笋60g，水煎代茶饮，可解酒。被虫蛀过的笋干可治腹水肿胀，如治晚期血吸虫病腹水，取虫笋、葫芦各9g，每日3次煎服，20剂为1个疗程。治肾炎水肿，每日用虫笋、金葫芦各9g，水煎日服3次，连续治疗，利尿消肿，治愈率达如90%。虫笋对其他病因引起腹水或浮肿，亦有不同程度疗效，还可治脚气病。

【服用禁忌】竹笋含有较多的草酸钙，影响人体的钙质吸收，故处在生长发育时期的儿童少食为宜。又草酸钙属难溶性物质，肾炎或尿路结石患者不宜多食。

29. 草莓

草莓为蔷薇科多年生草本草莓的果实。果呈圆形或心脏形，初夏成熟时采收。我国大部分地区有栽培，其品种多从国外引进，故又称洋莓、洋莓果。

【营养食用】草莓含氨基酸、蔗糖、果糖、葡萄糖、柠檬酸、苹果酸、果胶、胡萝卜素、维生素，以及钙、磷、铁、钾、镁等营养素。草莓的吃法颇多，除单独生食外，还可制成奶油草莓，或入冰箱后经冰镇后食用，也可加冰砖同食，风味尤佳。草莓还可制成果汁、果酱。选购草莓以个大紧实、色红新鲜、馨香味浓、柔嫩多汁、无破损者为佳。

【性味功能】草莓性凉味甘酸，具有润肺生津，健胃和中，益气养血，凉血清热，解酒毒的功效。适用于肺燥干咳、津少口渴、食欲不振、消化不良、气血不足、神疲面黄、以及牙龈出血、口舌生疮、咽喉疼痛等症。现代医学研究表明，草莓可预防坏血病，防治动脉硬化、冠心病、高血压、脑溢血，所含胺类物质对白血病、再生障碍性贫血有辅助治疗作用，所含鞣花酸能保护人体组织细胞不受致癌物质伤害。

【药用方法】鲜草莓 100g，川贝 10g，冰糖 50g，隔水炖烂，取汁，分 3 次饮服，治肺燥干咳。鲜草莓 10～15 只，洗净生食，每日 3 次；或鲜草莓 250g，洗净绞汁，分 3 次饮服，治津少口渴。鲜草莓 10 只，洗净于餐前生食；或鲜草莓 250g，洗净绞汁，分 2 次服，治食欲不振、脘腹胀满。鲜草莓 1000g，洗净捣烂如泥，加适量清水，煎至浓稠，再加入白糖 250g，搅匀，冷却后装瓶备用，每次 1 汤匙，温开水冲服，每日 3 次，治久病体虚、神疲乏力、面色萎黄。鲜草莓 60g，洗净捣烂，用冷开水调服，每日 3 次，治齿龈出血、口舌生疮、咽喉痛病。鲜草莓 100g，洗净后 1 次食完；或草莓 250g，洗净绞汁顿服，解酒毒。

【服用禁忌】草莓性寒，凡脾胃虚寒、大便溏泄者不宜多食。

30. 樱桃

樱桃为蔷薇科落叶果树樱桃的果实。核果近圆球形,成熟时果呈鲜红色,又称莺桃、含桃、荆桃。其中以颜色发紫,皮里有细碎黄点的称紫樱,正黄色的称蜡樱,均为上品。主产于河北、河南、山东、安徽、江苏、浙江、福建、湖北、四川,每年初夏果实成熟时采收。

【营养食用】樱桃营养丰富,所含蛋白质、糖类、磷、胡萝卜素、维生素C均比苹果、梨高。特别是铁的含量更高,每百克果肉中含142毫克,是同等量苹果的19.6倍。柑橘和葡萄的29.5倍。因此,多食樱桃可补充体内对铁质的需求,既可防治缺铁性贫血,又可增强体质、健脑益智。此外,樱桃还能益颜美存,坚持用樱桃汁涂擦面部及皱纹处,能使面部皮肤嫩白红润,去皱消斑,青春常驻。选购以果实红紫、肉厚核小、光泽细嫩者为佳。

【性味功能】樱桃性温味甘,具有补中益气、祛风除湿的功效。主治体虚气弱、倦怠食少、风湿疼痛、四肢麻木、麻疹透发不畅。

【药用方法】樱桃30～60g,每日早晚各嚼食1次,治咽喉炎初起。樱桃1000g,洗净绞汁,置锅内煮沸后用文火煎熬半小时,再加入蜂蜜500g,搅匀冷却后食用,每次1汤匙,温开水冲服。每日2次,连续服用,治病后体虚、食欲不振、神疲乏力。鲜樱桃1000g,独活50g,威灵仙30g,浸酒使酒液高出樱桃约2厘米,1个月后食用,每次吃樱桃10枚,每日2次,治风湿疼痛、屈伸不利。樱桃汁1杯,炖温服,或樱桃核9g,水煎服,治麻疹进发不畅。鲜樱桃2000g,加水煎煮后加白糖1000g,每日服30～40g,治缺铁性贫血。取樱桃汁涂患处,治汗斑、烧伤。樱桃核60g,以醋炒后研末,每取15g,温开水送服,治疝气疼痛。

【服用禁忌】多吃樱桃令人吐,尤以其核仁含氰甙,水解后产生有毒性的氢氰酸,故也不宜过量食用。

31. 桃子

桃子为蔷薇科小乔木桃树的果实。全国各地均有栽培,6～7

月果实成熟时采摘。因食桃可长寿，所以有寿桃，仙桃之美称。

【营养食用】桃子含葡萄糖、果糖、蔗糖、木糖、蛋白质、脂肪、胡萝卜素、烟酸和维生素 B_1，维生素 B_2，维生素 C，以及铁、钙、磷、柠檬酸、苹果酸等成分。桃仁含苦杏仁甙、苦杏仁酶、挥发油、脂肪油，油中含油酸、亚油酸。上海水蜜桃、浙江奉化玉露水蜜桃、河北深县蜜桃、陕西渭南甜桃、甘肃天水齐桃、山东肥城佛桃，均为上品而闻名全国。选购鲜桃时，以皮色鲜艳、肉质肥厚、汁多味甜、气香者为佳。

【性味功能】桃子性温味甘酸，具有生津润肠，活血益气等功效。适用于津少口渴、肠燥便秘、年老体弱、乏力眩晕等。桃仁性平味甘苦，有活血祛瘀，润肠通便等功效，可用于跌打损伤、闭经痛经、肠燥便秘等症。瘪桃干可用于自汗盗汗、咯血、妊娠下血、遗精。

【药用方法】鲜桃 2 只，去皮去核后生食，每日 2 次，治津少口渴。桃仁、杏仁各 10g，黑芝麻 15g，水煎服，治肠燥便秘。鲜桃 2000g，洗净去皮核切块，加白糖 500g，混匀，晒去水分后食用，每次 30g，每日 2～3 次，治年老体虚、气血不足、乏力眩晕。桃仁、当归各 10g，红花 6g，水煎服，治血滞经闭、痛经。生栀子 30g，研成细末，与桃仁 15g 共捣成泥，加入适量面粉和黄酒调成糊状敷患处，每日换药 1 次，治跌打损伤、局部青紫肿痛。炒焦的瘪桃干 15g，红枣 30g，水煎服，治自汗盗汗或遗精。去皮鲜桃 3 只，冰糖 30g，隔水炖烂后去核，喝汤食桃，每日 1 次，治肺燥咳喘。桃仁 10g，决明子 15g，水煎服，治高血压、头痛。瘪桃干 30g，芒果 1 只，水煎服，治疝气疼痛。桃仁适量，入水中浸泡 3 昼夜后取出，去皮尖，用白糖适量放入锅中加热化开，再倒入桃仁混匀，冷却后食用，每次嚼食 10 粒，每日 2 次，连服 3 个月，治白发增多。取新鲜桃子 2 只，去皮弃核，捣泥取汁，与适量淘米水混和，洗擦面部，每日 1 次，若坚持使用，去皱润肤。

【服用禁忌】桃子不宜桃与桃仁同食，易引起胃病。桃仁含苦杏仁甙，可被酶水解而产生有毒的氢氰酸，不宜多食。桃仁活血作用较强，孕妇、月经过多者应慎用或忌用。

32. 猕猴桃

猕猴桃为猕猴桃科落叶木质藤本猕猴桃的果实。产于我国中部、南部至西南部。于秋冬果熟时采收，果实大如鸡蛋，有“世界水果之王”的美称。

【营养食用】猕猴桃有较高的营养价值。每百克可食部分含维生素C高达400毫克，尚含糖、蛋白质、维生素B_1、胡萝卜素、有机酸、猕猴桃碱，以及钙、磷、铁、钾、镁、硫等多种矿物质。以个大饱满、汁多甘甜、有香蕉味者为佳。如买来的猕猴桃尚不成熟时，需经催熟后才能食用。催熟方法；将猕猴桃放入食品袋内，扎紧袋口置于室内，一般经10～15日后即会变软熟透；也可将猕猴桃与苹果或香蕉放在同一食品保鲜袋内，利用苹果或香蕉释放出来的乙烯催熟，经3～5日用手触摸之，若已变软，即可食用。

【性味功能】猕猴桃性寒味甘微酸，入脾、胃二经；具有清热生津，和胃降逆，利尿通淋的功效。适用于烦热口渴及热淋、石淋、小便涩痛等症。现代医学研究发现，猕猴桃可防止亚硝胺等致癌物质的生成，并有降低血清胆固醇和甘油三酯的作用。对高血压、高脂血症、冠心病、癌症有预防和辅助治疗作用。

【药用方法】鲜猕猴桃1只，洗净去皮生食，每日2次；或猕猴桃干果50g，水煎服，治烦热口渴。鲜猕猴桃200g，去皮捣汁饮用，每日早晚各1次，治热淋、石淋、小便不爽、淋沥疼痛。猕猴桃干果100g，水煎服，每日早晚2次用完，治食欲不振、消化不良。鲜猕猴桃汁200毫升，加生姜汁少许调和，分2次饮服，治反胃呕吐。鲜猕猴桃50g，洗净捣烂，以凉开水1杯浸2小时后，频频饮服，治坏血病。每次食用猕猴桃2～3只，每日服3次，治高热烦渴胸腹胀闷。

【服用禁忌】猕猴桃性寒，脾胃虚寒、大便溏泻者不宜多食。

33. 花生

花生为豆科一年生草本花生的果实。荚果长椭圆形，果皮革质且厚，上有突起网脉，内含果仁1～4颗。花生也称落花生，因有养生益寿作用，故有长生果之美名。秋天果实成熟时挖取，剥去果壳，取出种仁。原产于热带，我国栽培极广，以黄河下游各地为最多。

【营养食用】花生仁含脂肪油、蛋白质、氨基酸、卵磷脂、嘌呤、油酸、亚油酸、棕榈酸、硬脂酸、花生酸、泛酸及维生素 B_1、维生素 B_2，还含有钙、磷、铁、纤维素、胆碱、甜菜碱。花生衣含脂质、焦性儿茶酚型鞣质。花生仁中的蛋白质含量与鸡肉相近，比猪肉、鲫鱼高2倍多，约是大黄鱼的1.5倍。花生仁含脂肪油80%以上为不饱和脂肪酸。选购时，以颗粒饱满、干燥、种仁色白、气香油足、无霉变者为佳。

【性味功能】花生性平味甘，入肺、脾二经；能润肺止咳，润肠通便，止血，通乳。适用于肺燥咳嗽、肠燥便秘、各种出血症、乳汁稀少。现代医学研究表明，花生仁所含蛋白质能降低胆固醇，防治动脉硬化、高血压、冠心病。花生衣可缩短凝血时间，促进骨髓制造血小板。

【药用方法】花生仁50g，水煎后加适量冰糖，分2次喝汤食仁或花生仁、白果、百合、北沙参各15g，水煎取汁，加少许冰糖，分2次服用，治肺燥咳嗽。去皮花生仁、蜂蜜各50g，先将花生仁研成泥，再与蜂蜜调和均匀，用沸水分2次冲服，治肠燥便秘。花生仁50g，红枣10枚，煮熟分2次服食；或花生衣30g，红枣15枚，水煎后分2次喝汤食枣，治各种出血症。花生仁60g，猪蹄1只，炖食，治乳汁稀少。花生仁用醋浸泡7天，每次嚼食10粒，每日2次，连续食用，治高血压。生花生仁60粒，红枣4枚，去核，共捣泥，每日1剂，用枣场送服，连服4～5剂，治过敏性紫癜、再生障碍性贫血。

花生壳 100g，黄精、何首乌各 15g，大枣 5 枚，水煎服，治高脂血症。

【服用禁忌】发霉的花生含有致癌的黄曲霉素，故霉变的花生切忌食用。

四、菌类食物

1. 黑木耳

黑木耳又名云耳、木耳，为木耳科植物木耳的子实体。干燥的木耳呈不规则块片，多卷缩，表面平滑，黑褐色底面较淡，水浸泡后膨胀，色泽转淡，柔润而微透明，表面有滑润的黏液。我国东北、东南、西南各地均产。选购木耳一般以干燥、朵大、肉厚、无树皮杂质者为上品。小暑前采的“春耳”，朵大肉厚质佳，立秋后采的“秋耳”，朵略小质次之；小暑至立秋前采的“伏耳”，大小不均质较差。

【营养食用】黑木耳含有大量蛋白质、糖类、钙、磷、铁、钾、钠，以及少量脂肪、粗纤维、维生素、胡萝卜素等人体所必需的营养成分，还含卵磷脂、脑磷脂。黑木耳味道鲜美，蛋白质含量甚高，被称为“素中之荤”。既可作菜肴甜食，又可煮汤或拼炒肉片。

【性味功能】黑木耳性平味甘，入胃、大肠二经；能凉血止血，和血养营，益气润脾，养胃调燥。对崩中漏下、痔疮出血、久病体虚等症，最为适宜。现代医学研究表明，黑木耳可抑制血小板凝聚，降低血液中胆固醇的含量，对冠心病、动脉血管硬化、脑血管病颇为有益，并有一定的抗癌作用。

【药用方法】黑木耳 30g 烧存性，木贼 30g 研末，每服 6g，以清米泔煎服、治眼流冷泪。黑木耳、荆芥等分，煎汤漱口，可治一切牙痛。干木耳 30g，鹿角胶 6g，炒研为末，每日 2 次，每次 10g，温酒调服，治新久泄痢。黑木耳 30g，水 1 碗，煮木耳至熟，先用盐、醋将木耳食下，后服其汁，每日 2 次，治血痢日夜不止、腹痛。黑木耳 250g，炒见烟后研细末，每次取 6g 入血余炭 1g，用酒调服出汗，治崩中漏下。黑木耳 50g，红枣 30 枚，红糖少许，经常煮食，治贫血。

木耳 5g，粳米 60g，红枣 5 枚，冰糖适量，同煮粥，经常早晚服食，治虚劳咳嗽、咯血、便血。黑木耳 10g，当归、白芍、黄芪、甘草，陈皮、桂圆肉各 3g，加水煎服。可辅助治疗妇女宫颈癌和阴道癌及阴道出血等症。将黑木烘焦研成细末，加水或牛奶调成糊状，敷面 10～15 分钟后用温水洗净，可使皮服光洁柔滑，减少皱纹，消退斑点。

【服用禁忌】黑木耳性滋润滑肠，大便不实者，当少用或忌用。

2. 蘑菇

蘑菇又名肉蕈、鸡足蘑菇、蘑菇蕈，为黑伞科植物蘑菇的子实体菌盖及柄。菌盖呈扁球形至平展，光滑不黏，肉厚色白，淡褐或灰色。全国各地均有栽培，多在秋、冬、春季栽培，成长后采集。

【营养食用】蘑菇除含有蛋白质、脂肪、糖类、粗纤维、钙、磷、铁、多种维生素等成分外，还含有人体生长发育过程所必需的氨基酸。蘑菇鲜品做汤或炒食，味道清香，鲜嫩爽口，被誉之为“植物肉”。干制品或制成罐头远销海外，在国际上素有美味高级佳肴之称。被世界上公认为高蛋白、低脂肪、低热量、高维生素的保健食品，老幼服食皆宜。

【性味功能】蘑菇性凉味甘，入肺、胃、肠三经；能补脾气，化痰开胃，止吐止泻，润燥透疹。对肺胃有热、咳逆上气、痰多胸闷、呕吐泄泻、体倦气弱等症，均为适宜。现代科学研究发现，蘑菇能健脑益智，营养心脏和神经系统，防止贫血，抗衰老，还可降低血糖，降低血液中胆固醇含量，有防动脉硬化、肝硬化的作用，还有明显的抗癌作用，对肺癌、乳腺癌、皮肤癌患者，食之大有助益。

【药用方法】鲜蘑菇 10g，煎汤日服 1 次，治慢性气管炎。鲜蘑菇 100g，菌盖撕成小块，菌柄切斜片，瘦猪肉 100g 切片，用食油炒后加水适量煮服，治脾气虚弱、身体倦怠、妇女哺乳期乳汁分泌减少。用鲜蘑菇、瘦猪肉各 100g，加水炖服，连食数周，对白细胞减少症、慢性肝炎有辅助治疗作用。取粳米 50g，煮粥至半熟时加入鲜蘑菇10g，煮至米熟时食用，治胃热呕吐、肠热泻痢、食欲不振。鲜蘑菇6g，活鲫鱼1条，清水煮，熟后食鱼喝汤，可治小儿麻疹透发不快。以蘑菇焙干研末，每服3g，以温开水日服2次，可治功能性子宫出血、肠风下血、痔疮出血等症。

【服用禁忌】采集野生蘑菇时，要特别注意鉴别有毒蘑菇。一般外形邪恶，颜色鲜艳，且有黏液质的蘑菇，常含有毒物质，不得误食。若不慎误食中毒，需立即送往医院急救，或在送医院途中，临时用绿豆120g，甘草30g，煎汤灌服。又因本品性凉，多食易动气发病，故喜食者宜适可而止。

3. 香菇

香菇又名香蕈、冬菇、香菌，为侧耳科植物蕈的子实体。按品质论，香菇可分为花菇、厚菇、薄菇三种。主产于浙江、福建、江西、安徽、广西、广东等地。春、秋、冬季均可采收，洗净晒干或烘干备用。

【营养食用】香菇营养丰富，主要含蛋白质、脂肪、糖类、钙、磷、铁、香蕈、多种氨基酸、乙酰胺、胆碱、腺嘌呤、亚油酸、棕榈酸、多种维生素、烟酸、纤维素、甘露醇、葡萄糖等成分，可作为人体酶缺乏症和补充氨基酸的首选食品；选购香菇一般以中花菇质量最优，呈半球形状，菇边往里卷，呈霜白色或茶色，肉质肥厚，伞面花纹明显，呈菊花形，香气宜人最佳。

【性味功能】香菇性平味甘，入胃、肝二经；能益气补虚，健脾胃，托痘疹。对脾胃虚弱、食欲不振、吐泻乏力、痘疹不出等症，均为适宜。现代医学研究发现，香菇能促进血液循环，有预防肝硬化、提高机体抗癌能力，防止佝偻病、贫血、动脉粥样硬化、血管变脆及降低血压的作用。还有防止皮肤干涩粗糙、抗衰驻颜的效果。

【药用方法】杨树香菇焙研末，每取3g，每日2次以温开水送服，治功能性子宫出血。槐树香菇6g，水煎作辅食，治子宫颈癌。香菇2～3只，入锅加盖封实，文火煮熟加冰糖，连续数周清晨服食，治久病气虚、食欲不振、小便频数。香菇 1～2 只，切碎与米煎汤喂小儿，治痘疹干瘪难出。鲜香菇 90g，用素油适量。食欲少许炒过，加水煮汤，经常服食，治高血压、糖尿病、动脉血管硬化。香菇 3～4 只，每日煎汤煮食，可预防小儿佝偻病。香菇适量，配合其他荤素炒食，作补益食疗，可健胃补虚，增进食欲。香菇 60g，猪肾 150g，两者混合急火炒煮，配以佐料，时时食之，能补肾壮阳，可治腰膝酸软、纳少乏人。

【服用禁忌】野生香菇与毒蕈容易混淆，毒蕈含毒蕈碱、毒蕈溶血素等，食之则引起中毒，严重者休克，甚至丧命。故采摘时务必严加鉴别，以免酿成后患。

4. 金针菇

金针菇为担子菌伞科食用菌，菌盖扁平，边缘薄，黄褐色，表面黏滑，基部相连，呈簇生状。其干品形似金针菜，故名金针菇。

【营养食用】金针菇营养价值颇高，含蛋白质、脂肪、多种维生素、粗纤维、胡萝卜素，还含有人体所需要的 8 种氨基酸，其中赖氨酸的含量特别多。含锌量也比较高，又是一种高钾低钠的食品。自古以来，金针菇一直作为高档菜肴。如取金针菇放开水里煮 2 分钟，捞起沥干放盘内，调入盐、麻油、味精，加点醋，撒上葱花，吃口鲜嫩滑脆，还可与荤料拼配名菜，如列入我国菜谱的“金菇三色鱼”、“金菇绣球”、“金菇溜鸡”、“金菇凤燕”。

【性味功能】金针菇性平味甘。国外学者研究认为，金针菇有促进儿童智力发育和健脑的作用，被誉为“益智菇”。日本学者从金针菇中提取一种叫朴菇素的物质，能有效抑制肿瘤生长，具有明显抗癌作用。我国营养学家在幼儿日常生活的基础上，一组加金针菇配制的饮料。另一组不加这种饮料，7 周后前者的臂围、身高比后者显著增长，并长得结实。足见金针菇能有效增强机体的生物活性，对生长发育大有助益。

【药用方法】金针菇 250g，放沸水煮数分钟，捞起滤干，以麻油、味精、酱油调拌，常作佐餐，可降低胆固醇，防治高血压、慢性肝炎、溃疡病。金针菇适量，煨龙眼肉，加少许冰糖服食，可治心悸失眠、记忆力衰退、面黄消瘦。日本生产金针菇最多的长野县，居民以此为家常菜，恶性肿瘤的发病率明显低于其他地区，故常吃金针菇可预防癌症。取金针菇 150g，甲鱼肉 300g，加黄酒少许，以文火炖至肉烂，连续食用数日，可辅助调治多种早、中期癌症。

本章小结

饮食疗法亦称食疗，是根据中医理论，选用食物，或配合某种药物，经过烹饪加工，制作成具有药用效果的食品，以达到养生保健、治病防病的目的。

食物之所以能够治疗疾病，主要是因为它具“偏性”，也即是具有药物的功能，具有和药物一样的性能，包括“性”、“味”、“归经”等内容。在中医理论的指导下，根据阴阳、五行，脏腑、病因、病机等理论来辨证施食，以达到保健身体、防治疾病的目的。

食物治病最显著的特点之一，就是“有病治病，无病强身”，对人体基本上无毒副作用，也就是说，利用食物（谷肉果菜）性味方面的偏颇特性，能够有针对性地用于某些病证的治疗或辅助治疗，调整阴阳，使之趋于平衡，有助于疾病的治疗和身心的康复。但食物毕竟是食物，它含有人体必需的各种营养物质，主要在于弥补阴阳气血的不断消耗，因此，即便是辨证不准确，食物也不会给人体带来太大的危害。

食疗具有丰富饮食、保健养生、治病防病等多方面的作用，应用中应遵循一定的基本原则，如辨证施膳、全面膳食、饮食有节、注意因时、因地、因人制宜等，不能滥用。

病证的饮食禁忌是根据病证的寒热虚实、阴阳偏胜，结合食物的特性来确定的，中医学在病人的饮食禁忌方面积累了很多经验，并有系统的理论指导。

合理的烹调方法，能防止食物中营养成分的损失，增强食欲，有利于胃肠的吸收，不仅是在食疗过程，其实在日常生活中也很重要。

思考题与题解

1. 何谓“食药同源”？

答：在上古时代，食物与药物是分不开的。当时人们处于一种以觅食为生的最原始的生活方式，人们在寻找食物的过程中，发现许多食物既可以自用，还可以作为药用，这类食物不但能补养身体，填腹充饥，还能医治一些简单的病证；同时还有一些能治病的中草药，具有食养作用，可以当作食物食用，这就是所谓的“食药同源”。

2. 举例说明什么是食性、食味？

答：食性，即食气，是指食物所具有的寒、热、温、凉四种性质，寒性或凉性的食物同具有寒、凉特性的药物一样，食后具有清热泻火、解毒滋阴等作用，例如西瓜、绿豆、赤小豆等，用之可以清热解毒；同理，温性和热性的食物，则具有温中补虚、除寒等作用，例如温热性质的狗肉、羊肉常是冬令御寒的佳品，又是阳虚体质的人应该经常食用的保健品。

食味，即食物的辛、甘、酸，苦、咸五味，习惯上把淡附于甘，把涩附于酸。其作用与药物五味的作用相同，即辛味能宣散，能行气活血，可用来治疗表证及气滞血瘀等病证；甘味能补益、和中、缓急，可以滋补五脏、气血阴阳等的虚损，也可以缓解拘挛疼痛；酸味及涩味能收敛固涩，酸味和甘味相配，即“酸甘化阴”，可以滋阴润燥；苦味能清热、燥湿，治疗各种热证和湿证；咸味能软坚、散结、润下，多用于治疗痰核瘰疬、小便不利；淡味渗湿利水，可治湿满之病。

3. 如何理解食物的归经?

答:归经,是药食对于机体某部分的选择性作用,主要对某经络、某脏腑有明显作用,对其他脏腑作用较少。例如同属清热泻火的食物,梨偏于泻肺热,香蕉偏于泻大肠热。

4. 简述食疗与药膳的关系。

答:药膳是近几年来逐渐从食疗学中分化出来的一种特殊形式的食疗食品,它是把药物和食物合理配伍,运用中国传统的烹调技术,结合现代食品工艺流程,制作而成的有一定保健治疗作用,色香味形俱全的特殊食品。药膳取药物之性,食物之味,借助食品的形式,而达到保健强身、治病延年的目的。

严格来讲,食疗与药膳是有一定区别的。食疗所用材料本质上是食物,是利用食物的偏性达到治疗疾病的目的;药膳所用的材料本质上是药物,是赋予了药物食物的形式。但因为中医有“食药同源”的特点,所以有些时候食疗和药膳难以严格区分。

5. 什么是“辨证施膳”?

答:辨证施治是中医治疗疾病的指导原则,即在临床治疗时要根据病情的寒热虚实,结合病人的体质,以及气候、环境等因素,综合分析,从而辨别出属于何种“证候”,然后根据不同的证候予以相应的治疗。

饮食疗法是中医治疗方法之一,所以也应遵循“辨证施治”的原则,辨证施膳,即根据不同的证候予以相应的食物,只是食物的偏性一般较小,不会有太大的副作用,因而比较安全,不必像使用药物那样要求严格。

6. 为什么要坚持全面膳食?

答:所谓全面膳食,就是要求在饮食内容上尽可能做到多样化,讲究荤素食、主副食、正餐和零食等之间的合理搭配。现代营养学认为人体所需要的各种营养素主要包括蛋白质、脂肪、糖类、维生素、矿物质、水和纤维素七大类物质,这几大类营养素分别存在于不同种类的食物中，如粮食类食物主要含有丰富的糖类，蔬菜、水果中含有大量的维生素、矿物质和纤维素，鱼、肉、奶、蛋类则是蛋白质的良好来源。如果一味追求素食，进贪谷类、蔬菜类食物，摒弃或限制动物性食品的摄入，久则使蛋白质的供给不足，不能满足机体新陈代谢的需要，可引起低蛋白血症，也影响脂溶性维生素D、维生素E等的吸收，引起一系列症状；而效仿西方的膳食结构模式，大量摄入动物性食品，势必使某些肿瘤如乳腺癌、前列腺癌、结肠癌、直肠癌等的发病明显升高，也使动脉硬化、冠心病、糖尿病、痛风等病的发生增多。所以，为保持身体健康，必须采用平衡膳食、全面膳食。

7. 简述饮食有节的内容及其意义。

答：饮食有节包括饮食定量和饮食定时两方面的内容。

饮食定量，主要强调饮食要有限度，保持不饱不饥，尤其是不暴饮暴食，否则会使肠胃功能紊乱，导致疾病的产生；相反，进食过少，则脾胃气血化生乏源，人体生命活动缺乏物质基础，日久会导致营养不良以及相应疾病的发生。因此，饮食有节，食量有度是保持身体健康的重要条件。

饮食定时，是强调进食时间要有一定规律且符合生理需要。我国传统的进食方法是一日三餐，即早、中、晚三餐，这与饮食在胃中停留和传递的时间有关。研究证明，早、中、晚这三个时间内人体的消化功能特别活跃，按照相对固定的时间，有规律地进食，可以保证消化、吸收功能有节奏地进行活动，脾胃协调配合，肠胃虚实交替，有张有弛，食物则可有条不紊地被消化、吸收和利用。若不分时间，随意进食，零食不离口，就会使肠胃长时间工作，得不到休息，以致肠胃消化的正常规律被打破，胃肠虚实无度，久而久之可发生脾胃病变。

8.“冬吃萝卜夏吃姜”说明了什么问题？

答：说明了在食疗过程中应注意辨证思维，凡事适可而止。夏季的食凉饮冷以及冬季的温补都要不宜太过，否则会适得其反。夏季应注意冷饮不可过量，否则易生内寒，损伤脾胃，有害无益；冬季进辛辣温补之品也应适量，否则易有内热壅滞之弊，所以有“冬吃萝卜夏吃姜”的说法。

9. 何谓“以脏补脏”？如何认识？

答：食疗历来有“以脏补脏”的说法，以脏补脏是指用动物的脏器来补养人体相应的脏腑器官，或治疗人体相应脏腑器官的病变，又称为脏器疗法。

各种动物脏器对人体脏腑器官的作用，各有偏重，如有的偏于补气，有的重在补血，有的偏于补阳，有的偏于养阴，因此，在具体应用时，应根据其特点和人体脏腑器官的具体情况来考虑。

但须注意，并非所有的动物脏器都可以用来补养人体的脏器，特别是一些动物的腺体和淋巴组织，如猪的肾上腺、甲状腺等，或对人体有明显的损害，或有比较严格的剂量限制，均不可作为食物使用。

另外，动物内脏大多含有大量的胆固醇，容易诱使心脑血管病的发生，除非有明确应用指征，“以脏补脏”不宜轻用。

10. 孕妇和产后有何饮食禁忌？

答：孕期和产后，母体处于特殊生理阶段，饮食调养有着重要意义。妊娠期，母体脏腑经络之气血注于冲任经脉，以养胎元，此期母体多表现为阴虚阳亢状态。因此应避免食用辛辣、腥膻之品，以免耗伤阴血而影响胎元，可进食甘平、甘凉补益之品，对妊娠恶阻孕妇应避免进食油腻之品，可食用健脾、和胃、理气之类食物；妊娠后期，由于胎儿逐渐长大，影响母体气机升降，易产生气滞现象，故应少食胀气和涩肠类食物如荞麦、高粱、番薯、芋头等。

中医学认为，“产后必虚”，产后多瘀，产妇多表现阴血亏虚或瘀血内停等征象，另一方面产妇主要以乳汁喂养婴儿，因此，产后的饮食原则应以平补阴阳气血，又以滋阴养血为主，可进食甘平、甘凉类粮食、畜肉、禽肉和蛋乳类食品，慎食或忌食辛燥伤阴、发物、寒凉生冷食物。

11. 烹食蔬菜有何注意事项？

答：蔬菜含丰富的维生素、无机盐和其他营养素，不同的烧煮加工方法，其营养价值也往往不同。一般说来，蔬菜应先洗后切、立即烹调，一些蔬菜在烹调前的不恰当处理，如先切后洗、开水浸烫等，都会导致维生素 C 不同程度的丢失；蔬菜炒熟后应立即食用，不仅可以保持菜肴的色、香、味，还可以避免营养素的损失，如果烹调后搁置一段时间，营养素的损失会随之加大；做菜最好的方法是炒菜，急火快炒，可以减少营养素的破坏；煮菜时间不要太久，煮菜时应加锅盖，防止维生素 B_1 及维生素 C 丢失；维生素 C 易溶于水，煮菜时部分营养素会转入菜汁中，因此要菜和汤一起吃；炒菜或做汤，可加适量的醋及淀粉，对维生素 C 有保护作用，并能调味。

第七章

特殊人群进补

第一节　五迟五软（小儿发育迟缓）

一、概述

五迟、五软是小儿生长发育障碍的病症。五迟指立迟、行迟、发迟、齿迟、语迟，五软指头项软、口软、手软、足软、肌肉软，两者都是小儿时期的虚弱病症。五迟、五软既可单独出现，也可同时存在。本病以婴幼儿为多见，由于先天禀赋不足、后天调护失当引起。若症状较轻，治疗及时，由后天调护失当引起者，常可康复；若证候复杂，病程较长，属先天禀赋不足引起者，往往成为痼疾，留下后遗症，预后不良。

五迟、五软包括西医学之小儿生长发育迟缓、大脑发育不全、佝偻病、脑性瘫痪、智能低下等多种病症。无论是遗传因素、营养不良还是由于疾病、生活环境影响都可以导致生长发育落后。

二、病因病机

五迟、五软的病因多为先天禀赋不足，后天调摄失宜，肾脾不足，累及五脏所致。

1. 先天禀赋不足　父母精血虚损，或孕期调摄失宜，由于孕母精神、起居、饮食、用药不慎等致病因素损伤胎元之气，或高龄产妇，或堕胎不成而成胎，或早产儿其先天精气未充，髓脑未满，脏气虚弱，筋骨肌肉失养而成。

2. 后天调摄失宜　分娩时难产、产伤，颅内出血；或胎盘早期剥离、脐带绕颈，生后护理不当，发生窒息、缺氧、中毒；或温热病后因高热惊厥、昏迷造成脑髓受损；或乳食不足喂养失调，使脾胃亏损，气血虚弱，精髓不充，皆可导致生长发育障碍。

五迟、五软的病机，可概括为正虚和邪实两个方面。正虚是五脏不足，气血虚弱，精髓不充；邪实为痰瘀阻滞心经脑络，心脑神明失主所致。

肾主骨，肝主筋，脾主四肢肌肉，人能站立行走，需要筋骨肌肉协调运动。若肝肾脾不足，则筋骨肌肉失养，可现立迟、行迟；头项软而无力，不能抬举；手软无力而下垂，不能握举；足软无力，难于行走。齿为骨之余，若肾精不足，可见牙齿迟出；发为血之余、肾之苗，若肾气不充，血虚失养，可见发迟或发稀而枯。心主血脉，开窍于舌，言为心声，脑为髓海，语言为智慧的一种表现，若心气不足，肾精不充，脑髓不足，则语言迟缓，智力不聪。脾开窍于口，又主肌肉，若脾气不足，则可见口软乏力，咀嚼困难，肌肉软弱，松弛无力。五迟、五软若因产伤、外伤因素损伤脑髓，瘀阻脑络，或热病后痰火上扰，痰浊阻滞，蒙蔽清窍，使窍道不通，心脑神明失主，肢体活动失灵。若痰浊瘀血阻滞心经脑络，也可使元神无主，心窍昏塞，神明失聪，表现出智力低下、脑性瘫痪。

三、辨证论治

1. 肝肾亏损

证候：坐、立、行的发育明显迟于正常同龄儿，甚至四五岁还不能行走，或者伴有发和齿的异常。头项萎软，天柱骨倒，头颅方大，目无神采，反应迟钝，囟门宽大，夜卧不安，平素活动甚少，容易疲倦，肢体无力，睡眠不实，面色不华，形体瘦弱，舌淡苔少，脉沉细无力，指纹淡。

辨证：坐立、行走属小儿动作发育，与肝藏血主筋，肾藏精主骨的关系较为密切。若肝肾亏损，气血不足，不能荣养筋骨，则筋骨牙齿不能如期生长发育，每见立迟、行迟，故辨证应注意辨别立、行与翻身、起坐、爬等动作的关系，同时注意发和齿的发育情况。

治法：补肾填髓，养肝强筋。

方药：加味六味地黄丸加减。常用药：熟地、山茱萸滋养肝肾；鹿茸温肾益精；五加皮强筋壮骨；山药健脾益气；茯苓、泽泻健脾渗湿；丹皮凉血活血；麝香活血开窍。

齿迟者，加紫河车、何首乌、龙骨、牡蛎补肾生齿；立迟、行迟者，加牛膝、杜仲、桑寄生补肾强筋壮骨；头项软者，加锁阳、枸杞子、菟丝子、巴戟天补养肝肾；易惊、夜卧不安者，加丹参、远志养心安神；头颅方大、下肢弯曲者，加珍珠母、龙骨壮骨强筋。

2. 心脾两虚

证候：语言发育迟缓，精神呆滞，智力低下，常伴有立、行、发、齿等迟缓症状，四肢萎软，肌肉松弛，疲乏无力；口角流涎，吮吸咀嚼无力，或见弄舌；食欲不振，大便多秘结，舌淡胖，苔薄少，脉细缓无力，指纹色淡。

辨证：心主神明，言为心之声，心气虚弱，故语言迟钝，精神呆滞，智力低下。心主血，脾生血，发为血之余，心脾俱虚，血不荣发，故头发生长缓慢。脾主四肢肌肉，开窍于口，摄取精微，化生气血，脾虚则四肢萎软，弄舌乃心虚智力不聪之证。

治法：健脾养心，补益气血。

方药：调元散加减。常用药：人参、黄芪、白术、山药、茯苓、甘草益气健脾；当归、熟地、白芍、川芎补血养心；石菖蒲开窍益智。

语迟失聪者加远志、郁金化痰解郁开窍；发迟难长者加何首乌、肉苁蓉养血益肾生发；四肢萎软加桂枝温通经络；口角流涎加益智仁温脾益肾固摄；气虚阳衰加肉桂、附子温壮元阳；脉弱无力加五味子、麦冬养阴生脉。

3. 痰瘀阻滞

证候：失聪失语，反应迟钝，意识不清，动作不由自主，或口流痰涎，喉间痰鸣，或关节强硬，肌肉软弱，或有癫痫发作，舌体胖有瘀斑瘀点，苔腻，脉沉涩或滑，指纹暗滞。

辨证：若见于脑病后遗症及先天缺陷，因痰湿内盛，蒙蔽清窍，证见智力低下，喉间痰鸣诸症。若有产伤、外伤史者则见躁动、尖叫、呕吐等症。此为痰瘀交阻脑腑，气血运行不畅，脑失所养。舌上瘀点瘀斑，脉沉涩，皆为痰瘀阻滞之象。

治法：涤痰开窍，活血通络。

方药：通窍活血汤合二陈汤加减。常用药：半夏、陈皮、茯苓、远志、石菖蒲涤痰开窍；桃仁、红花、郁金、丹参、川芎、赤芍、麝香活血通络。

心肝火旺有惊叫、抽搐者，加黄连、龙胆草、羚羊角粉清心平肝；躁动者加龟板、天麻、生牡蛎潜阳熄风；大便干结者加生大黄通腑涤痰。

四、其他治疗

1. 中成药

(1)杞菊地黄丸：每服3g，1日3次。用于肝肾亏损症。

(2)河车大造丸：每服3g，1日3次。用于精血不足，髓海空虚者。

(3)孔圣枕中丹:每服 3g,1 日 3 次。用于阴虚火旺,痰浊蒙窍者。

2. 推拿疗法 上肢部取大椎、肩井、肩髃、曲池、阳池、合谷;下肢部取肾俞、命门、腰阳关、居髎、环跳、殷门、委中、承山、昆仑、解溪、足三里、阳陵泉等。用推、拿、按、揉、搓、插等方法。每日 1 次,连作 6 日休息 1 日,3 个月为 1 疗程。用于运动发育迟缓者。

3. 针灸疗法

针法:取大椎、百会、足三里、肾俞、关元。智力低下加四神聪、印堂;下肢瘫痪加环跳、秩边、阳陵泉;腕下垂加外关、阳池;足内翻加绝骨、昆仑;足外翻加三阴交、太溪。每次选主穴 2～3 个,配穴 4～5 个,用补法或平补平泻法,不留针。1 日 3 次,3 个月为 1 疗程。

灸法:艾灸足两踝,每次 3 壮,每天 1 次。用于心脾两虚证。艾灸心俞穴,每次 3 壮,每日 1 次。用于语迟。

4. 功能训练 脑性瘫痪所致的五迟、五软应配合矫形器进行功能训练,包括躯体、技能、语言的训练;可采用机械的、物理的手段,针对脑瘫所致的各种运动障碍及姿势异常进行一系列的训练,从而改善残存的运动功能,抑制不正常的姿势反射,诱导正常的运动发育,提高日常生活能力。

附:小儿脑性瘫痪

在脑性瘫痪儿童的饮食方面要注意,少量多餐,每天饮 1～2 次淡盐水,以补充水及电解质。饮食要高热量、高蛋白、高脂肪、高纤维素,含多种维生素、多种微量元素的平衡膳食。还应补充钙、维生素 A、维生素 D,以防骨质脱钙、疏松。饮食的特点应该具备四大特点,“烂”、“细”、“鲜”、“软”。食物(肉、米、菜)在煮调时必须“烂”,不能太大、太粗、太硬。在摄入某些食物(水果、豆制品等)时要注意“细”。可将多种(3 种)水果一起榨汁饮用,以使水果颗粒细小,易吸收、易消化。由于患儿咀嚼障碍,吞咽困难,食物还要

“软”。如吃鸡蛋，最好蒸水蛋。蔬菜最好切成菜末放入粥中一起煮食用。患儿每天食入食物还必须保持“鲜”，以保证营养要素的充足。

婴幼儿脑性瘫痪脑细胞的发育、修复离不开蛋白质、脂肪、碳水化合物、维生素、矿物质。蛋白质是脑细胞的主要成分。牛磺酸来自蛋白质的氨基酸，有利于促进胎儿和婴幼儿脑发育，使神经网络变得发达，功能健全。磷脂、胆固醇、糖脂等是脑细胞构成成分，参与大脑思维与记忆等智力活动。还有脂肪中的亚油酸、亚麻酸、花生四烯酸、DHA、EPA 等不饱和脂肪酸，对脑细胞的发育和神经的发育起着极为重要的作用。还有两种氨基酸(色氨酸、谷氨酸)一种微量元素(铁)和一种维生素 C，对大脑和智力发育有极为重要影响。它们有明显的促进幼儿大脑发育，提高儿童智力和记忆。

一、小儿脑瘫的食疗处方

1. 脑瘫常用食疗方

(1)何首乌煮鸡蛋：补益肝肾，养气血，增脑髓。

【配　方】何首乌 100g，鸡蛋 2 个，葱、生姜、食盐、味精、香油各适量。

【制　作】将何首乌洗净，切成长 3.3 厘米，宽 1.6 厘米的块，把鸡蛋、何首乌及调料放入铝锅内，加水适量，武火烧沸，文火煮至蛋熟。蛋壳剥去，再放入锅中煮 2 分钟。

【用　法】加味精、香油少许，吃蛋喝汤，每日 1 次。

【主　治】适用于各种原因所致的脑瘫患儿。

(2)芝麻粥：补益肝肾。

【配　方】黑芝麻 30g，粳米 100g。

【制　作】将黑芝麻晒干炒熟研碎，再与粳米同煮为粥。可做正餐，每日 2 次。

【主　治】适用于脑瘫伴智力低下者。

2. 小儿脑瘫伴体弱食疗方

补肝益肾，强筋壮骨，益气固精汤。

【配　方】乳鸽一只，黑豆 25g，黑木耳 20g，乌鸡一只，红枣 20g，核桃仁 6 个，太子参 5～10g。

【用　法】煲汤，每天 3～5 次，每次给患儿饮一小碗即可，发热与感冒时禁用。

【适应证】肝肾虚损，气虚乏力，腰膝酸软无力，生长发育迟缓，经常感冒者。

3. 小儿脑瘫伴营养不良食疗方

(1)鸡内金粥：促进消化，增进食欲

【方　法】鸡内金 2g，粳米 30g，将鸡内金研成细末，待粥煮熟后再撒入，再煮 2～3 分钟。

(2)蚕蛹：蚕蛹 25～30g，消积健脾作用。

【方　法】将蚕蛹放油炒熟，加盐适量服用，连服 3 天，每天 25g。

4. 小儿脑瘫伴便秘常用食疗方

黄芪核桃粥，健脾益气。

【配　方】黄芪 30g，核桃仁 30g，大米 100g。

【制　作】将黄芪水煎，去渣取汁，与核桃仁、大米共煮成粥。每日 1 剂，分 2 次服食。

【主　治】适用于脾虚便秘。

5. 小儿脑瘫伴流涎常用食疗处方

(1)党参香菇汤：用于脾胃虚寒型小儿流涎。

【组　成】党参 10g，干香菇 6g。

【做　法】水煎服，每日 1 剂，连服 7～10 天。

6. 小儿脑瘫伴弱智与语言发育迟缓常用食疗处方

(1)黄芪大枣粥：用于心气虚型弱智儿，语言发育不良儿。

【配　方】黄芪 10g，大枣 10 枚，大米 200g，柏子仁 5g，茯神

6g，猪舌 1/3 条。

【制　作】把黄芪润透切片，大枣洗净，去核，与柏子仁、茯神共煮 40 分钟，去渣取水煮粥，再放入猪舌（切成细小块）一起煲粥。

【用　法】每周 2～3 次，连用 2～3 周即可。

【主　治】气血两虚型所引起的语言发育迟缓与弱智。

（2）猪心大枣汤

【配　方】猪心、大枣、浮小麦、甘草、远志、石菖蒲。

【制　作】将上五味配料一起煲汤煲 1～2 小时，每次饮汤 1 小碗，食猪心 1 小块，每周 2～3 次，连用 3～4 周。

【主　治】小儿语言发育迟缓伴弱智、多动、注意力不集中。

7. 小儿脑瘫伴多动症常用食疗处方

甘草小麦大枣汤养心安神，补脾益气。

【配　方】甘草 10g，小麦 15g，大枣 10 枚，茯神 10g，远志 10g，猪心 1 个。

【制　作】将甘草、小麦、大枣放入约 500 毫升清水中，武火煮沸，改用文火煮 30 分钟后，取汁去渣，放入大米煮粥。带汤猪心一起服，每日 1 剂，连用 10 天。

【主　治】适用于儿童多动综合征及神经衰弱等。

8. 小儿脑瘫伴癫痫常用食疗方

（1）天麻豆腐汤：清火化痰，熄风定痫。

【配　方】天麻 10g，豆腐 50g。

【制　作】将天麻水煎，去渣取汁，加入豆腐，煮熟调味后即可。每日 1 剂，吃豆腐喝汤。

【主　治】适用于卒然仆倒，不省人事，四肢强痉拘挛，喉中有声，口吐白沫，烦躁不安，气高息粗，痰鸣漉漉，口臭便干，舌质红或暗红，苔黄腻，脉弦滑属痰火扰神型癫痫。相当于“强直-阵挛”发作。

（2）猪心汤：养心益智，化痰开窍。

【配　方】猪心 1 个，九节菖蒲 10g。

【制　作】猪心洗净，用竹刀劈开，九节菖蒲研末，加入猪心内，加水煮汤。喝汤，食猪心。

【主　治】适用于小儿癫痫。

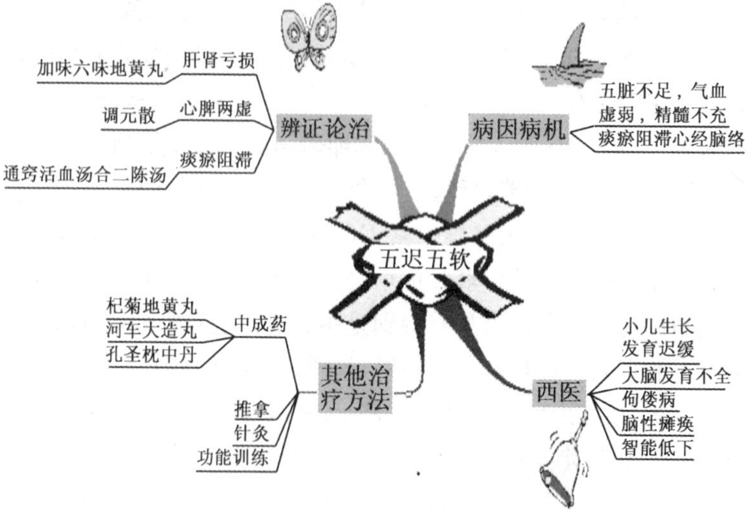

图 7-1　五迟五软辨证论治

第二节　早衰

有部分中年人，提前出现耳鸣、眼花、体力下降易疲劳、思维迟钝、记忆力衰退、大脑供血不足、胸闷气短等症状。这些疾病被医学家称为“早衰”现象。

一、早衰的常规饮食

预防早衰，除了要养成有规律的生活习惯、坚持体育锻炼外，注重饮食调理也显得很重要。下列预防早衰的食物，中老年人不妨多吃。

花生：花生含脂肪48.7%，是大豆的2倍。脂肪中不饱和脂肪酸含量高，且不含胆固醇。现代药理研究和临床应用证明，花生有降压和降低胆固醇等作用。花生含蛋白质25%，相当于小麦的2倍，大米的3倍，并且特别容易被人体吸收，消化系数达90%左右。其中所含的谷氨酸和天门冬氨酸可促进脑细胞发育和增强记忆力。花生含有的维生素E，与生育和长寿有密切关系；所含维生素K有凝血作用；所含的脑磷脂和卵磷脂是神经系统所必需的主要物质，可增强脑功能，延缓脑力衰退，有“长生果”之称。

芝麻：芝麻富含天然维生素E，具抗氧化作用，能阻止过氧化物对人体的危害。维生素E能增强亚油酸的功能，起到防止动脉硬化的作用。经常食用芝麻特别是黑芝麻，能抵消或中和积聚在细胞内的衰老物质自由基的积累，起到延年益寿的作用。

核桃：核桃中所含脂肪主要是亚油酸甘油酯，这种不饱和脂肪酸能减少肠道对胆固醇的吸收，促进内源性胆固醇在肝内降解，从而降低血胆固醇含量，防止高血压、动脉硬化及冠心病的发生。核桃中所含镁、铬、锌、锰等微量元素对心血管有益，有减轻动脉硬化的作用；锌和锰还是脑垂体的重要成分，对维持正常的内分泌功能具有一定作用。核桃仁含的磷脂有健脑益智作用，可用于神经衰弱的辅助治疗。核桃中所含的B族维生素，可防止细胞老化以及记忆力和性功能减退；所含维生素E有延缓衰老的作用。

黄豆：富含亚油酸，可减少胆固醇，防止动脉硬化，尤其所含的皂角苷和卵磷脂，能有效地延缓人体老化。大豆中含有植物雌激素，一般常吃豆制品的妇女，可以减轻更年期综合征。

骨头汤：随着年龄的增长，骨髓制造红、白细胞的功能会自然减退。人的骨髓老化主要是人体内缺乏类黏朊和骨胶原所造成的。经常喝用各种动物骨头熬成的汤，从中可摄取一定数量的类黏朊和骨胶原，促进骨髓增长，起到延缓衰老、延年益寿的作用。

肉皮和猪蹄筋：医学研究表明，人体中胶原蛋白缺乏，是人体衰老的一个重要因素。而猪蹄、肉皮中含有丰富的大分子胶原蛋白质，对人体的皮肤、筋、软骨及结缔组织都具有重要的作用，能防止皮肤干瘪起皱、增强皮肤弹性和韧性。为此人们称之为“美容蛋白”。

蜂王浆：蜂王浆可促进生长发育，提高耐缺氧、耐疲劳的能力。可使血液中红细胞、血红蛋白和血小板的数量增加。蜂王浆有降血压、降血脂的作用，能刺激大脑、脑下垂体和肾上腺，延缓性衰退。

花粉：花粉中含有维生素、氨基酸、天然醇素酶等，特别是所含的黄酮类物质和抗生素，是产生药效、抗衰延寿的根本因子。

甲鱼：甲鱼含有二十碳戊烯酸，它是抵抗血管衰老的重要物质。甲鱼肉属高蛋白、低脂肪，性平不燥，非常适合中老年人滋补之用。

枸杞子：现代药理证明，枸杞子有降低血糖及胆固醇的作用；对造血功能有促进作用，能增强网状内皮系统的吞噬能力；有抑制脂肪在肝细胞内沉积和促进肝细胞新生作用。故有“却老圣药”的美誉。

银耳：含有银耳多糖、17 种氨基酸和多种维生素，被誉为“菌中之冠”。经常食之，具有补脾益气、生津润肺、提神健脑功效。

另外至今仍广泛应用的抗衰食物还包括：大枣、酸枣、黑木耳、香菇、山楂、山药、莲子、龙眼肉、桑葚、姜、沙棘、菊花、芡实、大蒜、绿茶、薏苡仁、覆盆子、鱼腥草、余甘子、乌梅、决明子、罗汉果、胡萝卜、猪血等。

二、卵巢早衰

卵巢被称为女性的生命之源、青春动力。如果中年以后出现月经不调的症状需要引起注意，这通常是卵巢衰退发出的信号。调理卵巢早衰除改进生活方式、加强体质锻炼外，适时地进行食补也是很有必要的。下面推荐几款可预防女性卵巢早衰的药膳：

1. 首乌山楂汤：首乌、山楂、玉竹各 10g、粳米 20g。此药膳在月经后食用，可起到补肾养阴之功效。

2. 荷叶薏米粥：荷叶、陈皮各10g，薏米、粳米各15g。做此粥时应注意把荷叶最后放入锅内，以免成分的挥发。此粥有利于身体健康并可美容。

3. 甲鱼汤：山药、桂圆各50g，甲鱼1只，料酒、精盐、葱段、姜片、鸡汤各适量。

4. 十全大补汤：猪肉500g，墨鱼、猪肚各50g，党参、茯苓、白芍、黄芪、白术各10g，肉桂3g，熟地、当归各15g，炙甘草、川芎各6g，姜30g，猪骨、葱、姜、花椒、料酒各适量。

5. 灵芝猪蹄汤：灵芝15g，猪蹄1只，料酒、精盐、味精、葱段、姜片适量。

6. 加味银耳羹：银耳、红枣、枸杞、莲子、桂圆适量。

7. 鲜奶粳米粥：粳米100g，鲜奶250毫升。

以上介绍的药膳女性可在平日感到身体不适、乏力时服用，对预防和延缓卵巢早衰很有帮助。

三、眼睛早衰

眼不好使似乎是老年人才有的“专利”。但如今随着电脑的普及和各种不良生活习惯的影响，越来越多人的眼睛“早衰”，造成患者视力上的障碍，还带来头痛等其他症状，使不少处于中壮年的家庭和社会“支柱”们感到生活和工作越来越力不从心。眼睛出现早衰症状的人若不及时保健并采取治疗措施，往往还会发展成白内障。

专家称，眼睛刚出现问题时未必都要通过手术解决，如果及时找中医，通过药物和膳食等手段调节人体的脏腑功能来“养眼”，也能遏制或延缓晶状体混浊、防止视力进一步恶化。

西医学认为年龄相关性白内障的确切病因尚未明了，目前公认的有生理老化学说，营养代谢学说，红外线、紫外线学说，内分泌紊乱学说，先天遗传学说等。另外，高血压、饮食习惯、生活环境等都是诱发白内障不可忽视的重要因素。而从中医的角度来说，白内障发病的原因主要是肝肾不足，脾气虚衰，致使精气不能上荣于目，晶状体营养障碍而导致白内障，故治疗总以补虚为要。早期白内障患者通过内服中药，改善局部的新陈代谢，促进氧自由基的吸收，可以延缓白内障的发展。

不过，这种病病程较长，中医药治疗只适用于早期，若晶状体混浊已明显障碍瞳孔，则药物难以奏效，宜通过手术治疗恢复视力。

1. 中药调理对抗眼睛早衰

白内障早期，患者晶状体开始发生混浊，随混浊的发展，视力逐渐缓慢下降直至失明，但这段时间一般相当漫长，有的几年，有的甚至是几十年的时间。在患病的早期，以中医基本理论为指导，通过辨证分型，对症下药，以减缓其发展。

对于没时间煲药的患者，可选用中成药。如肝肾阴虚者可服用杞菊地黄丸，有补益肝肾，益精明目作用；脾虚气弱者服用补中益气丸，能补脾益气明目；而阴虚阳亢者则可服用石斛夜光丸以滋阴明目，平肝熄风。上述的丸药每次服用 10g，每日 2 次，口服，饭后 2 小时温开水送服，3 个月为 1 个疗程，停药 1 个月再继续下一疗程。同时还可配珍珠明目滴眼液滴眼，每次 1～2 滴，每日6～8次。3 个月为 1 个疗程，停药 1 个月再继续下一疗程。除了内服药物和滴眼液，针刺疗法也适合于早期患者，常用的穴位有睛明、球后、攒竹、鱼腰、合谷、足三里、三阴交。每日或隔日治疗 1 次，每次选 2～3 个穴位，以 10 次为 1 个疗程。

2. 多吃蔬菜能防白内障

早期白内障患者要多吃蔬菜类食物，特别是富含维生素 C、维生素 B_2、维生素 E 的蔬菜类食物，这有益于对白内障的预防，比如维生素 E 是晶状体内的抗氧化剂。富含维生素 C 的食物有菠菜、青椒、青瓜、小白菜、马铃薯、油菜、椰菜、草莓、梨、柑橘、鲜枣等；而富含维生素 B 的食物则可选用小麦胚芽、海苔、香菇、海带、大豆、黄豆、动物肝脏等；富含维生素 E 的食物有鳗鱼、芝麻、核桃、小麦胚芽油、植物油、松子仁等。

另外，为预防起见，最好还要少吃高脂肪和油腻煎炸的食物。因为与年龄相关的白内障患者常伴有心血管疾病，大多不宜食用高脂肪、动物脏器以及油炸、烘烤、黏滞等难以消化的食品，以免助湿生热化痰。另外，会助火升阳的食物，如辣椒、大蒜、牛肉、公鸡肉、鹅鸭肉、狗肉、虾、螃蟹、鲤鱼等也应尽量少食。

3. 辨证进补

(1)肝肾亏虚

主要症状：视物模糊，头晕耳鸣，腰膝酸软，舌淡脉细，或面白畏冷，小便清长，脉象沉弱。

食疗推荐：枸杞粥

功效：补益肝肾，益精明目。

配方：枸杞子 30g，薤仁肉 10g，粳米 100g。

制作：将 3 味药材洗净，同时入锅，用清水 1500g，文火煮成粥，可作早餐常服。

(2)脾虚气弱

主要症状：视物昏花，精神倦怠，肢体乏力，面色萎黄，食少便溏，舌淡苔白，脉缓或细弱。

食疗推荐：乌鸡芡实黄芪汤。

功效：补中益气，健脾明目。

配方：乌鸡 500g，芡实 15g，黄芪 100g，生姜 3 片。

制作：将乌鸡去内脏及皮，洗净，与芡实、黄芪、生姜同时入锅，用清水 1500 毫升，文火煮 90 分钟，加食盐适量，可作菜食。

(3)肝阳偏亢

主要症状：目干涩，眼屎多，易流泪，视物昏花；兼有口干口苦，大便不畅等症状。

食疗推荐：决明子茶。

功效：清热平肝明目。

配方：决明子 50g，杭菊花 5g。

制作：将决明子洗净，待干，微火炒至嫩黄色，加入菊花，泉水 1500 毫升，煮成 1000 毫升，代茶饮用。

(4)气血不足

主要症状：面色无华，头晕心悸，食少神疲，舌质淡，苔薄白，脉沉细。

食疗推荐：参芪粥。

功效：益气健脾，养血和中。

配方：党参 45g，黄芪 45g，大枣 12 枚，黄精 12g，粳米 75g。

制作：将 5 味洗净，将党参、黄芪、大枣、黄精入锅，加水 1500 毫升，文火煎煮 40 分钟，去渣，入粳米熬成粥，入盐适量。每日 1 次。

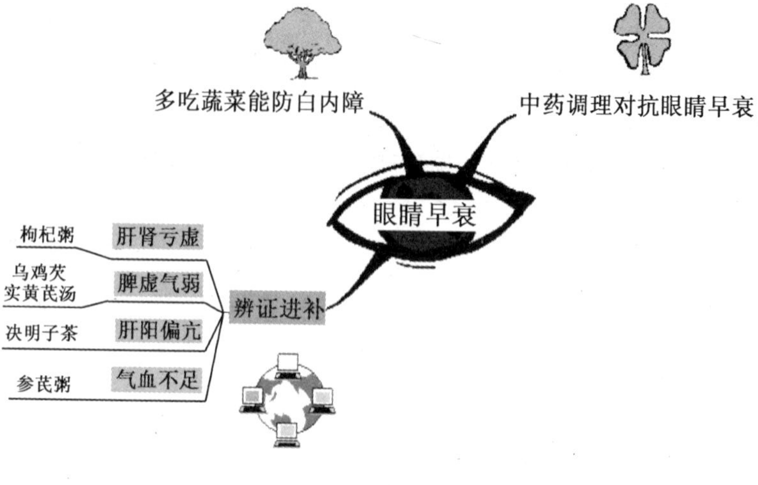

图 7-2 眼睛早衰辨证论治

第三节　不孕不育

一、不孕

凡是在生育年龄的夫妇，同居二年以上不能受孕者称为不孕症。不孕症是妇科常见病的一种。但它本身并不是一种独立的疾病，而是很多疾病引起的结果。不孕可分为原发性和继发性不孕两种。婚后同居二年以上未避孕而不受孕者，称为原发性不孕；分娩或流产后二年以上不孕者，称为继发性不孕。

中医学称本病为“全不产”、“无子”、“断绪”。

1. 病因病机

受孕是一个复杂的生理过程，必须“女子肾气盛，任脉通，太冲脉盛，月事以时下”和“男子肾气盛，精气溢泻，阴阳和，两精相搏，才能有子”。

肾虚：先天肾气不充，精血不足，冲任脉虚，胞脉失养，不能摄精成孕。

肝郁：情志不畅，肝气郁结，疏泄失常，气血不和，冲任不能相资，以致不孕。

痰湿：体质肥胖，或恣食膏粱厚味，痰湿内生，生机不畅，胞脉受阻，不能摄精受孕。

2. 辨证论治

(1)肾虚

【临床表现】月经后期，量少色淡，面色晦黯，腰酸腿软，性欲淡漠，小便清长，大便不实。舌淡苔白，脉沉细或沉迟。

【处　方】

米酒炒海虾

原料：鲜海虾 400g，米酒 250g，菜油、葱花、姜末适量。

制法:把海虾洗净去壳,放入米酒,浸泡 10 分钟。将菜油放入热锅内烧沸,再入葱花爆锅,加入虾、盐、姜连续翻炒至熟即成。每日 1 次,每次 50～100g。

适应证:肾阳不足,形寒肢冷,性欲冷漠之不孕者。

壮阳狗肉汤

原料:狗肉 2000g,菟丝子 30g,附片 15g,盐 5g,味精,葱白、姜、绍酒适量。

制法:将狗肉洗净,整块下锅,用沸水煮透,捞入凉水内,洗净血水,晾干水分,切成长方条。姜、葱洗净,姜切片,葱切段。将锅置火上,放入狗肉、姜片、热炒,烹入绍酒爆锅,然后一起倒入大锅内,同时菟丝子、附片用纱布包好,放入锅内,加清汤、盐、味精、葱白,置武火上烧沸,打去浮沫,盖好盖子,用文火炖 2 小时,待狗肉炖至熟烂,挑出姜、葱白,调好味,装 10 份即成。每日 1 次,每次 1 份,晨起空腹食用,冬令尤宜多吃。

适应证:不孕证属肾阳虚者。

红杞活血汤

原料:枸杞子 15g,活鲫鱼 3 条,芫荽、葱、香油、绍酒、胡椒粉、姜末、盐、味精适量,猪油 50g,醋 75g,奶汤 250 毫升,清汤 750 毫升。

制法:将活鲫鱼整理干净,去内脏,用沸水略烫一下,用凉水洗净,在鱼身的一面每隔 1.5 厘米宽切直刀。芫荽洗净切节,葱切细丝和花,将猪油放勺里,置武火上烧沸,依次放入胡椒粉,葱花,姜末,随后放入清汤、奶汤、姜汁、绍酒、味精、盐,同时将鱼肉放入沸水锅烫 4 分钟,取出放入盛汤的锅里,枸杞用清水洗净下锅,置武火烧沸后,改文火炖 20 分钟,加入葱丝、芫荽段、醋、香油即成。本品可供佐餐,每日 1 次,宜常吃。

适应证:不孕证属肾阴虚者。

枸杞肉丁

原料:猪肉 250g、枸杞 15g、番茄酱 50g。

制法:肉洗净后切成小丁,用刀背拍松,加酒、盐、湿淀粉拌和,腌制 15 分钟后,滚上干淀粉,用六、七成热的油略炸后捞出,待油热后复炸并捞出,油沸再炸至酥盛起,枸杞磨成浆调入番茄酱、糖、白醋,成酸甜卤汁后倒入余油中炒浓后投入肉丁拌匀即可。

功效:补益肾精、滋养阴血。

适应证:肾阴虚之不孕。

虫草全鸡

原料:冬虫夏草 10g,老母鸡 1 只,姜、葱、胡椒粉、食盐、黄酒适量。

制法:老母鸡杀好洗净,鸡头劈开后纳入虫草 10 枚扎紧,余下的虫草与葱、姜同入鸡腹中,放入罐内,再注入清汤,加盐、胡椒粉、黄酒,上笼蒸 1.5 小时,出笼后去姜、葱,加味精调味即可。

功效:补肾助阳,调补冲任。

适应证:肾阳虚之不孕。

雀肉仙茅汤

原料:麻雀 1 只,红枣 10g,仙茅 15g,芡实 60g,食盐适量。

制法:麻雀杀好洗净,红枣洗净去核,与其他原料一同入沙锅内加水适量,武火煮沸后用文火炖 2 小时,最后加盐调味即可。

功效:温肾壮阳。

适应证:阴冷不孕,带下、子宫发育不良及男性肾阳不足,阳痿早泄、小便频数、性欲淡漠等症。

温补鹌鹑汤

原料:鹌鹑 2 只,菟丝子 15g,艾叶 30g,川芎 10g。

制法:鹌鹑杀后洗净,菟丝子,艾叶、川芎用清水 1200g 煎至 400g,去渣取汁;药汁与鹌鹑一同隔水炖熟即可。

功效:温肾固中。

适应证:妇女子宫寒冷、久不受孕、体质虚损。

海参粥

原料:海参 15g,大米 60g,葱姜末适量。制法:海参用温水泡发后洗净切成小块,大米洗净,入锅中,加入海参、葱姜末、盐及水,煮熬成粥即可。

功效:滋阴养血、清泻虚火。

适应证:肾阴虚之不孕。

(2)肝郁

【临床表现】经期先后不定,经来腹痛,行而不畅,量少色黯,有小血块,经前乳房胀痛,精神抑郁,烦躁易怒,舌质正常,或黯红,苔薄白,脉弦。

【处　方】

茉莉花糖茶

原料:茉莉花 5g,白糖 10g。

制法:把茉莉花,白糖入杯,用沸水冲泡 15～30 分钟即成,渴即饮,当茶喝。

适应证:肝郁之不孕。

佛手酒

原料:佛手 30g,白酒 1000 毫升。

制法:将佛手洗净,用清水润透发软后,切片,再切成 1 厘米见方的小块,待风吹略放水气后,下入酒坛内,再加入白酒,封口浸泡,每隔 5 天,开坛搅拌 1 次,浸泡 20 天后,即可开坛,滤去药渣,药酒即成。每日 2 次,每次 10～20 毫升。

适应证:肝郁之不孕。

枸杞汁

原料:新鲜枸杞 250g。

制法:将枸杞洗净,用干净纱布包好,绞取汁液。每日 2 次,每次 10～20 毫升,

适应证:肝肾阴虚,肝气郁结之不孕。

(3)痰湿

【临床表现】形体肥胖,经行延后,带下量多,质黏稠,面色皖白,头晕心悸,胸闷泛恶,苔白腻,脉滑。

【处　方】

莱菔粥

原料:莱菔子 15g,大米 50g,白糖少许。

制法:把大米淘净,煮粥,待粥将成前,放入莱菔子,煮至成粥,放入白糖,搅匀即成。本品可作主食,每日 1 次。

适应证:痰湿内阻之不孕。

柚子炖鸡

原料:柚子 1 个,雄鸡 1 只,姜、葱、盐、味精、绍酒适量。

制法:将柚子去皮留肉,鸡杀后去毛,除内脏、洗净。将柚子肉放入鸡腹内,再放入锅中,加葱、姜、绍酒、盐、水适量,将盛鸡肉的锅置盛有水的大锅内,隔水炖熟即成。本品可供佐餐,宜常吃。

适应证:痰湿内阻之不孕。

蜜饯柚肉

原料:鲜柚肉 500g,蜂蜜 250g,白酒适量。

制法:鲜柚肉去核,切块,放瓶罐中,加白酒封严,浸闷 1 夜,然后倒入锅中,煎煮至余液将干时,加入蜂蜜,拌匀即成。每日 2 次,每次 25～50g。

适应证:痰湿内阻之不孕。

海带薏仁蛋汤

原料:海带、薏仁各 50g,鸡蛋 1 只。

制法:海带洗净切成条、薏仁洗净,共放入高压锅内炖至极烂后备用,锅置旺火上,放油将打匀的鸡蛋炒熟,再入海带、薏仁,加盐、胡椒粉、味精适量调味即成。

功效:利湿化痰,活血调经。

适应证:痰湿内阻之不孕。

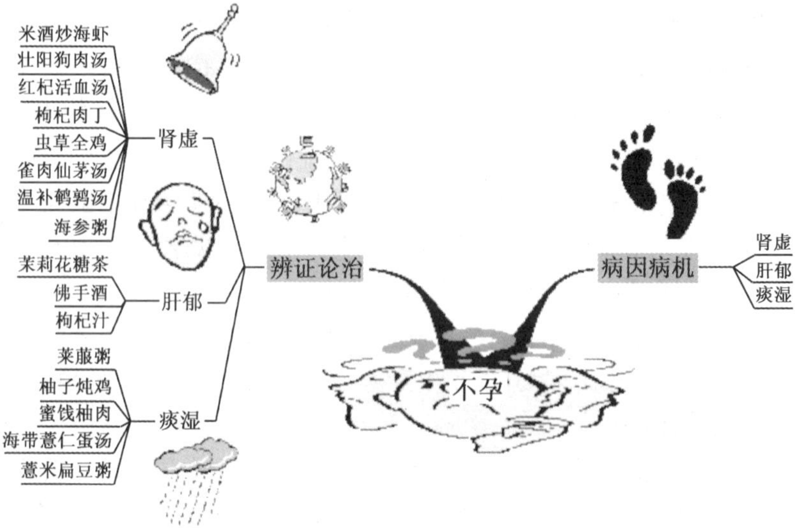

图 7-3　不孕辨证论治

薏米扁豆粥

原料：薏米 30g，炒扁豆 15g，山楂 15g，红糖适量。

制法：薏米、扁豆、山楂洗净后入沙锅中加水同煮成粥，熟后加入红糖即可。

功效：健脾燥湿、化痰调经。

适应证：痰湿内阻之不孕。

二、不育

在门诊中，常遇到一些患者婚后多年未孕，夫妇双方便盲目地服用人参、鹿茸、海马、黄狗肾等中药，以期生精育子。其实这种机械地使用中药的方法，不仅浪费钱财而且往往影响不育症的治疗效果。

中医治病讲究“辨证施治”，以“证”来确定治疗原则，这与西医以“病”来确定治疗原则不同。在中医临床上，用药也不相同，因此有“同病异治”的说法。中药也有“四性五味”之不同，各种药物其性味不同则应用的范围亦有不同。在不育症患者中有许多人表现为虚证，虚证这一类患者中还对具体的证候，采取有针对性的治疗方法。如鹿茸、海马之类，性味偏于补阳，可以用于治疗阳虚证患者，用于阴虚证则不适宜，甚至会加重病情。所以，患者切勿滥用药物，应在专业人员指导下服药，以免与愿相违。

对于不育证患者，首先要了解精子的质量。精液中的主要成分有优质蛋白质、精氨酸、维生素类、微量元素等。所以，调补精子要依次而进补。

1. 进食优质蛋白质与精氨酸食品 优质蛋白质是形成精液的主要原材料。含高蛋白质的食品有瘦肉、猪脊髓、狗肉、牛羊肉、鸡鸭、蛋类、鱼虾、豆制品等，精氨酸是产生精子的必要成分，缺乏时可以发生少精症。含精氨酸的食物有鳝鱼、黑鱼、海参、蹄筋、豆制品、瘦肉等。

2. 补充各种维生素 维生素类有为精子提供原料、促进精子生成、保持性器官不受侵害等作用。其中维生素 E 与生殖系统关系最为密切，具有防止性器官老化，使空虚的输精小管再生，以及增强精子活力的多种作用。含维生素 E 食品多在加工中被破坏，故可服其制剂，如维生素 E 胶丸等。其他维生素富含于大众蔬菜之中。

3. 增加各种矿物质特别是微量元素的摄入量 人的睾丸，前列腺、精液本身都含有很高浓度的锌，锌的长期摄入不足，将会造成精子稀少和睾丸萎缩。高锌食品以贝壳类动物为主，如牡蛎含锌最多，可以多吃。

4. 适当增加一些富含性激素的食物 如羊肾、猪肾、狗睾丸、牛鞭、鸡肝的摄入，能促进精原细胞分裂和成熟，对生精很有益处。

5. 补肾益精食疗方

(1)炖猪腰

主要原料:猪腰子2个,杜仲30g,核桃肉30g。

制作方法:先将猪腰切开去腰臊洗净,与杜仲、核桃仁同煮,炖熟后拣出杜仲、核桃肉蘸少许细盐食用。

效用说明:补肾助阳,强腰益气。凡因肾气不足而引起的腰痛、乏力、胃寒、肢凉、小便频数、视物不清、阳痿、遗精等症者,可辅食。

(2)巴戟二子酒

主要原料:巴戟天、菟丝子、覆盆子各15g,米酒250g。

制作方法:将巴戟天、菟丝子、覆盆子用米酒浸泡,7天后可服用。

效用说明:适用于肾虚所致精液异常、滑精、小便频数、腰膝冷痛等症。

(3)银耳化液汤

主要原料:元鱼1只,知母10g,黄柏10g,天冬10g,女贞子10g,银耳15g,生姜、葱、味精少量。

制作方法:用开水将元鱼烫死,揭甲,去内脏、头、爪。把元鱼肉放入锅内,加水、姜片、葱段,用武火烧开后,改文火煨,至肉将熟时放入银耳及药袋(袋内装知母、黄柏、天冬、女贞子)。元鱼肉烂时出锅,加味精,吃肉饮汤。

效用说明:滋阴化液,治精液异常。

(4)核桃枸杞粥

主要原料:核桃仁50g,枸杞子15g,粳米适量。

制作方法:将核桃仁捣碎,粳米随食量而定,淘净,加枸杞,水适量煮成粥,常佐餐食用。

效用说明:适宜于肾虚精液异常,性神经衰弱及小便余沥不净、小便白浊等症。

(5)益气促精汤

主要原料：人参15g，黄芪20g，水发香菇15g，山药20g，麻雀脑5个，母鸡1只，精盐、料酒、葱、姜、味精适量。

制作方法：母鸡收拾干净，麻雀脑去毛。鸡、雀同放锅内水煮，待七成熟时，加黄芪、山药、香菇、葱、姜、精盐、料酒，用文火煨烂为止。人参用开水泡开上屉蒸30分钟，喝汤吃肉嚼人参。

效用说明：益气促精。适宜于精液异常患者，可增强精子活力。

(6)芡实茯苓粥

主要原料：芡实15g，茯苓10g，大米适量。

制作方法：将芡实、茯苓捣碎，加水适量，煎至软烂时，再加入淘净的大米，继续煮烂成粥。

效用说明：适宜于精液异常患者食用。

【按　语】

1. 不孕症的治疗首先要求夫妇双方要有健康的体魄，才有利于孕育健康的下一代，因此，必须积极治疗各种原有疾患，以免妨碍不孕症食疗的选择。不孕症夫妻双方应同时就诊，查清不孕症的原因，或者同时进行治疗，以免延误治疗时间。

2. 不孕症的食疗，以富含蛋白质、胆固醇和维生素A、维生素E、维生素B_6以及微量元素锌等食物为宜，部分补肾养血的中药和食物，能促进性腺激素的分泌，或有性激素样的作用。活血化瘀药物能改善盆腔微循环，对子宫、输卵管及卵巢的功能有良好的影响，故应依据中医辨证与西医辨病相结合为原则进行治疗。

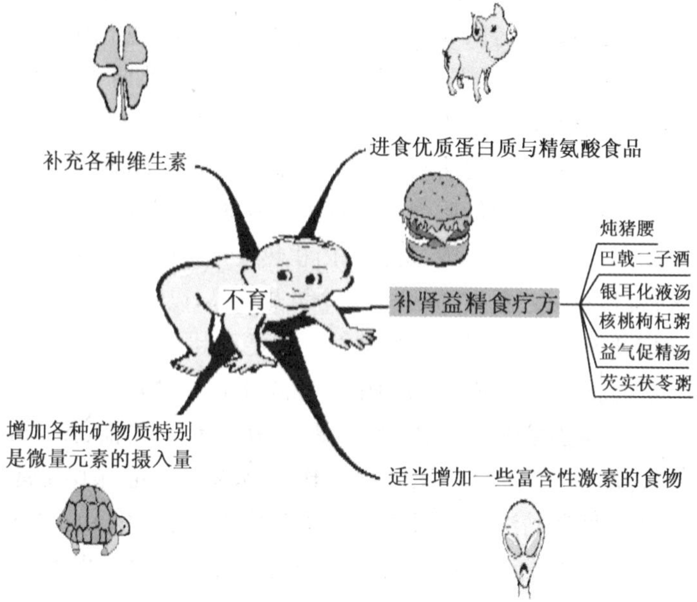

图 7-4　不育辨证论治

第四节　性功能障碍

现在有些男士本该是精力充沛的年龄，可是却没有应有的精神状态，经常显得委靡不振。原来，心里隐藏着不愿向外人透露的秘密，就是每天在夫妻房事过程中都早早了事。花了不少钱买“壮阳药”、“补肾药”，情况不但没有改善，还一天不如一天。男科专家指出，像这种情况表现出精神状态较差，早泄、不射精、逆行射精、性欲低下或亢进等，以勃起功能障碍(ED)和早泄最为常见。属于男性性功能障碍症中的早泄症状，性功能障碍症主要包括勃起功能障碍(ED)。应到专业男科医院进行咨询和治疗，通过正确饮食调理、心理疏导和医学诊疗，方可得到根本解决，不能盲目滥补。

早春阴寒渐退，阳气开始升发，乍暖还寒。根据祖国医学“春夏养阳”的理论，春季是男人进补的良好时节。此时可适当吃些葱、姜、蒜、韭菜、芥末，不仅能祛散阴寒，而且其中所含的有效成分，还具有杀菌防病的功效。晚春气温日渐升高，此时应以清淡饮食为主，在适当进食优质蛋白类食物及蔬果之外，可饮用绿豆汤、赤豆汤、酸梅汤以及绿茶，防止体内积热。不宜进食羊肉、狗肉、麻辣火锅以及辣椒、花椒、胡椒等大辛大热之品，以防邪热化火，变发疮痈疖肿等疾病。当然，盲目乱补更是要不得。

下面就一些价廉物美的中医传统补剂进行简介。

1. 补肾固精法　适用于性欲低下、勃起不坚、早泄、腰膝酸软、神疲肢倦等患者。一般可用金锁固精丸，水陆二仙丸，金樱子膏。

2. 补肾养精法　适用于不育及性功能低下、头目眩晕、腰膝无力，精神疲倦等患者。可选用五子衍宗丸、金刚丸、补肾强身胶囊、龟鹿二仙膏。

3. 补肾滋阴法　适用于阳强易举、早泄、梦遗、咽干舌燥，五心烦热等患者。可选用杞菊地黄丸、六味地黄丸、左归丸。

4. 补肾温阳法　适用于性欲减退、阳痿、早泄、精液清冷、面色无华、形寒怕冷等患者。可选用右归丸、全鹿丸、金匮肾气丸。

5. 补脾益气法　适用于性欲减退、阳痿不举、房事后尤甚。面色萎黄，少气懒言、食少纳呆等患者。可选用补中益气丸，人参健脾丸、香砂六君子丸等。

6. 补肝养血法　适用于性欲低下、勃起无力、面色苍白、头晕耳鸣、夜寐多梦、爪甲不荣等患者。可选用十全大补汤、八珍丸、四物五子丸等。

【按　语】

1. 补阳不等于壮阳

男性瘦弱体虚，往往被认为阳气不足，所以不少男性为弥补身体虚弱而食用狗肉等民间认为可以壮阳的东西。事实上男人体虚不一定需要壮阳，大多数阳气不足者只需补阳即可。补阳不等于壮阳，区别主要有两点：(1)补阳属于补法而壮阳属于治法；(2)两者适应的症状不同，畏寒怕冷、手脚发凉、神疲嗜睡、肢体关节冷痛等虚寒病应补阳，而由于精气虚耗导致的阳痿、滑精、小便频繁、腰膝酸痛等病症则应壮阳。通俗地说，补阳主要是调节体质，而壮阳更集中在对性功能方面的调节。

2. 阴虚火旺不宜吃狗肉

在很多人看来，狗肉是壮阳的佳品，在医学上狗肉壮阳并没有理论依据，而临床实验上则表明狗肉有补阳的效果，食用狗肉可以弥补阳虚体质，但并没有直接的增强生殖能力等作用。狗肉性属温热，所以经常上火的人应少吃，因为上火是阳盛阴虚的表现，阳盛则无需再补阳。另外，狗肉还有“助邪气”的特点，容易加重感冒、发烧等热疾，所以体虚、患感冒的人也不宜食用狗肉。

3. 壮阳药≠改善性功能

鹿鞭是传统中医典型的壮阳食品，而且近年中医学研究发现，鹿鞭确实有补肾壮阳、益精活血的功效，对治疗腰膝酸痛、肾虚耳鸣、阳痿、宫冷不孕等有一定帮助。但是由于鹿鞭性温热，比较适合阳虚者食用，而有盗汗、手脚心发热、经常性口干等症状的阴虚者应谨慎食用。中药讲究配伍，很多药物的功效要通过与其他药物合在一起才能发挥。

第五节　术后康复

家中有人生病住院，最让家人伤脑筋的是怎么“补”才能使病人早日康复，但是各种民间禁忌，又让他们担心乱“补”反伤身。但是，过分地谨慎小心，又导致病人的营养状况下降。那么到底术后如何补呢？营养专家提示以下建议。

1. 手术后病人进食时间不宜过早。非消化道手术者，一般在手术后 6 小时开始进食为宜。消化道手术，则要根据手术种类与肠蠕动恢复的情况来决定，开始进食量要少，以后逐渐增加，每餐以 7～8 成饱为宜。

2. 全面均衡的住院营养帮助早日康复。能量是机体的动力来源，一切生命活动都需要能量。能量主要由食物中的碳水化合物、脂肪、蛋白质经机体消化吸收后，在体内氧化，释放出热能，供机体利用（正如汽车开动需要燃料一样）。能量的需要因病因人不同而异，但最低供给量也应保证病人维持生命的基础需要。如一个 50 岁的男性，标准体重 65kg，基础需要约 1400 千卡，实际需要高于此。医生应根据病情变化，适时调整营养方案。病人不能正常进食或进食严重不足时，必须通过胃肠外营养（静脉营养）的途径适当供给营养。能进食的病人，最好吃营养均衡易消化的混合食物，不要偏食。因为除母乳喂养婴儿外，没有单一的食物能提供人体所需的 40 多种营养素。只有多样化的膳食才能满足这一需要。

3. 手术后病人应食用营养丰富及易于消化的食物，但要视病人情况而定。病后康复别偏信单一良方。对于病后的康复，民间有不少传说，比如，手术后要吃生鱼汤、田鸡粥；还有不少忌口之说，比如不能喝牛奶，不能吃香蕉、生冷食品……。

生鱼汤是指用生鱼煮出的汤水，其营养价值并无特殊，鱼肉可提供优质蛋白，汤水可补充水分；田鸡（青蛙）肉也可提供优质蛋白质，粥中的碳水化合物则可提供较多的能量。只要病情无禁忌证，通常病人都可以食用，但并非一定要限制于吃这几种食物。其实清淡的瘦肉汤、鸡蛋汤、鱼汤等都可以吃。

牛奶为最常用的营养品，但其性寒，易致肠胀气，若是肠蠕动不佳的病人食用，不仅不能消化吸收，反而感到腹胀不适。因为牛奶中含有乳糖，需要乳糖酶来消化。有些人胃肠道中缺少此酶，喝了牛奶则产生上述不适症状(即乳糖不耐受综合征)。对于这种病人,牛奶是禁忌的,但对于非胃肠手术的无乳糖不耐受症的病人来说,是不必禁忌的,特别是儿童、孕妇、老人、发热病人都是适宜的。

水果等生冷食品也同样,对某些消化道疾病,如急性胃肠炎、溃疡病并出血是禁忌的,但对于甲亢等疾病不必禁忌。

4. 饮食不宜偏嗜。甜味饮食不宜过多,病人在食用流质期间一般多以甜食为主,如牛奶、麦乳精、藕粉、橘汁等,但连续摄入甜食会助湿生痰,郁而化热;也有的病人因不习惯甜食而产生厌食,甚至会恶心、呕吐,影响健康。若能选用鲜鱼、瘦猪肉、牛肉熬汤,味鲜而微咸,既营养丰富又促进饮食,使病人能较快地恢复健康。

5. 饮食不宜过于精细。手术后病人常以高蛋白、高热量的饮食为主,而忽略了维生素的摄入补充,这是不正确的。因机体的修复是需要各种营养的,尤其是粗纤维,对手术后卧床的病人,能起到增进胃肠活力,保持大便通畅,防止便秘的作用。因此,饮食中要配以一定量的新鲜蔬菜,尤以绿叶蔬菜为佳。另外,要注意调节病人的情绪,加强食物色、香、味的调配,也能达到增进食欲的目的。

营养是健康的物质基础。病人康复不要过于强调"补",而要重视营养均衡,特别是能量的供给是否充足,各种营养素的比例是否恰当,所选用食物是否符合病情的需要。具体营养治疗方案因人而异,原则是:营养均衡,循序渐进,因病而异,适时调整。

第六节　迎考学生的调补

临床经常碰到家长问:孩子即将参加高考,看到他复习迎考十分辛苦,每天要学习到凌晨一两点才睡觉,人都瘦了,非常心痛。我想:其他忙我帮不上,但可以为孩子增加营养,使他保持充沛的精力学习迎考。我就问了许多人,看了许多书,精心制订了一个星期的菜谱，如早餐 2 个荷包蛋、1 袋牛奶、1 笼小笼包，外加水果等，中餐有甲鱼、虾、黄鳝等，而且每天不一样，换着花样做给孩子吃。可不知为什么，孩子每天上午上头两节课时，总忍不住要打瞌睡，嚼口香糖、用针刺大腿、用橡皮筋弹手臂等都无济于事，不知得了什么病，我们都急得不得了。

这是典型的“补太多了”，孩子什么病也没有，问题就出在营养太好。每天早上吃那么多高蛋白、高脂肪、难以消化的食物，量又那么多，这需要大量的血液进入胃肠道帮助消化食物，导致大脑血液供应减少，人就感到困倦打瞌睡。所以，家长在给孩子调节饮食的时候，重要的是在对孩子进行合理的营养补充。

1. 平衡饮食很重要

在临近考试这段时间，学生们的饮食平衡最重要。现在应该多吃一些含微量元素和维生素的食物，如水果、蔬菜、豆类制品等。考生在平时用餐中，最好一日三餐都能有适量的主食，早餐可以喝一杯牛奶，再吃些点心，或者是一个鸡蛋、一些面食，再搭配点青菜；午餐可以吃点米饭、鱼和青菜；晚餐配点儿瘦肉和豆类食品。另外，要保证蛋白质和脂肪的充足供给，如果蛋白质摄入不足，可使大脑蛋白质减少，导致记忆力减退。而蛋白质有增强免疫力的功能，因而即将中高考的学生每天摄入的蛋白质含量可适当多一些。除此以外，学生们每天还应该吃些水果，在饭后一小时左右吃最有利于营养吸收。另外在冲刺阶段，一定要吃早饭，不吃早饭会导致上午血糖过低，学习效率打折，对身体也不好。很多孩子这个时候上火，不爱吃饭，因此家长更要在饭菜的制作方法上多注意，最好是清淡、易消化的饭菜，不要吃油炸的食物。不用刻意改变他的饮食习惯，否则孩子可能会产生肠道不耐受，导致腹泻、腹涨，甚至食物过敏。另外，考试当天的膳食方法颇为讲究。早餐尽量不喝稀饭，食物能量的密度高一些，减少不必要的水分；午餐做到清淡、少辛辣，鱼肉、豆制品、蔬菜均衡食用；由于一天的疲劳，晚上孩子容易胃口不好，因此最好吃稀饭，烧点蔬菜，并补充鱼等动物性蛋白。

2. 补品要因人而异

一些家长喜欢在考试前给孩子买一些补品，希望能给孩子“加油”。是否进补应该根据学生的实际情况，营养过剩反而过犹不及。有的孩子平常饮食结构不合理、偏食，或者是吸收不好、长期腹泻，甚至是轻度营养不良。对于这样的孩子，可以适当补充一些维生素等营养保健品；如果孩子的饮食、睡眠、精神状况等都不错就完全没有必要再补了，一旦营养过剩反而增加孩子的肝、肾负担，蛋白质摄入过多，还会使头脑发涨，降低学习效率。

第七节　孕期补益

(一)孕早期营养与膳食

孕早期膳食要点：孕早期胚胎生长速度较缓慢，所需营养与孕前没有太大的差别。值得注意的是早孕反应对营养素摄入的影响。特别注意以下几点：(1)按照孕妇的喜好，选择促进食欲的食物。(2)选择容易消化的食物以减少呕吐，如粥、面包干、馒头、饼干、甘薯等。(3)想吃就吃，少食多餐。比如早起时，坐在床上吃几块饼干、面包等点心，可以减轻呕吐增进进食量。(4)为防止酮体对胎儿早期脑发育的不良影响，孕妇完全不能进食时，也应静脉补充至少 150g 葡萄糖。(5)为避免胎儿神经管畸形，在计划怀孕时就每天开始补充叶酸 400～600 微克。

(二)孕中期营养与膳食

孕中期膳食要点：(1)补充足够的能量：孕 4～6 个月时胎儿生长开始加快，母体子宫、胎盘、乳房等也逐渐增大，加上早孕反应造成的营养不足，孕中期需要补充足够的能量。(2)注意铁的补充：

孕中期血容量及红细胞迅速增加，并持续到分娩前，对铁需要量增加。富含铁，吸收率又较高的食物包括动物肝脏和血，肉类，鱼类。(3)保证充足的鱼、禽、蛋、瘦肉和奶的供给。

(三)孕末期营养与膳食

孕7～9个月的胎儿体内组织、器官迅速增长，脑细胞分类增殖加快，骨骼开始钙化，同时孕妇子宫增大，乳腺发育增快，对蛋白质、能量以及维生素和矿物质的需要明显增加。

营养要点：(1)补充长链多不饱和脂肪酸。(2)增加钙的补充。(3)保证适宜的体重增长。

宜食食品：(1)多吃含有丰富胶原蛋白的食品，如猪蹄等，有助于增加皮肤的弹性。(2)多吃鲫鱼、鲤鱼、萝卜和冬瓜等食物，有助于缓解水肿症状。(3)多吃核桃、芝麻和花生等含不饱和脂肪酸丰富的食物，以及鸡肉、鱼肉等易于消化吸收且含丰富蛋白质的食物。(4)多选用芹菜和莴苣等含有丰富的维生素和矿物质的食物。经常吃一些富含碘的食物，如海带和鱿鱼等。

饮食禁忌：(1)忌食苋菜等寒凉、对子宫有刺激作用的食物。(2)不能吃霉变的食物。(3)慎食大补食品。

(四)孕期常见疾病的饮食调理

1. 孕期呕吐

孕吐是早孕反应的一种常见症状，其形式和程度可随孕妇的个体差异而有所区别。精神过度紧张和神经系统功能不稳定的妇女，反应一般较重，甚至可发生剧烈而持续性的呕吐，进而表现为全身困倦无力，消瘦、脱水、少尿甚至酸中毒等危重病症，对母子健康影响很大，应及时请医生治疗。轻度的孕吐反应，一般在妊娠3个月左右即会自然消失，对身体无大的影响，也不需特殊治疗，只要情绪稳定，适当休息，注意调节饮食即可。

姜汁牛奶　主料：牛奶200g，姜汁10g；调料：白砂糖20g；制法：将鲜牛奶、生姜汁、白糖混匀，煮沸后即可；食用方法：温热服，每日2次。健康提示：益胃，降逆，止呕。适用于妊娠呕吐不能进食者。食谱营养：牛奶中含有丰富蛋白质、维生素及钙、钾、镁等矿物质，可防止皮肤干燥及暗沉，使皮肤白皙，有光泽，也可补充丰富的钙质，适合严重缺钙的人，少儿，老年人，易怒、失眠者以及工作压力大的女性。牛奶味甘，性平、微寒，入心、肺、胃经；具有补虚损，益肺胃，生津润肠之功效。食物相克：牛奶不宜与果汁、醋、白酒、米汤、韭菜、菜花一起食用；在喝牛奶前后1小时左右，不宜吃橘子；牛奶与生鱼同食会中毒。

糖醋胡萝卜　功效：增进食欲，缓解孕妇妊娠呕吐，适合孕早期食用。原料：胡萝卜250g，白糖25g，米醋13g，精盐、香油各适量。制法：(1)将胡萝卜去根、叶，洗净，用刀刮去皮，切成6cm长的细丝。(2)将胡萝卜丝放小盆内，撒上精盐拌匀。(3)把盐渍的胡萝卜丝用清水洗净，沥干水，放入碗内，加入白糖、醋、香油拌匀放入盘内即可。特点：酸甜爽口，清淡。

醋蛋汤　功效：此汤每日1次，连服3天，能有效缓解妊娠呕吐。原料：鸡蛋2个，白糖30g，米醋100g。制法：(1)将鸡蛋磕入碗内，用筷子搅匀，加入白糖、米醋调匀，待用。(2)锅置火上，加清水适量，用旺火煮沸，淋如调匀的鸡蛋液，煮沸即可。特点：酸甜可口、开胃。

姜汁甘蔗露　功效：有健胃开脾、下气止呕。适用于胃气上逆的妊娠呕吐。原料：甘蔗1根，生姜50g；制法：(1)将甘蔗去皮、榨汁约1茶杯；生姜去皮洗净、榨汁。(2)将甘蔗汁、姜汁一同放入盅内，隔水炖热温服。特点：味甜，微有姜辣味。

绿豆粥　功效：有清肝泄热、和胃止呕的功效。可防治呕吐苦水或酸水或肝热犯胃的妊娠呕吐。原料：绿豆50g，粳米250g，冰糖适量。制法：(1)将绿豆、粳米淘洗干净。(2)沙锅内放入适量清水,放入洗净的绿豆、粳米,用旺火烧沸,转用文火熬成粥,然后加入冰糖,搅拌均匀即可。特点:香甜、粥稠。

粟米粉丸子汤　功效:适用于胃阴亏虚所致呕吐或干呕、口干舌燥、胃中嘈杂不舒等症。原料:粟米粉 200g,精盐少许。制法:(1)将粟米粉内加入精盐和水揉成粉团,再用手搓成长条,分成梧桐子大小的小丸子,放入盘内,待用。(2)锅上火,加入适量清水,用旺火烧沸,将丸子下入锅内,文火煮至丸子逐个浮在水面后至熟即可。特点:丸子鲜嫩,清淡适口。

橙子煎:取橙子用水泡去酸味,加蜜煎汤频服。

甘蔗姜汁:取甘蔗汁加少量生姜汁,频频缓饮。

葡萄藤煎:取干葡萄藤用水煎服。

柚子皮煎:取柚子皮用水煎服,连服数天。

枇杷叶蜜:取枇杷叶洗净,在火上稍烤,抹去绒毛,加水煎取汁,兑入蜂蜜服用。

生姜红糖水:将生姜切片,加红糖,用开水冲泡,随时饮用。

姜汁米汤:取生姜汁数滴,放入米汤内,频服。

牛奶韭菜末:牛奶煮开,调入少量韭菜末服用。

紫苏姜橘饮:苏梗 9g、生姜 6g、大枣 10 枚、陈皮 6g、红糖 5g,煎水取汁当茶饮,每日 3 次。

益胃汤:取沙参、玉竹、麦冬、生地等量,用水煎取汁,加冰糖,每日 1 次饮服。

竹茹蜜:将竹茹 15g 煎水取汁,兑入蜂蜜 30g 服用。

生地黄粥:用白米煮粥,临熟时,取地黄汁,搅匀食用。

白术鲫鱼粥:鲫鱼 30～60g,去鳞及内脏,白术 10g 洗净,煎水 1000 毫升。将鱼和粳米 30g 煮粥,粥熟后加药汁和匀,每日 1 次,连服 3～5 天。

2. 孕期便秘

一般来说,大便间隔超过 48 小时,粪便干燥,引起排便困难就称为便秘。孕中期到孕晚期由于胃酸减少，体力活动减少，胃肠蠕动减慢，加上胎儿逐渐长大，膨胀的子宫压迫肠道，蠕动减弱，准妈妈就容易发生肠胀气或便秘。妊娠晚期，便秘会愈来愈严重，甚至会导致孕妇腹痛、腹胀。

(1)为了防止便秘，孕妇应多吃富含粗纤维的蔬菜和水果及粗粮(如糙米、麦、玉米、菠菜、苋菜、胡萝卜、芹菜、荠菜、燕麦、草莓、梨、无花果、甜瓜等)以刺激肠壁，使肠蠕动加快，粪便容易排出。粗粮中除有丰富的膳食纤维，维生素 B_1 的含量也很丰富，维生素 B_1 可加强神经传导，增加胃肠蠕动。

(2)选择含脂肪酸较多的食物。如各种坚果和植物种子，如杏仁、核桃、腰果仁、各种瓜籽仁、芝麻等；脂肪多的鱼。

(3)选择能促进肠蠕动的食物。如香蕉、蜂蜜、果酱、麦芽糖等刺激肠蠕动，利于排便。

(4)选择含水分多的食物。如鲜牛奶、自己制作的鲜果汁等。水分补充要充足，每日至少喝 1000 毫升水。也可每日适当饮用 300～500 毫升榨鲜果汁。

(5)应少吃或不吃不易消化的食物：莲藕、蚕豆、荷包蛋、糯米粽子、糯米汤圆。

(6)尽量少吃辛辣刺激食品：如辣椒、川椒、芥末、咖喱、大葱、洋葱、韭菜等。

(7)不宜进食热性水果如：菠萝、桂圆、橘子等。

便秘较严重的孕妇，可使用下列药粥治疗：

(1)芝麻粥：先取黑芝麻适量，淘洗干净晒干后炒热研碎，每次取 30g，同粳米 100g 煮粥，适用于身体虚弱、头晕耳鸣的孕妇便秘患者食用。

(2)柏子仁粥：将柏子仁 30g 洗净去杂捣烂，加粳米 100g 煮粥，服时兑入蜂蜜适量。适用于患有心悸、失眠的孕期便秘患者食用。

(3)胡桃粥:取胡核仁 4 个,粳米 100g。将胡桃仁捣烂同粳米一起煮成粥。适用于体虚肠燥的孕期便秘患者食用。

(4)酥蜜粥:酥油 30g、蜂蜜 50g、粳米 100g。先将粳米加水煮沸,然后兑入酥油和蜂蜜,煮成稠粥。适用于阴虚劳损等便秘患者食用。

(5)无花果粥:无花果 30g、粳米 100g。先将米加水煮沸,然后放入无花果煮成粥。服时加适量蜂蜜和砂糖。有痔疮的妇女及便秘患者可食用无花果粥。

孕妇属于特殊的群体,在治疗便秘时不宜用导泻剂或者强刺激作用的润肠剂,以免胃肠蠕动增强引起子宫收缩,导致流产或早产。还应该强调的是,像大黄、果导等刺激性的药物会增加流产的几率,同时,由于此类药物含有蒽醌类成分,还有可能造成胎儿畸形。此外,孕妇不要口服润滑性的泻药如蓖麻油、液体色拉等,以免影响肠道对营养成分的吸收。

3. 孕期水肿

孕妇到了孕 20 周时,随着体内激素的变化和子宫的不断增大会出现生理性水肿,一般在休息后就会消失,而有的孕妇出现从脚部至全身逐渐发展的水肿,并伴有心慌、气短,此时就可能不正常了,应引起注意,另外,营养不良性低蛋白血症、贫血等也可能导致孕妇水肿,在医院接受必要的治疗的同时也可以从饮食上加以调理:

(1)要保障足量蛋白质的摄入,特别是因为蛋白质营养不良引起的水肿,每天更应该补充优质的蛋白质,如鸡蛋、牛奶、鱼、鸡肉等动物食品和豆类食品。对于有贫血的孕妇,每周可以吃 2～3 次动物血或是肝脏等来补充铁。

(2)水肿时要严格控制食盐的摄入量,以清淡易消化的食物为主,一些含盐量高的食物也应该少吃,如咸菜、腌肉、火腿等,防止加重水肿。

(3)平时多吃蔬菜水果以补充各种的维生素和矿物质,这些维生素和矿物质可以提高机体的抵抗力，还具有解毒利尿的作用。

(4)少吃或不吃难消化和易胀气的食物，如油炸的糯米糕、白薯、洋葱、土豆等。以免引起腹胀，使血液回流不畅，加重水肿。

(5)控制水分的摄入。对于水肿较严重的孕妇，应适当的控制水分的摄入。

如妊娠5个月之后，腹部增大迅速，体重明显增加，面目及腿脚部浮肿，按之凹陷不起，倦怠乏力，气短懒言，食欲不佳，口淡无味，大便溏软，小便较少，舌质淡，苔白润，脉滑缓无力。证属脾虚失运、水湿停聚型，可采用健脾益气，利水安胎之品调治。

(1)茯苓粉粥：茯苓粉15g，稻米50g，红枣七枚(去核)，合煮作粥，晨起做早餐食用。

(2)鲤鱼赤小豆粥：鲤鱼一尾，去鳞及肚肠，洗净，用水煮熬成白汤，滤汁。再将赤小豆100g煮粥，候豆熟放入鱼汁两、三匙调匀，做早餐食用。

(3)薯蓣粥：生怀山药500g轧细过罗(现市场有售山药粉)，每次食用20～30g，将山药粉和凉开水调入锅内，置炉上，不住以筷搅之，两、三沸即成粥。不拘时食用。

(4)冬瓜羊肉汤：冬瓜50g(去皮、子)，瘦羊肉50g(切片)，葱、姜、大料、盐、香油适量。先煮冬瓜，放入佐料，再将羊肉用葱花、香油拌匀，候冬瓜熟时，放入羊肉，煮沸即可。可做正餐汤菜食用。

(5)鲫鱼羹：大鲫鱼500g(去鳞、肚肠，洗净)，大蒜1头，胡椒3g，陈皮3g，缩砂仁3g，葱、盐少许。将蒜椒等佐料放入鱼肚内，煮熟作羹，五味调和。可做正餐菜食用。

(6)山药扁豆糕：山药(鲜者)500g，扁豆(鲜者)100g，陈皮丝6g，红枣肉500g。先将山药去皮切成薄片，再将扁豆、枣肉切碎，与陈皮丝共和匀，加入淀粉糊少许，分放在小碗中蒸熟后(即成碗糕)做早餐食之。

第八节　产后补益

新妈妈经过“十月怀胎，一朝分娩”，由于身体瘀血排除未清，体质很虚弱，此时要注重饮食调理，适当地用中药补一补，可以帮助她们更好地恢复。

（一）膳食原则

1. 增加餐次　每日餐次应较一般人多，以 5～6 次为宜。这是因为餐次增多有利于食物消化吸收，保证充足的营养。产后胃肠功能减弱，蠕动减慢，如一次进食过多过饱，反而增加胃肠负担，从而减弱胃肠功能。如采用多餐制则有利胃肠功能恢复，减轻胃负担。

2. 食物应干稀搭配　每餐食物应干稀搭配。干者可保证营养的供给，稀者则可提供足够的水分。奶中含有大量水分，乳母哺乳则需要水分来补充，从而有利于乳汁的分泌。经常供给一些汤汁以利泌乳，如鸡、鸭、鱼、肉汤，或以豆类及其制品和蔬菜制成的茶汤等，这样既可以增加营养，还补充水分，促进乳汁分泌。产后失血伤津，亦需要水分来促进母体的康复；服用水分较多，可防止产后便秘。食物中干稀搭配较之于单纯喝水及饮料来补充水分要好得多。因为食物的汤汁既有营养，又有开胃增进食欲之功能，而单纯饮水则反而冲淡胃液，降低食欲。除喝汤外还可饮用鲜果汁、牛奶等，要多喝汤和其他营养饮料。

3. 荤素搭配，避免偏食　从营养角度来看，不同食物所含的营养成分种类及数量不同，而人体需要的营养则是多方面的，过于偏食会导致某些营养素缺乏。一般的习惯是，月子里提倡大吃鸡、鱼、蛋，而忽视其他食物的摄入。产后身体恢复及哺乳，食用产热高的肉类食物是必需的，但蛋白质、脂肪及糖类的代谢必须有其他营养素的参与，过于偏食肉类食物反而会导致其他营养素的不足。

就蛋白质而言,荤素食物搭配有利于蛋白质的互补。从消化吸收角度来看。过食荤食,有碍胃肠蠕动,不利消化,降低食欲,“肥厚滞胃”正是这个道理。某些素食除含有肉食类食物不具有或少有的营养素外,一般多有纤维素,能促进胃肠蠕动,促进消化,防止便秘。因此荤素搭配,广摄各类食物既有利于营养摄入,又有促进食欲,还可防止疾病发生。

4. 清淡适宜 一般认为,月子里饮食清(尽量不放调味料)淡(不放或少放食盐)为妙,此种观点并不正确。从科学角度讲,月子里的饮食应清淡适宜,即在调味料上,如葱、姜、大蒜、花椒、辣椒、酒等应少于一般人的量,食盐也以少放为宜,但并不是不放或过少。放各种调味料除能增加胃口,促进食欲外,对产妇身体康复亦是有利。从中医学观点来看,产后宜温不宜凉,温能促进血液循环,寒则凝固血液。在月子里身体康复过程中,有许多余血浊液(恶露)需要排出体外,产伤亦有瘀血停留,如食物中加用少量葱、姜、蒜、花椒粉及酒等多性偏温的调味料则有利血行而不促进血凝,有利于瘀血排出体外。食盐的用量亦就根据情况而定,如果产妇水肿明显,产后最初几天以少放食盐为宜;如孕后期无明显水肿则无需淡食。

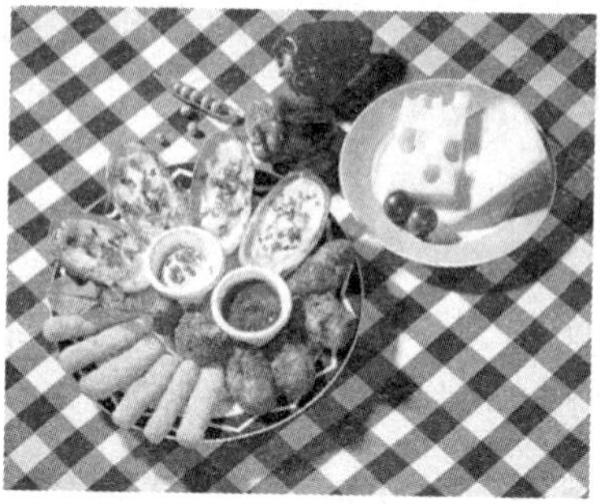

5. 要注意调护脾胃、促进消化 月子里应食一些有健脾、开胃、促进消化、增进食欲的食物,如山药、山楂糕(片)、大枣、番

茄等。

(二)辨证施补

1. 血虚 由于分娩过程中失血,女性可能出现血虚的症状,表现为睡不好觉、心悸、头晕眼花。此时可以用15～20g当归,加上龙眼和红枣,用水煎后服用。

2. 气虚 有些女性在产后头晕、神疲乏力、不想说话,这是气虚的症状。如果感觉气虚较严重,可以用人参10g煎水服用。如果气虚的症状较轻,可以用10～30g党参煎水服用;或将党参、红枣一起炖鸡吃,效果也不错。如果产后气虚,并伴随出汗的症状,可以用党参10～30g加黄芪10～20g,一起煎水服用。如果表现为气血两虚,也可以用党参加红枣、龙眼进补。党参可补中、益气、养血,是治疗气血两虚的不错选择。

3. 腹痛 有些女性产后会感到腹痛。中医认为,这可能是因为体内有瘀血。此时可服用益母草膏或益母草冲剂活血祛瘀。还有些人,产后多把古方生化汤(由当归、川芎、炮姜、桃仁、甘草组成)作为产后常规的服用方。方内中药,具有加强子宫收缩力,促使恶露排出的作用,有利于子宫早日复原。益母膏和生化汤作为产后调理之药,确有效果。此外,还可以用10～15g山楂煎水,再加些红糖服用。其中山楂可以活血散瘀,红糖可以益气补血、缓中止痛、活血化瘀,正适于治疗这种腹痛。

此外,辛辣的食物可能使产妇上火,导致口舌生疮、便秘等症;生冷、肥腻、坚硬的食物和寒性药物则易损伤脾胃,还容易引起产后腹痛。所以,女性在产后应尽量避免服用。

(三)产后进补的错误认识

1. 产后补身,多喝姜醋汁

林女士剖腹产后两个多月,恶露仍然淋漓不尽,小腹常常坠胀、隐痛。医生检查后发现，她的子宫复旧不全，同时合并盆腔感染。再仔细询问，原来，产后为“补身祛风”，她几乎天天喝自制的姜汁，听老一辈说，猪蹄姜醋能催乳，又吃了不少猪蹄姜醋。与此同时，当归、鹿茸、人参等滋补品也没少吃。她怎么也没想到，正是这些被视做“祖训”的饮食习惯，反而使她产后受尽磨难。

医生点评：民间关于产后喝姜汁、吃猪蹄姜醋的习惯，似乎早已是“约定俗成”。姜醋、姜汁、生姜炒菜炒饭、生姜煮汤、姜水洗澡洗头等，月子里可谓“无姜不欢”。

中医认为，生姜性温热、辛，可疏风解表、散寒，促进恶露排出。但由于姜是辛温之物，可促进血液循环，过多进食反而会增加血性恶露，使恶露排之不尽，影响子宫内膜修复，造成产后体弱，甚至引起贫血。所以，产后进食姜或姜制品应适时、适量、适度。所谓适时，即指当恶露颜色转为淡黄或白色时，才是进食姜或姜制品的理想时机；适量是指隔天服小半碗姜汤或一碗姜醋即可，同时强调不宜饮用浓姜汁。适度是指饮用时间不宜太长，一般持续十天左右就好。如果期间出现恶露突然增多或颜色转为鲜红，应酌情减量，或者暂停服用。

产后身体虚寒，适当吃些补益食品未尝不可。对于补身食物的选择，原则是在营养均衡、充足的基础上，适当选用一些具有滋补功效的药食两用食品，如生姜、红糖、芝麻、羊肉、黄鳝等温性食物，但以上所选，均应讲究时机和进食量，否则会适得其反。至于当归、鹿茸、人参等补气补血的补品是否能吃，什么时候吃，宜根据个人体质，在医生指导下进行。

2. 多喝母鸡汤，促进乳汁分泌

众所周知，母乳喂养好处多，因此，产后乳汁充足，无疑是众多新妈妈梦寐以求的。但事情有时并不尽如人意，小甄就为此伤透脑筋。产后头一周，她的乳汁分泌倒是蛮顺利的，宝宝吃得也很开心。可宝宝满月后，不知怎的，她的乳汁分泌却日渐稀少起来，宝宝常饿得哇哇直哭。经询问，小甄吃得也算丰盛了。每天进食五六次，餐餐不是牛奶就是肉和汤，特别是人称“下奶之宝”的老母鸡汤，她每周都会吃好几次，每次必然吃掉大半只老母鸡。可为什么乳汁不见增多，反而减少了？小甄可能根本不会想到，问题正是出在老母鸡身上。

医生点评：传统民俗认为，老母鸡营养价值高，能增强体质、增强食欲、促进乳汁分泌，是产后必备的营养食品。但现代医学证实，多吃母鸡不但不能增进乳汁分泌，反而会出现回奶现象。

产后，母体血液中雌激素浓度大大降低，这时催乳素就会发挥催乳作用，促进乳汁形成。而母鸡体内含大量雌激素，产后若过多进食，会令产妇体内雌激素水平增高，致使催乳素功能减弱甚至消失，导致回奶。有研究表明，公鸡体内所含雄激素有对抗雌激素的作用，反而可使乳汁分泌增多。所以，产后吃母鸡不如吃公鸡。至于其他，如鱼汤和羊肉汤等，也可增加乳汁分泌，产后可适量食用。

3. 蔬菜水果水气大，坐月子期间应忌食

经过280多天喜忧参半的孕育生活，随着宝宝哇的一声啼哭，欣欣总算松了一口气。月子期间规矩多，初为人母的她，打一开始就小心翼翼地不敢“越雷池一步”，生怕稍有不慎，今后会留下后患，更怕会对宝宝健康造成不利。当婆婆告诫她，蔬菜水果水气大，坐月子不宜吃，欣欣自然“言听计从”。可是没过多久，欣欣便出现大便干结，要颇费一番周折才解得出来，后来，发展到三天都解不出大便。医生说，这种产褥期出现的便秘，原因很可能跟产后饮食结构不良有关。

医生点评：有些地方的老规矩认为“蔬菜水果水气大”，产后吃了会伤身，会腰酸、患胃病、使身体虚弱等，因而“勒令”产妇在坐月子期间忌食蔬菜水果，但其结果却是，产妇在分娩后大便秘结，痛苦不堪。

事实上，产妇在分娩过程中体力消耗大，腹部肌肉松弛，加上长时间卧床，运动量减少，致使排便肌无力，肠蠕动变慢，因而容易发生便秘。加之，产妇分娩后代谢机能旺盛，出汗量和尿量增多，如果多食补品又禁食蔬菜水果，由于得不到充足的膳食纤维，更会使大便干燥、秘结而不易排出。

蔬菜和水果富含人体“三宝”，即维生素、矿物元素和膳食纤维，可促进胃肠功能恢复，增进食欲，促进糖分和蛋白质的吸收利用，特别是可以预防便秘。同时，适当进食蔬菜水果还有助于改善乳汁质量，促进婴儿健康。

民间流传，自然分娩之产妇，应于生产后的第十二天，即所谓的“十二朝”后才可开始进补。以中医的角度而言，产妇于产后的第三天便可视产妇的体质而开始进补。一般而言，开始时可协助产妇清除体内的恶露及瘀血，慢慢才进补一些以强壮身体、补气血为主的参茸炖品。剖腹产子大约十天后才可开始进补，鸡汤之类可以饮用，但不宜太早食用药材补品，及饮用生鱼汤之类的汤水，因为这会令伤口的肉芽增生。

总之，产妇不是病妇，她们只是经历生理变化而已。依从自己的饮食习惯，加以注意营养。选择适合自己口味的食物，食得开心，心境自然开朗，身体复元也必定快些。

第九节　更年期

更年期是性腺功能逐渐衰退至最后完全消失的一个过渡时期，也是人生必经的一个生理阶段，更年期有长有短，有早有晚，妇女大多数发生在 45～55 岁，其中 15％～25％的妇女无明显异常感觉，75％～85％的妇女可出现或轻或重或多或少的临床症状，但只有 15％的人因症状严重需要治疗。一些中老年女性常因更年期带来种种烦恼，且常因得不到丈夫和子女的理解，使原本和睦的家庭平添了许多不愉快。

对于男性，55～65 岁则是男性的更年期，人们在这个由中年向老年过渡的转折岁月里，一般会轻重不一，或多或少地表现出类似更年期综合征的症状。过去人们认为男子更年期综合征是一种单纯的、由衰老过程引起的精神反应。通过多年的医学科学研究，人们进一步发现男子更年期综合征的表现与男性睾丸退化、性功能衰退及内分泌紊乱有关。

中医认为，本病病位在肾，以肾虚为本。多由于肾气渐衰、阴阳虚损、冲任虚弱、天癸渐竭所致。

(一)膳食原则

更年期身体的各种机能都随着年龄的增长而衰退，这种衰退与营养状况有密切关系。因此更年期应注意饮食保健和食物的调养，膳食总以调整阴阳和脏腑气血之平衡为原则。宜食用清淡易消化食物，适当多吃富含蛋白质、维生素和钙质的食物。如甲鱼、鲫鱼、猪瘦肉、鸡蛋、红枣、豆制品及各种绿叶蔬菜、水果，如菠菜、冬瓜、萝卜、香蕉、甜橙、荸荠、白木耳、虾皮和乳类等，以维持精神健康，延缓机体各器官组织的退化。适当限制高糖、食盐、脂肪的摄入。忌食辛辣刺激之品、热性食品及发物，如花椒、辣椒、大蒜、韭菜、羊肉、牛肉、荔枝、杏子、咖啡等。此类食物有伤津耗液之弊，易致阴阳失调而加重病情。

(二)辨证配餐

1. 黄精山药炖鸡

原料：黄精 30g，山药 150g，鸡肉 500g，调味品适量。

制作：将鸡洗净切块，同上药放入盘中，加水适量，隔水炖熟，调味即可。

用法：分 2 次食用，隔天 1 次，连服数次。

功效：滋肾、益肺、健脾。

主治：适用于更年期综合征属阴虚或气阴两虚者。

按语：本方为治肾阴虚型更年期综合征的理想药膳。方中黄精味甘性平，能滋肾润肺、补脾益气。李时珍讲"补诸虚，……填精髓。"将此视为"服食要药，黄宫之胜品。"山药性味与黄精同，既能补脾肺之气，又可益肺肾之阴。明·张介宾《本草正》记载："能健脾补虚，滋精固肾，治诸虚损，疗五劳七伤。"二物相须配对，上以补肺，中以健脾、下以滋肾，被誉为"平补之焦"之佳品。鸡肉性味甘温，有良好的补精添髓、健运脾胃、补中益气作用，诸物配膳，味美肉鲜，不仅有利于机体康健，更能补其虚损，改善症状。

2. 枸杞炖甲鱼

原料：枸杞子 20g，甲鱼 1 只（约 500g）。姜、葱、精盐、料酒各适量。

制作：将甲鱼杀后去内脏洗净，再将枸杞子洗净后放入甲鱼腹中入锅，加清水及上述调料，先以大火煮沸，再改用小火煨炖至甲鱼肉熟烂，加少许味精即成。

用法：佐餐当茶，吃甲鱼肉，嚼枸杞子，饮汤。

功效：滋补肝肾。

主治：适用于阴虚火旺型更年期综合征。

按语：本方对阴虚火旺型更年期综合征，有明显的减轻自觉症状的作用，为治此症的理想药膳。方中枸杞子为滋补强壮佳果，能补肝肾、益精血、坚筋骨、抗衰老，《本草纲目》记载："滋肾润肺"，有"平补之药"之誉称。甲鱼营养丰富，擅长滋肝肾之阴、降上炎之虚火，为菜肴中上品，《别录》载"补不足"。二物配方汤鲜味美，补力倍增，对经前期紧张症、更年期综合征的烘热汗出、烦躁易怒、口干便秘和更年期骨质疏松均有较好的疗效。

3. 春笋炒肉丝

原料：枸杞 30g，瘦猪肉 100g，春笋 30g，猪油、食盐、味精、酱油、淀粉各适量。

制作：先将肉、笋切丝，枸杞子洗净；再将锅烘热，放入猪油烧热后投入肉丝和春笋爆炒至熟，放入上述佐料即可。

用法：每日1次，佐餐食用。

功效：滋补肝肾。

主治：适用于肝肾阴虚型更年期综合征，以症见头晕耳鸣，胸膈烦热、小便不利者为宜。

按语：本膳为肝肾阴虚型更年期患者所常用。方中枸杞子为平补肝肾之要药（见《枸杞子炖甲鱼》介绍）；春笋甘寒，能利五脏、开膈热、通经脉、明眼目、利小便，《名医别录》谓："主消渴，利水道、益气可久食。"猪肉作用缓和，长于滋阴润燥、生津止渴，《随息居饮食谱》记载："补肾液，充胃汁，滋肝阴，润肌肤，利二便。"加上各种调料配制，使之肉嫩色美味鲜，滋阴补虚更佳，从而改善上述诸症。

4. 百合拌蜂蜜

原料：生百合50g，蜂蜜适量。

制作：将百合与蜂蜜拌和蒸熟。

用法：临睡前适量服之。

功效：滋阴清心、除烦安神。

主治：适用于更年期烦躁易怒、失眠多梦者。

按语：此方为治更年期患者的常用药膳，方中百合味甘性寒，具有清心除烦、养阴安神之功，为男女皆宜的药食佳品，李时珍引《日华子本草》曰"安心、定胆、益志、养五脏。"与蜂蜜拌和蒸熟嚼食，味美甜润，对减轻或改善更年期患者的失眠烦躁、烘热汗出等症大有裨益。

5. 黄酒核桃汤

原料：核桃仁20g，白糖50g，黄酒100毫升。

制作：核桃仁捣碎，与白糖一起放入锅中，加黄酒，用小火烧开，煮沸10分钟即可。

用法：睡前1次服下。

功效:补肾安神。

主治:适用于更年期综合征失眠患者。

按语:本膳药力和缓,制作简单,对更年期的失眠患者有较好的疗效。方中核桃仁(又称胡桃肉)味甘性温,李时珍说:能"补气养血,润燥化痰,益命门,利三焦,温肺润肠"。此品温肾助阳、抗衰健脑,在中医饮食疗法中备受欢迎,有"强身干果"、"延寿果"之称,与和中益气,帮助健运的白糖为伍,再加上温通经脉,引行药势,增强药效的黄酒配膳,临睡前服食,更能提高补肾虚,宁心神之效。

6. 黑木耳红枣粥

原料:黑木耳30g,红枣20枚,粳米100g,冰糖150g。

制作:木耳水发后撕成小块,红枣沸水泡后去核切丁,加糖渍20分钟,木耳与粳米熬成粥,调入枣丁,加上冰糖,再煮20分钟即可。

用法:经常佐餐食用。

功效:补益气血、滋阴养胃。

主治:适用于更年期体虚无力,贫血,白带增多及高血压眼底出血等症。

按语:本方对更年期患者有较好的辅助治疗作用。方中黑木耳含多种营养成分,尤以钙、铁、胡萝卜素含量较高,是一种质优味美的胶质食用菌,被食疗学中誉为"含铁之冠的素中荤",具有益气血、利五脏、宽胃肠之功,《本草纲目》记载:"益气不饥"。红枣(习称大枣)能调补中焦健脾益气、养血安神、缓和药性,李时珍引《日华子本草》曰"补五脏,治虚损"。能使化源充足,心神安定,强壮补虚,故民间有"日食五个枣,一生不易老"的说法。黑木耳与红枣相配,意在气血双补,加之补中益气、生精益髓、粮药兼备的粳米和滋阴补虚的冰糖煮粥服食,使其补力倍增,不仅延缓衰老,更能改善上述诸症,防治疾病。

第八章

常见疾病进补

第一节　糖尿病

一、概述

糖尿病是一组常见的内分泌代谢疾病，分原发性和继发性两类。前者占绝大多数，有遗传倾向，其基本病理生理为绝对或相对性胰岛素分泌不足所引起的糖、蛋白质、脂肪以及水、电解质等的代谢紊乱。临床早期可无症状，以后多有烦渴、多饮、多食、多尿、疲乏、消瘦等表现。严重病例可发生酮症酸中毒或其他类型的急性代谢紊乱。常见的并发症和伴随症有急性感染、肺结核、动脉粥样硬化、肾和视网膜微血管病变及神经病变等。

古代文献中，有消证、渴证、渴利、消瘅等称谓。消，含义有三：(1)善消水谷，多食易饥；(2)消烁，燥热伤阴；(3)消耗，消耗气血，致人虚损。渴，口渴多饮。渴利，口渴多饮，小便频多。消瘅，消渴类也。瘅，热也。燥热伤阴而成。

二、病因病机

常见病因有体质因素、饮食失节、情志失调、劳欲过度、外感邪毒、药石所伤。

病机阴虚为本，燥热为标；燥热耗伤气阴，日久阴损及阳；燥热耗伤正气，正虚易受邪毒；久病络脉瘀结，血瘀变生百症。

长期过食肥甘厚味→损伤脾胃→积热内蕴→化燥伤津
长期情绪异常→肝气郁结→郁久化火→消灼肺胃阴精
房劳过度→肾精亏损→虚火内生→上蒸肺胃
→ 消渴

三、辨证论治

1. 上消

症状：烦渴多饮，口干舌燥，尿频量多。舌边尖红，苔薄黄，脉洪数。

治法：清热润肺，生津止渴。

主方：消渴方，药用天花粉、黄连、生地、藕汁等。

2. 中消

症状：多食易饥，口渴尿多，形体消瘦，大便干燥。舌苔黄，脉滑实有力。

治法：清胃泻火，养阴增液。

主方：玉女煎，药用生石膏、熟地、麦冬、知母、牛膝等。

3. 下消

(1)肾阴亏虚

症状：小便频多，混浊如膏或尿甜，乏力，腰膝酸软，头晕耳鸣，咽干。舌红，苔少，脉细数。

治法：滋阴补肾，润燥止渴。

主方：六味地黄丸，药用熟地、山萸肉、山药、丹皮、泽泻、茯苓等。

(2)阴阳两虚

症状:小便频多,混浊如膏,甚至饮一溲一,腰膝酸冷,四肢畏寒,精神委靡,耳轮干枯,男子阳痿,女子月经不调。舌淡,苔白而干,脉沉细无力。

治法:温阳滋阴,补肾固摄。

主方:金匮肾气丸,药用肉桂、附子、干地黄、山萸肉、山药、丹皮、泽泻、茯苓等。

四、饮食与进补

消渴病是现代社会中发病率甚高的一种疾病,尤以中老年发病较多。"三多"和消瘦的程度,是判断病情轻重的重要标志。早期发现、坚持长期治疗、生活规律、饮食控制的患者,其预后较好。儿童患本病者,大多病情较重。并发症是影响病情、损伤患者劳动力和危及患者生命的重要因素,故应十分注意及早防治各种并发症。

1. 降糖中药

研究发现不少中草药具有良好的降低血糖的作用,应用得当对治疗糖尿病很有帮助。

丹参:丹参煎剂可明显降低实验动物的血糖,作用可持续5小时之久,且可降低血脂及血黏稠度。临床应用:丹参、花粉、葛根各15g,黄芪20g,五味子7g,忍冬藤、玄参各10g,治疗糖尿病合并高凝血、高血脂有效。

地黄(生地、熟地):按2g/kg体重计算,喂服实验动物,见血糖明显下降,也可抑制和预防肾上腺素所致的兔血糖上升,且可改善糖尿性的高血脂、高血压病情。临床应用于糖尿病时,多以生地配天冬、枸杞子等,例如生地、黄芪各30g,淮山药、知母、葛根、石膏(先煎)、牡蛎各20g,元参、枸杞子、苍术、茯苓、党参各15g,麦冬、五味子各 10g，黄连 5g。

玉米须：玉米须发酵剂对实验动物糖尿病有明显降血糖作用，且对糖尿性高血压、肾病有改善作用。临床用玉米须 45g、黄芪 30g、白术 15g 与猪胰 1 具炖，做 1 日食疗之用。

此外，治疗糖尿病中药依次还有黄芪，淮山药，菟丝子，茯苓，黄连，石膏，乌梅，苍术，白术，玉竹，玄参，仙鹤草，地骨皮，苍耳子，麦芽，泽泻，桔梗，黄精，冬桑叶，仙灵脾等。

2. 美味又降糖的食疗粥方

(1)西瓜籽粥：西瓜籽 50g、粳米 30g。先将西瓜籽加水捣烂，水煎去渣取汁，再放入粳米做成粥。点评：此粥有生津、止渴、助消化、促代谢的功能，对糖尿病有一定辅助疗效。

(2)牛肉二米粥：牛肉 100g，大米 100g，小米 50g，五香粉及盐少许。将牛肉洗净切片，与淘净的大米、小米加水适量一起煮至肉烂粥熟，调入五香粉及盐，拌匀即成。点评：牛肉富含肌氨酸，能强壮筋骨、增强机体免疫力。

(3)萝卜粳米粥：白萝卜 750g，粳米 100g。萝卜洗净切碎，煮熟取汁液，同粳米加水煮成粥。点评：粳米宽中下气，能消食，滋养脾胃。

(4)猪胰 1 条，淡菜 45～80g。先将淡菜(干品)洗净后用清水浸泡约 20 分钟，然后放入煲汤，待煮开 10 分钟后加入猪胰同煲。熟透后调味进服，亦可佐餐。本方为糖尿病人的辅助治疗食品。

(5)糯稻秆 10g。将其切碎炒煲，沸水泡，代茶饮。本方适用于糖尿病口渴。

(6)菠菜梗 100g，玉米须 30g。水煎，去渣，取汁，代茶常服。

(7)黑木耳、扁豆各 60g。将黑木耳，扁豆共研成细面粉，每服 9g，1 日 2～3 次。

(8)猪胰脏 1 具，菠菜 60g，鸡蛋 3 个。先将猪胰切片煮熟，再将鸡蛋打入，加菠菜再煮 1 沸。连汤食之，每日 1 次。

(9)山药 60g,猪胰 1 条,食盐少许。前两味洗净切片,共炖熟,食盐调味。每日 1 剂,饮汤食猪胰、山药。

(10)猪脊骨 500g,土茯苓 50～100g。猪骨打碎,加水煎汤约 2 小时,去骨及浮油,剩下 3 大碗,入土茯苓,再煎至 2 碗,去渣。每日 1 剂,分 2 次服。

表 8-1 糖尿病的辨证论治

证型	治法	方剂
肺热津伤	清热润肺,生津止渴	消渴方加减
胃热炽盛	清胃泻火,养阴增液	玉女煎加味
肾阴亏虚	滋阴固肾	六味地黄丸
阴阳两虚	滋肾温阳	金匮肾气丸

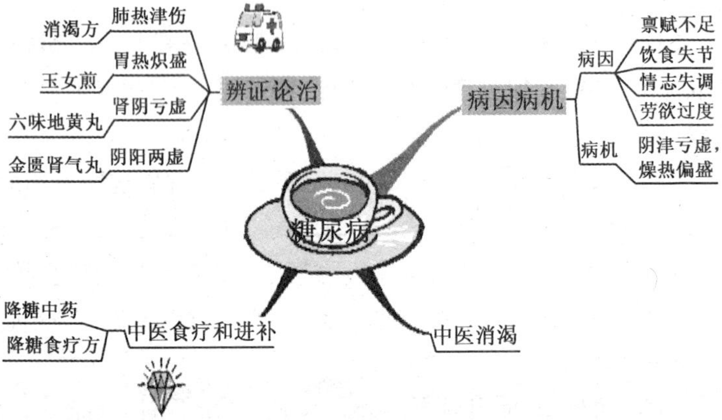

图 8-1 糖尿病辨证论治

第二节　高血压

一、概述

高血压是多种因素综合作用的影响，致使血压的调节功能失调而产生体循环动脉血压升高所致的一种综合征。长期高血压可并发心脏、脑、肾脏、视网膜等靶器官不同程度的器质性损害和代谢改变，最终导致脏器功能衰竭。高血压分为原发性和继发性两大类，约 89％的患者病因不明，称为“原发性高血压”，即高血压病；继发于某些疾病而引起的高血压，属“继发性高血压”，又称证候性高血压。高血压是指血压超过正常标准（收缩压＞140mmHg，舒张压＞89mmHg）。早期症状表现为：头痛、头晕、失眠、记忆力减退、心慌、烦躁、耳鸣等，测血压异常升高；晚期往往出现心绞痛、心脏扩大、腰酸、蛋白尿、甚至发生尿毒症、脑病等。高血压病的发病，与遗传、年龄、职业、环境、饮食习惯及生活习性等诸多因素的影响密切相关。精神紧张、过度疲劳及剧烈活动常诱发血压突然升高。高血压并发严重心脑肾损害者，预后不良。高血压病属中医的“眩晕”、“头痛”等范畴。

二、病因病机

高血压病的病因主要为长期精神紧张或恼怒忧思，致肝郁化火化风；恣食肥甘或饮酒过度，致痰浊内生；劳欲过度或年老体衰，致肝肾亏损，总之，上述病因使肝肾阴阳失调，邪扰清窍发为本病。

病理变化为肝气郁滞，郁久化火，肝阳上亢，风阳升动，上扰清窍；或饮食不节，脾胃损伤，聚湿生痰，痰浊内阻，清阳不升，浊阴不降，胸阳不展；劳欲伤肾或年老肾亏，肾精亏耗，肝肾阴虚，阴不敛阳，虚阳上扰；病程迁延，久病入络，瘀血内停，阻滞脉络，血脉瘀滞；

阴损及阳，肝肾阴阳俱虚，阴不滋养，阳失温化；若肝阳暴张，风随阳动，血随气逆，横窜经络，扰动心神，蒙蔽清窍，则见中风昏厥重证。

三、辨证论治

1. 肝阳上亢

证候：头痛且胀，头晕目眩，口干口苦，烦躁易怒，夜寐欠安，或兼胁痛，尿黄便结。面红目赤，舌质红，苔薄黄，脉弦数有力。

治法：平肝潜阳。

方药：天麻钩藤饮，药用天麻、钩藤、石决明、黄芩、栀子、牛膝、杜仲、桑寄生、夜交藤、茯神、益母草等。

中成药：龙胆泻肝丸、全天麻胶囊。

2. 肝阳化风

证候：头目晕眩，头痛耳鸣，肢体麻木，筋惕肉瞤。苔薄黄，脉弦滑或弦细。

治法：潜阳熄风。

方药：镇肝熄风汤，药用淮牛膝、龙骨、白芍、天冬、麦芽、代赭石、牡蛎、玄参、川楝子、茵陈蒿、甘草、龟板等。

中成药：全天麻胶囊。

3. 痰湿内阻

证候：头痛而重，头晕胸闷，恶心食少，呕吐痰涎，倦怠多寐。形体肥胖，舌胖，苔腻，脉濡滑。

治法：化痰祛湿。

方药：半夏白术天麻汤，药用天麻、白术、半夏、茯苓、陈皮、甘草、生姜、大枣等。

中成药：眩晕宁冲剂。

4. 肝肾阴虚

证候：头痛隐隐，头晕阵作，目眩耳鸣，五心烦热，目涩口干，腰腿酸软，盗汗颧红。舌红，少苔，脉细弦或细数。

治法：滋养肝肾。

方药：杞菊地黄丸，药用熟地、山药、山茱萸、泽泻、丹皮、茯苓、枸杞子、菊花等。

中成药：杞菊地黄丸。

5. 瘀血内停

证候：头痛如针刺，或胸闷刺痛。唇舌青紫或舌有瘀点瘀斑，脉细或涩。

治法：活血化瘀。

方药：通窍活血汤，药用赤芍、川芎、桃仁、红花、葱白、生姜、麝香、大枣、酒等。

中成药：血府逐瘀口服液（胶囊）。

6. 阴阳两虚

证候：眩晕健忘，口干消瘦，五心烦热，神疲乏力，少气懒言，夜尿频多，腰腿酸软，或四肢不温。舌质淡红，苔薄，脉沉细无力。

治法：调补阴阳。

方药：金匮肾气丸，药用熟地、山药、山茱萸、丹皮、泽泻、茯苓、肉桂、附片等。

中成药：金匮肾气丸。

四、饮食与进补

1. 高血压饮食治疗原则

高血压病人的饮食治疗，是以减少钠盐、减少膳食脂肪并补充适量优质蛋白，注意补充钙和钾，多吃蔬菜和水果、戒烟戒酒、科学饮水为原则。

（1）饮食宜清淡：提倡素食为主，素食方式可使高血压患者血压降低。因此高血压患者饮食宜清淡，宜高维生素、高纤维素、高钙、低脂肪、低胆固醇饮食。总脂肪小于总热量的 30%，蛋白质占总热量 15%左右。提倡多吃粗粮、杂粮、新鲜蔬菜、水果、豆制品、瘦肉、鱼、鸡等食物，提倡植物油，少吃猪油、油腻食品及白糖、辛辣、浓茶、咖啡等。

（2）降低食盐量：吃钠盐过多是高血压的致病因素，而控制钠盐摄入量有利于降低和稳定血压。临床试验表明，对高血压病人每日食盐量由原来的10.5g降低到4.7～5.8g，可使收缩压平均降低4～6毫米汞柱。

（3）戒烟、戒酒：烟、酒是高血压病的危险因素，嗜烟、酒有增加高血压并发心、脑血管病的可能，酒还能降低病人对抗高血压药物的反应性。因此对高血压病人要求戒烟戒酒，戒酒有困难的人也应限制饮酒。

（4）饮食有节：做到一日三餐饮食定时定量，不可过饥过饱，不暴饮暴食。每天食谱可做以下安排：碳水化合物250～350g（相当主食6～8两），新鲜蔬菜400～500g，水果100g，食油20～25g，牛奶250g（毫升），高蛋白食物3份（每份指：瘦肉50～100g，或鸡蛋1个，或豆腐100g，或鸡、鸭100g，或鱼虾100g。其中鸡蛋每周4～5个即可）。

（5）科学饮水：水的硬度与高血压的发生有密切的联系。研究证明，硬水中含有较多的钙、镁离子，它们是参与血管平滑肌细胞舒缩功能的重要调节物质，如果缺乏，易使血管发生痉挛，最终导致血压升高，因此对高血压患者，要尽量饮用硬水，如泉水、深井水、天然矿泉水等。

2. 对降低血压有利的保健食物

（1）叶菜类：芹菜、茼蒿、苋菜、油菜、韭菜、黄花菜、荠菜、菠菜等；

（2）根茎类：茭白、芦笋、萝卜、胡萝卜、荸荠、马蹄；

（3）瓜果、水果类：西瓜、冬瓜、西红柿、山楂、柠檬、香蕉、水果、红枣、桑椹、茄子；

（4）花、种子、坚果类：菊花、罗布麻、芝麻、豌豆、蚕豆、绿豆、玉米、荞麦、花生、西瓜子、核桃、向日葵子、莲子心；

(5)水产类：海带、紫菜、海蜇、海参、青菜、海藻、牡蛎、鲍鱼、虾皮、银鱼；

(6)动物类及其他：牛奶(脱脂)、猪胆、牛黄、蜂蜜、食醋、豆制品、黑木耳、白木耳、香菇。

3. 常用食疗方

(1)黑木耳：用清水将黑木耳浸泡一夜后，上屉蒸1～2小时，再加入适量冰糖，每天服一碗，可治高血压、血管硬化等。

(2)荸荠：取荸荠、海蜇头(洗去盐分)各30～60g，煮汤，名"雪羹汤"，每日分2～3次服用，可治疗高血压。

(3)芹菜：有良好的降血压作用，尤以芹菜根煎服为佳。因高血压引起头痛、头胀的病人，常吃鲜芹菜可缓解症状。

(4)葫芦：将鲜葫芦捣烂取汁，以蜂蜜调服，每日2次，每次半杯至1杯，有降血压的作用。

(5)绿豆：绿豆对高血压患者有很好的食疗作用，不仅有助于降压，减轻症状，而且常吃绿豆还有防止血脂升高的功效。

(6)蚕豆花：鲜蚕豆花60g或干花15g加水煎服，可治疗高血压、鼻出血。

(7)西瓜皮：取西瓜翠衣、草决明各9g，水煎服，可治高血压。

(8)菠菜：含有蛋白质、纤维素、蔗糖、葡萄糖、果糖和维生素B、维生素C、维生素D、维生素K、维生素P，可作为治疗高血压和糖尿病的药用食物。

4. 常用高血压茶疗

(1)菊花茶：所有的菊花应为甘菊，其味不苦，尤以苏杭一带所生的大白菊或小白菊最佳，每次用3g左右泡茶饮用，每日3次；也可用菊花加金银花、甘草同煎代茶饮用，其有平肝明目、清热解毒之特效。对高血压、动脉硬化患者有显著疗效。

(2)山楂茶：山楂所含的成分可以助消化、扩张血管、降低血糖、降低血压。同时经常饮用山楂茶，对于治疗高血压具有明显的辅助疗效。其饮用方法为，每天数次用鲜嫩山楂果1～2枚泡茶饮用。

(3)荷叶茶：中医实践表明，荷叶的浸剂和煎剂具有扩张血管、清热解暑及降血压之效。同时，荷叶还是减脂去肥之良药。治疗高血压的饮用方法是：用鲜荷叶半张洗净切碎，加适量的水，煮沸放凉后代茶饮用。

(4)槐花茶：将槐树生长的花蕾摘下晾干后，用开水浸泡后当茶饮用，每天饮用数次，对高血压患者具有独特的治疗效果。同时，槐花还有收缩血管、止血等功效。

(5)首乌茶：首乌具有降血脂，减少血栓形成之功效。血脂增高者，常饮首乌茶疗效十分明显。其制作方法为取制首乌20～30g，加水煎煮30分钟后，待温凉后当茶饮用，每天1剂。

(6)葛根茶：葛根具有改善脑部血液循环之效，对因高血压引起的头痛、眩晕、耳鸣及腰酸腿痛等症状有较好的缓解功效。经常饮用葛根茶对治疗高血压具有明显的疗效，其制作方法为将葛根洗净切成薄片，每天30g，加水煮沸后当茶饮用。

(7)莲子心茶：所谓莲子心是指莲子中间青绿色的胚芽，其味极苦，但却具有极好的降压去脂之效。用莲心12g，开水冲泡后代茶饮用，每天早晚各饮1次，除了能降低血压外，还有清热、安神、强心之特效。

(8)决明子茶：中药决明子具有降血压、降血脂、清肝明目等功效。经常饮用决明子茶有治疗高血压之特效。每天数次用15～20g决明子泡水代茶饮用，不啻为治疗高血压、头晕目眩、视物不清之妙品。

(9)桑寄生茶：中草药桑寄生为补肾补血要剂。中医临床表明，用桑寄生煎汤代茶，对治疗高血压具有明显的辅助疗效。桑寄生茶的制作方法是，取桑寄生干品15g，煎煮15分钟后饮用，每天早晚各1次。

(10)玉米须茶:玉米须不仅具有很好的降血压之功效,而且也具有止泻、止血、利尿和养胃之疗效。泡茶饮用每天数次,每次25～30g。在临床上应用玉米须治疗因肾炎引起的浮肿和高血压的疗效尤为明显。

5. 降压美味汤

(1)紫菜降压五味汤:紫菜1块,芹菜2棵,番茄1个,马蹄10个,洋葱半个。芹菜切段,番茄切片,马蹄切块,洋葱切丝。以上同煮为汤,调味食用。

(2)海带决明汤:海带30g,草决明15g。海带入沙锅煎1小时后,再入草决明煎1小时。饮汤食海带。

(3)海带燕窝降压汤:海带25g(切丝),燕窝25g,紫菜25g,豆腐3块。以上煮汤入葱姜盐调味,最后放豆腐小块稍煮即成。

(4)参贝汤:海参2条,干贝2个,海带20g,夏枯草20g。海参、干贝浸泡一夜,海参放姜葱煮软。将干贝、海带切细炖汤,7碗水炖至3碗半,再将夏枯草煎取汁倒入参贝汤调味即成。

(5)海蜇钩藤汤:海蜇250g,嫩钩藤20g,同煮为汤,每日早晚服食。

(6)海蜇牛膝降压汤:海蜇250g,淡菜50g,怀牛膝50g,以上同煎水服。

(7)双耳汤:白木耳、黑木耳各10g,冰糖30g。以上同做为汤,食木耳饮汤,1日3次。

(8)猪腰安眩汤:卤猪腰2个,海带25g,一起煮汤食用。可治高血压头眩头痛。

表8-2 高血压的辨证论治

证型	治法	方剂
肝阳上亢	平肝潜阳	天麻钩藤饮
肝阳化风	潜阳熄风	镇肝熄风汤

续表

证型	治法	方剂
痰湿内阻	化痰祛湿	半夏白术天麻汤
肝肾阴虚	补益肝肾	杞菊地黄丸
瘀血内停	活血化瘀	通窍活血汤
阴阳两虚	调补阴阳	金匮肾气丸

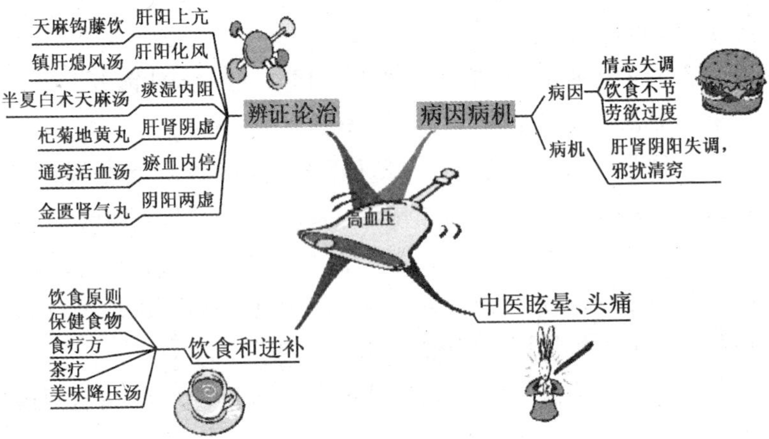

图 8-2　高血压辨证论治

第三节　肿　瘤

一、概述

肿瘤是一类常见多发疾病，威胁着人们的健康。因而是医学领域重要的研究课题。肿瘤是机体中正常细胞，在不同的始动与促进因素长期作用下产生的增生与异常分化而形成的新生物。此新生物不因病因消除而停止生长，他不受机体调节正常生长，有的反而破坏正常组织与器官。随着病谱的改变，肿瘤发病率升高并已成为目前人类死亡常见的原因之一。恶性肿瘤为男性第二位死因、女性为第三位死因。肿瘤属中医“积聚”范畴。

二、病因病机

1. 情志不遂，气滞血瘀

忧思恼怒→肝伤气滞→气血凝滞→积聚

情志不遂→脾伤失运→滋生痰浊→血脉受阻→痰瘀互结→积聚

2. 饮食不节，滋生痰浊

饮酒太过
嗜食肥厚、煎煿辛辣之物
饮食无制、饥饱不调 } 脾伤失运→滋生痰湿→气血失和→气、血、痰互结→积聚

3. 邪气所客，留着不去

寒邪、湿热外犯→客于腹中→聚成积聚

4. 它病转归，日久成积

黄疸不退
久疟不愈
感染血吸虫 } 阻滞气血→腹内结块

概言之，积聚是在正虚感邪、正邪斗争而正不胜邪的情况下，邪气踞之，逐渐发展而成。积聚的发生主要关系到肝、脾两脏，气滞、血瘀、痰结是形成积聚的主要病理变化。其中聚证以气滞为主，积证则气滞、血瘀、痰结三者均有，而以血瘀为主。

三、辨证论治

1. 聚证

(1)肝气郁滞

主症：腹中气聚，攻窜胀痛，随情绪而波动。脘胁之间时或不适。苔薄脉弦。

治法：疏肝解郁，行气消聚。

主方：木香顺气丸，药用木香、青皮、橘皮、甘草、枳壳、川朴、乌药、香附、苍术、砂仁、川芎、桂心等。

用药加减：寒甚，腹痛剧，得温减，肢冷者加高良姜、肉桂；兼有热象，口苦，舌质红者，去乌药、苍术，加吴茱萸、黄连泄肝清热；老年体虚，或兼神疲，乏力，便溏加党参、白术。

(2)食浊阻滞

主症：腹胀或痛，时有条索状物聚在腹部，重按则痛甚。便秘，纳呆。苔腻，脉弦滑。

治法：理气化浊，导滞通腑。

主方：六磨汤，药用沉香、木香、槟榔、乌药、枳实、大黄等。

用药加减：可加山楂、莱菔子以加强健胃消食之作用；痰浊中阻，呕恶苔腻者，加半夏、陈皮、生姜化痰降逆；因蛔虫结聚，阻于肠道者，加服驱蛔方药，或配用乌梅丸。

2. 积证

(1)气滞血阻

主症：积证初起积块软而不坚，固定不移。胀痛并见。苔薄白，脉弦。

治法：理气活血通络消积。

主方：荆蓬煎丸，药用木香、青皮、茴香、枳壳、槟榔、三棱、莪术等。

用药加减：可加用失笑散或金铃子散以增强活血化瘀、散结止痛作用。

(2)气结血瘀

主症：腹部积块渐大，按之较硬，痛处不移。饮食减少体倦乏力，面黯消瘦，时有寒热，女子或见经闭不行。舌质紫、青或有瘀点瘀斑，脉弦滑或细涩。

治法：祛瘀软坚，补益脾胃。

主方：膈下逐瘀汤合六君子汤，药用五灵脂、当归、川芎、桃仁、丹皮、赤芍、乌药、玄胡、甘草、香附、红花、枳壳、人参、茯苓、白术、陈皮、半夏等。

用药加减：可酌加丹参、莪术、三棱、鳖甲以增强活血消积作用；或配用鳖甲煎丸化癥回生丹化积。

（3）正虚瘀结

主症：积块坚硬，疼痛逐渐加剧。饮食大减，面色萎黄或黧黑，消瘦脱形。舌质色淡或紫，苔灰糙或舌光无苔，脉弦细或细数。

治法：补益气血，化瘀消积。

主方：八珍汤合化积丸，药用人参、茯苓、白术、甘草、当归、白芍、川芎、熟地、三棱、莪术、槟榔、香附等。

用药加减：气虚甚者，加黄芪、山药、苡仁益气健脾；舌光红无苔，脉细数者，加生地、玄参、麦冬、玉竹等养阴生津；可加丹参、鳖甲活血软坚散结。

四、饮食与进补

肿瘤本身是一种消耗性疾病，尤以接受手术切除、放射治疗、化学药物治疗后的病人，更会导致营养不良、身体虚弱、体重减轻、抵抗力降低等。此时进行饮食调养，既可改善患者的虚弱状态，增强抗病能力；又可加快抗癌治疗后的康复，延缓与阻止肿瘤的复发和转移。

1. 食物保健

（1）平补食品适于癌康复者的长期选用，尤以气虚者：山药、薏苡仁、扁豆、莲子、芝麻、松子、核桃肉、燕窝、银耳、茯苓、山楂、杞子、女贞子、龟板胶、阿胶、党参、太子参等。

（2）凉补食品适于康复期身体虚弱，阴虚不足或气阴两虚者：菱角、蘑菇、香蕉、生藕、百合、西瓜、苦瓜、紫菜、海带、菊花、生地、白芍、桑椹子、沙参、麦冬、玄参、石斛等。

（3）温补食品适于康复期气虚倦怠、畏寒肢冷者：羊肉、牛肉、大枣、元肉、杏仁、桃、黄鳝、海虾、黄芪、白术、冬虫夏草等。

2. 辨证分型药膳

(1)气虚者,选用“人参莲子汤”:人参 9.375g,莲子去心 10 枚,加水泡发,再加冰糖适量,放锅内隔水蒸 1 小时即可。人参益气补虚,固本扶正;莲子健脾益肾,养心安神。两者合用,有益气固本,健脾益肾,养心安神之效。

(2)血虚者,选用“红枣花生蜜饯”:红枣 62.5g、花生(连外衣) 62.5g 加水用文火煮至七成熟,加入蜂蜜适量,再煮熟,收汁即可。红枣有养血益气之功,花生外衣有补血之效。两者合用,可加强补血益气之功效。

(3)阴虚怔忡者,选用“红炖龟肉”:龟肉用素油略炒,加酒、酱油、水、用小火煨炖,至熟烂为止。有滋阴补血之功效。

(4)肺肾两虚者,选用“冬虫夏草鸭”:野鸭 1 只,宰杀去内脏,并洗净之。冬虫夏草 15.625g 洗净放入鸭肚内,将冬虫夏草鸭置于汤盆中,加盐、黄酒、葱等调味,并加水适量,放入蒸锅中,蒸约 30 分钟,蒸熟即可,有补益肺肾之效。

3. 肿瘤其他治疗方

(1)内服:炙黄芪、生白芍、党参各 15g,当归、延胡索各 12g,川楝子、半夏各 9g,陈皮、炙甘草、木香各 6g,降香 3g。

外敷:乳香、红花各 6g,赤芍、桃仁、生香附各 12g,阿魏 4.5g。共研细末。

适应证:结肠癌。腹痛,便行不畅,质稀不成形,形瘦色萎;舌体瘦瘪,脉弦滑。证属气滞血瘀,瘀凝毒聚,邪热盛,正气衰竭者。

用法:内服药水煎服,每日 1 剂。外敷药末用蜂蜜调成糊状敷痛处,外用纱布固定,24 小时换药 1 次。

(2)方药:党参、石斛、麦冬、柏子仁、茯神、桑螵蛸、覆盆子、菟丝子、补骨脂各 9g,黄芪、夜交藤各 15g,陈皮、姜半夏各 6g,砂仁 1.5g。

适应证:结肠癌术后淋巴结转移。便血,胸闷泛恶,腹胀纳呆,大便溏薄，盗汗，口渴多饮，喉间多黏痰，消瘦乏力，低热。

用法：水煎服，每日1剂。

(3)方药：太子参、石斛、蜣螂、谷芽、麦芽各12g，焦白术、茯苓各9g，炙甘草、川连各3g，煨木香4.5g，白花蛇舌草30g，龙葵18g，佛手6g。

适应证：结肠癌手术后。便多，便溏，纳呆神疲，苔白腻，脉虚细。

用法：水煎服，每日1剂。

(4)方药：八角金盘、生山楂各12g，石见穿、山慈姑、八月札、黄芪、鸡血藤各30g，败酱草、党参、丹参各15g，大黄6g，枳壳10g。

适应证：晚期直肠癌。

用法：水煎服，每日1剂，30天为1疗程。

4. 常见抗癌中成药

西黄丸：功能清热解毒，化痰散结，活血祛瘀。用于治疗乳腺癌、肺癌、肠癌等各种肿瘤。现代药理实验证明，本药可有效抑制小鼠棱形细胞瘤和肉瘤的生长。

散结灵：功能软坚散结，疏肝理气，用于治疗乳腺癌。

百合固金丸：功能养阴润肺止咳，用于治疗肺癌。

荷叶丸：功能凉血止血，用于治疗各种癌性出血。

蟾酥制剂：功能解毒、消肿、止痛，用于治疗肝癌、胰腺癌等。

莪术制剂：功能行气破血、消积止痛，主要成分为挥发油，对宫颈癌有确切疗效。

乌头注射液：能够改善肿瘤症状，显著减轻癌性病痛。

六味地黄丸：功能滋阴补肾，用于治疗各种恶性肿瘤属于肝肾阴虚者，亦用于预防癌前病变。

六神丸：能够消炎杀菌，消肿生肌，解毒止痛，用于治疗胃癌、食管癌效果明显。

安宫牛黄丸：功能清热解毒，通窍镇静，治疗中晚期肝癌有良效，可控制发热、黄疸、肝痛、消化道出血等症状。

梅花点舌丹：功能清热解毒，活血化瘀，用于治疗白血病有效率达81%，一般7～10天血象改善，继而症状好转。

三品一条枪：外科常用药，可有效腐蚀皮肤癌变组织，对皮肤癌疗效显著。

人参制剂：对肿瘤病人的白细胞具有保护作用，可防治原发性肝癌放疗和化疗引起的副作用。

表 8-3　肿瘤的辨证论治

证型		治法	方剂
聚证	肝气郁滞	疏肝解郁，行气消聚	木香顺气丸
	食浊阻滞	理气化浊，导滞通腑	六磨汤
积证	气滞血阻	理气活血通络消积	荆蓬煎丸
	气结血瘀	祛瘀软坚，补益脾胃	膈下逐瘀汤合六君子汤
	正虚瘀结	补益气血，化瘀消积	八珍汤合化积丸

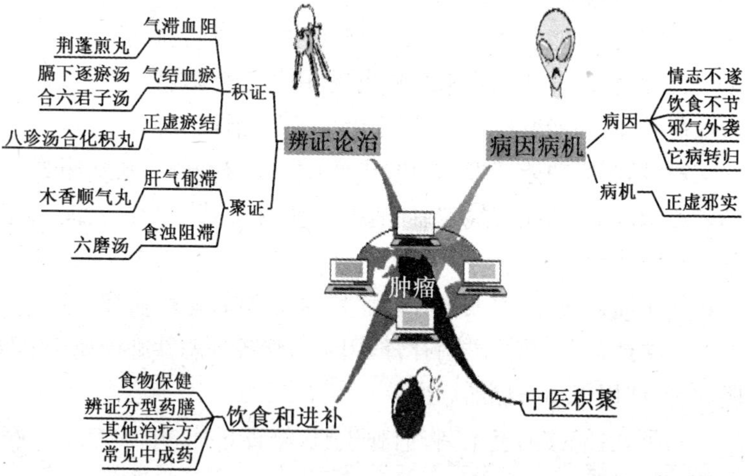

图 8-3　肿瘤辨证论治

第四节 冠心病

一、概述

冠状动脉粥样硬化性心脏病，系指冠状动脉粥样硬化使血管腔变窄、阻塞，从而导致心肌缺血、缺氧而引起的心脏病。以心前区憋闷疼痛，甚则痛彻肩背、咽喉、左上臂内侧等部位，呈发作性或持续不解为主要临床特征。疼痛剧烈不解者，常伴汗出肢冷，面色苍白，唇甲青紫，或心悸、气短、喘息不得卧，严重者甚至可发生心肌梗死、猝死。根据冠状动脉病变程度、范围以及粥样硬化发展速度不同，冠心病可分隐匿型无症状型冠心病、心绞痛型、心肌梗死型、缺血性心肌病型、猝死型等五种临床类型。易患冠心病的主要因素有：①年龄：多见于老年男性、绝经后的女性以及年过六十的妇女（已年过35岁且服用避孕药的女性，就较采用其他方式避孕的妇女容易罹患冠心病）。②吸烟者。③高血脂患者。④患有高血压或糖尿病。⑤遗传：家族中有冠心病病史，冠心病发生率高于无家族史患者。受寒、饱食、情绪过激及剧烈运动等情况，常为冠心病急性发作的诱因。本病是严重的心脏病之一，常危及生命。但若及时诊断治疗，以及采取有效的预防措施，可减轻及减少发病，带病延年。冠心病属中医的“胸痹”、“胸痛”、“真心病”、“厥心痛”等范畴。

二、病因病机

冠心病病因有内因和外因之分。内因为年老体衰，心脾肾气血阴阳不足；外因为阴寒侵入、饮食失当、情志失调、劳累过度等，最终导致心血运行受阻，胸脉痹阻而胸痛。

病理变化为阴寒侵袭，内遏胸阳，气机痹阻，心脉凝滞。年老体衰，肾气已虚，不能鼓舞心阳，滋养心脉，或劳倦思虑，耗伤气血，损及心脾，均可使心气虚亏，心血瘀滞。暴饮饱食，脾胃受损，运化不利，痰浊壅塞，心脉痹阻。情志不遂，肝失疏泄，气滞血瘀，心脉不通。总之，心脾肾亏损，气血阴阳不足，是冠心病的内在病因；阴寒、痰浊、气滞、瘀血等病邪痹阻心脉，胸阳失展，心脉不通，不通则痛，是冠心病的外在表现。所以，冠心病是本虚标实的病证。

三、辨证论治

1. 寒凝心脉

证候：心胸疼痛，痛彻背部，受寒后可诱发，可伴胸闷，心悸气短，畏寒肢冷。舌黯，苔白，脉弦紧。

治法：散寒通阳，活血宣痹。

方药：瓜蒌薤白汤（瓜蒌皮、薤白、白酒）合丹参饮（丹参、檀香、砂仁）、失笑散（蒲黄、五灵脂）。

中成药：冠心苏合香丸、麝香保心丸。

2. 气滞血瘀

证候：心胸窒闷而痛，神情抑郁或郁怒。偏气滞者，胸胁窜痛，牵引肩背；偏血瘀者，心胸刺痛，夜晚为甚，心悸不宁。舌黯，见瘀点或瘀斑，脉弦或涩。

治法：理气解郁，活血止痛。

方药：血府逐瘀汤，药有生地、当归、赤芍、川芎、桃仁、红花、柴胡、枳壳、桔梗、川牛膝、甘草等。

中成药：丹参片、麝香保心丸、逍遥丸等。

3. 痰浊壅塞

证候：胸闷疼痛，乏力气短，形体肥胖，肢倦身重，嗜睡欲寐。舌苔浊腻，脉滑。

治法：化痰泄浊，宣痹通阳。

方药：瓜蒌薤白半夏汤，药有全瓜蒌、薤白、半夏等。

中成药：冠心苏合香丸、麝香保心丸。

4. 气阴两虚

证候：胸闷隐痛，心悸气短，或伴头晕乏力，盗汗或自汗，口干咽燥。舌红，或边有齿痕，苔薄或少，脉细或结代。

治法：益气滋阴，养血通脉。

方药：生脉散(人参、麦冬、五味子)合炙甘草汤(炙甘草、人参、生地黄、桂枝、阿胶、麦门冬、麻仁、生姜、大红枣)。

中成药：生脉口服液(注射液)、天王补心丸、麝香保心丸。

5. 脾肾阳虚

证候：胸闷胸痛，气短形寒，神疲腰酸，小便清长，或心悸肢肿，重则胸痛彻背，神昏喘促，冷汗肢厥。舌淡，苔白，脉沉无力或脉微欲绝。

治法：温补脾肾，活血通脉。

方药：参附汤(人参、附片)、四君子汤(党参、白术、茯苓、甘草)合丹参饮(甘草、丹参、檀香、砂仁)。

中成药：金匮肾气丸、麝香保心丸。

四、饮食与进补

1. 饮食原则

(1)控制热量，保持理想体重。少量多餐，切忌暴饮暴食，晚餐也不宜吃得过饱，否则易诱发急性心肌梗塞。

(2)控制脂肪摄入的质与量。持别是要控制动物脂肪，如少吃动物内脏器官。

(3)控制食糖摄入。碳水化合物是机体热能的主要来源，碳水化合物摄入过多，可造成热量过剩，在体内同样可转化生成脂肪，引起肥胖，并使血脂升高。经研究证明，在碳水化合物中升高血脂的作用，果糖高于蔗糖，蔗糖高于淀粉。美国、加拿大等国，人们的食糖量可占一日热能的 15%～20%，其冠心病发病率远高于其他国家和地区。因此，要严格控制碳水化合物摄入总量，尤其是控制食糖摄入量，一般以不超过总热量的10%为宜。

(4)适当增加膳食纤维素摄入。膳食纤维能吸附胆固醇，阻止胆固醇被人体吸收，并能促进胆酸从粪便中排出，减少胆固醇的体内生成，故能降低血胆固醇。故在防治冠心病的膳食中，应有充足的膳食纤维。

(5)提供丰富的维生素C、维生素E。维生素C能促进胆固醇生成胆酸，从而有降低血胆固醇作用；还能改善冠状循环，保护血管壁。尼克酸能扩张末梢血管，防止血栓形成；还能降低血中甘油三酯的水平。澳洲葡萄籽精华素，因其含维生素C量比鲜橙大50倍而倍受营养专家的推荐。维生素E具有抗氧化作用，能阻止不饱和脂肪酸过氧化，保护心肌并改善心肌缺氧，预防血栓发生。

(6)银杏EGB、卵磷脂、三文鱼油也是澳洲营养专家经常推荐的健康食品。

(7)禁饮烈性酒。酒精能使心率加快，能加重心肌缺氧，故应禁酒。

2. 冠心病食疗方

(1)桃仁粥：桃仁10g，粳米适量。将桃仁煮熟去皮尖，取汁和粳米同煮粥，食用，日1次。亦可用桃仁捣烂如泥，加水研汁去渣，加粳米煮粥。本方有活血化瘀之效，主治心血瘀阻证。

(2)山楂粥：山楂30g(鲜者60g)，粳米100g，砂糖适量。将山楂入砂锅煎取浓汁，去渣，而后加粳米、砂糖，煮粥，作上下午点心服用，不宜空腹食用。本方有活血化瘀之效，用于心血瘀阻者。

(3)芥菜粥：芥菜头数个，同米煮粥，温热食用。本方有温中利气、宣痹祛痰之功，用于痰浊壅塞者。

(4)泽泻膏：泽泻500g，加水煎熬，去渣，加炼蜜250g收膏，每服2匙，日服2次。本方具有祛湿降浊之效，用于痰浊壅塞者。

(5)仙人粥：制首乌30～60g，粳米100g，红枣3～5枚，红糖适量。将制首乌煎取浓汁，去渣，同粳米、红枣同煮成粥，再入红糖少许，而后煮一二沸即成。早晚温热分服。本方具有益气养阴、滋补心肾之效，用于气阴两虚，心肾阴虚者。

(6)山萸肉粥：山茱萸 15～20g，粳米 100g，白糖适量。将山萸肉洗净去核，与粳米同煮成粥，待粥将熟时，加入白糖稍煮即可。本方具有滋补心肾之效，用于心肾阴虚者。

(7)韭菜粥：白米 50～100g，韭菜子 20g(研末)。先将白米煮粥，入韭菜子末稍煮，即可食用，晨起早餐服之，本方有温补脾肾之效，用于阳气虚衰者。

(8)山药粥：羊肉 250～500g，山药 50g，粳米 100～150g。羊肉去脂膜，切细，煮成汤，入山药、粳米煮粥。本方有温补脾肾之功，用于脾肾阳虚者。

(9)人参银耳汤：人参 5g，银耳 10～15g。先将银耳温水浸泡 12 小时，洗净。人参切小片后，用微火煮熬 2 小时，再入银耳熬 1 小时即可。本方有益气养阴之效，用于气阴两虚证者。

(10)灵芝田七饮：灵芝 20g，田七末 3g，先煎灵芝 1 小时，取汁送田七末，每日 1 次，30 天为 1 疗程，连用 2～3 个疗程。具有益气通络之功效。

(11)加味生脉饮：太子参 30g，麦冬 12g，五味子 15g，丹参 15g。水煎，每日 1 剂，分 2 次服用，连服 7～10 天。本方有益气养阴，活血通络之功效，注意监测血压。

(12)三仁汤：瓜蒌仁 10g，薏苡仁 20g，冬瓜仁 30g。共煎汤，分早晚二次服用。本方具有豁痰化浊，通阳开结之功效。

(13)丹参饮：丹参 20～30g，煎汤代茶，分次饮用，可常服。具有活血化瘀，通络止痛的作用。

(14)雪红汤：荸荠 300g，山楂糕 60g，白糖适量，甜青梅脯丁、桂花糖各少许。荸荠洗净，去皮、切丁，用小沙锅加水 1 大碗煮荸荠，煮沸后加白糖少许，再以文火煮 10～15 分钟。山楂糕切丁，放入荸荠汤内，立即离火，加入青梅脯丁及桂花糖少许，拌匀吃。每次1小碗，日服2次。具有开胃消食，清肝化滞之功效。对高血压、动脉硬化及冠心病有辅助治疗作用。

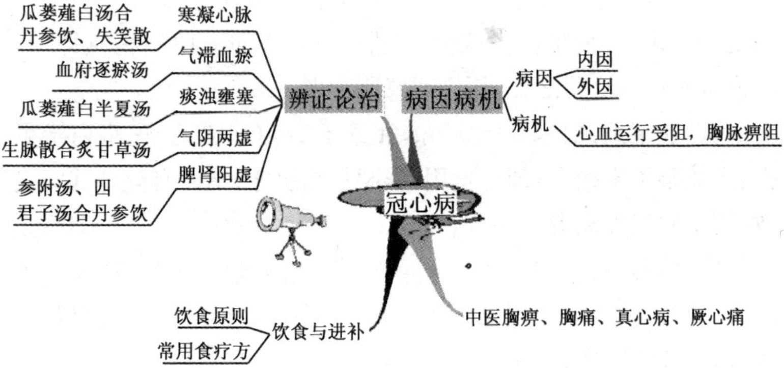

图 8-4　冠心病辨证论治

第五节　肺结核

一、概述

肺结核是严重危害人们健康的慢性传染病。在人体抵抗力降低的情况下，因感染结核杆菌而发病，具传染性，虽然感染后并非立即发病，但一旦感染，终生有发病危险，城乡分布相差较大。

中医对本病早有认识，如《灵枢·玉版篇》记载："咳，脱形，身热，脉小以疾"，即生动地描述了肺痨的主要症状及其慢性消耗表现。《外台秘要》提出"虚劳"、"骨蒸"均与本病有关。本病名称历代沿用甚多，宋代以前称为尸疰、劳疰、虫疰、毒疰、鬼疰、传尸等，言其具有传染性；又有根据症状特点为名者，如肺痿疾、骨蒸、伏连、劳嗽、急痨等。宋代开始则以痨瘵病名统诸称，沿用至晚清，近百年来称为肺痨。

二、病因病机

1. 感染痨虫　直接接触或感受病者之气，致痨虫侵入人体而发病。

2. 正气虚弱　凡先天禀赋不足，后天嗜欲无节，七情内伤，如酒色过度，忧思劳倦，或大病久病后失于调治等，均可导致正气虚弱，“痨虫”乘虚伤人。

三、辨证论治

1. 肺阴亏损

症状：干咳，咳声短促，痰中有时带血，如丝如点，色鲜红，午后手足心热，皮肤干灼，或有少量盗汗，口干咽燥，胸部隐痛。舌边尖红，脉细或细数。

治法：滋阴润肺。

主方：月华丸，药有天麦冬、生熟地、山药、百部、沙参、川贝母、茯苓、阿胶、三七、白菊花、桑叶等。

用药加减：酌加玉竹、百合、羊乳等滋补肺阴；咳嗽甚者加杏仁、瓜蒌；胸痛明显者加郁金；咯血者加仙鹤草、白茅根；骨蒸潮热者，加银柴胡、功劳叶、白薇。

2. 阴虚火旺

症状：咳呛气急，痰少质黏，或吐稠黄痰，量多，时时咯血且量多色鲜红，午后潮热，骨蒸，五心烦热，颧红，盗汗量多，口渴，男子遗精，女子月经不调，形体日瘦。舌质红绛而干，苔薄黄或剥，脉细数。

治法：滋阴降火。

主方：百合固金丸（生熟地、麦冬、贝母、百合、当归、芍药、甘草、玄参、桔梗）合秦艽鳖甲散（地骨皮、柴胡、秦艽、知母、当归、鳖甲、青蒿、乌梅)。

用药加减:咳痰黄量多者,加瓜蒌、鱼腥草、桑白皮;咳血不止加丹皮、山栀、紫珠草、仙鹤草;伴胸痛可加三七、血余炭、花蕊石、广郁金;盗汗甚者可加乌梅、煅龙骨、煅牡蛎、麻黄根、浮小麦。

3. 气阴耗伤

症状:咳嗽无力,气短声低,痰中偶或夹血,血色淡红,午后潮热,热势一般不剧,面色皖白,颧红。舌质嫩红,边有齿印,苔薄,脉细弱而数。

治法:益气养阴。

主方:保真汤,药有人参、黄芪、白术、甘草、茯苓、五味子、当归、生熟地、天麦冬、赤白芍、柴胡、厚朴、地骨皮、黄柏、知母、陈皮等。

用药加减:咳嗽痰稀,可加紫菀、款冬、苏子等温润止嗽;挟有湿痰症状者,可配半夏、陈皮、茯苓;咳血可酌加阿胶、仙鹤草、三七;骨蒸、盗汗者可加鳖甲、牡蛎、乌梅、银柴胡;脾虚甚者加扁豆、苡仁、建莲肉。

4. 阴阳两虚

症状:咳逆喘息少气,痰中或见夹血,血色暗淡,潮热,形寒,自汗,盗汗,声嘶失音,面浮肢肿,心慌,唇紫,肢冷,五更腹泻,口舌生糜,大肉尽脱,男子滑精、阳痿,女子经少,经闭。舌光质红少津,或舌淡体胖边有齿痕,脉微细而数或虚大无力。

治法:滋阴补阳。

主方:补天大造丸,药有人参、白术、当归、枣仁、炙黄芪、远志、白芍、山药、茯苓、枸杞子、紫河车、龟板、鹿角、大熟地等。

用药加减:肾虚气逆喘息加冬虫夏草、诃子、钟乳石;心慌加紫石英、丹参镇心宁神;五更肾泻者加煨肉豆蔻,补骨脂以补火暖土;身体大肉尽脱者,加阿胶、鹿角胶、猪脊髓。

四、饮食与食疗

1. 食疗方

(1)沙参麦冬虫草肉

【原料】北沙参 10g,麦冬 10g,冬虫夏草 10g,猪瘦肉 250g,食盐、味精少许。

【做法】将沙参、麦冬煎水,得 1000 毫升煎液待用。将猪瘦肉洗净、切块,放入锅中,加入煎液,旺火煮沸后,加入冬虫夏草,改用文火,待肉烂时加食盐、味精,调味后食用。

【特点】北沙参可滋阴润肺,麦冬可养阴生津,冬虫夏草可补肺益肾、止血化痰,辅以猪瘦肉,血肉有情之品可补虚损、润肺肾。此方适用于潮热不退、身体瘦弱、干咳少痰的肺结核早期。

(2)川贝银燕羹

【原料】川贝母 3g,玉竹 10g,燕窝 4g,银耳 10g,冰糖适量。

【做法】将玉竹煎汁。用热水泡发燕窝及银耳,择洗干净,放入煎汁、冰糖,隔水炖熟食用。

【特点】燕窝味甘、淡,性平,养肺滋阴,化痰止咳,补而能清,为肺痨圣药。川贝母润肺,止咳化痰。银耳、玉竹均有滋阴润肺作用。本品早晚食用,连食 15 天后,对潮热、虚劳燥咳、咳嗽见红者有效。

(3)炒肺片

【原料】猪肺 250g,甜杏仁(炒)25g,白及粉 10g,麻油、酱油、黄酒、生姜、盐各适量。

【做法】将猪肺灌洗干净,切片,加水炖烂待用。将麻油倒入炒锅中,放入肺片,加入炒杏仁、黄酒、生姜翻炒,加少许酱油,出锅装盘。可蘸些盐、白及粉食用。

【特点】此方来源自古医书《证治要诀》,具有补肺气作用。以“肺”补肺,再加之甜杏仁,可止咳化痰,炒后开胃健脾,白及收敛止血。适于肺虚喘息、久咳咯血并伴有食欲不振者。

(4)海参白果炖母鸡

【原料】老母鸡肉200g,白果仁50g,海参20g,生姜、葱、味精、食盐各适量。

【做法】将海参水发,白果仁先氽后备用,母鸡肉切块,加入姜、葱下锅先炖至六成熟,加入海参、白果仁,文火再炖半小时,入盐、味精即可食用。

【特点】白果民间用以抗痨杀虫、敛肺定喘;海参具有补肾益精、养血润燥功效;母鸡肉味甘,性温,可温中益气、补精添髓。为神疲乏力、咳血盗汗者之药膳。

(5)芪地炖鳖肉

【原料】鳖肉250g,生地黄20g,黄芪15g,葱、姜、食盐、味精适量。

【做法】将带有裙边的鳖肉切块,加入生地黄、黄芪、葱、姜和水,先用旺火后用文火,炖至肉烂,入盐及味精后稍炖停火,食肉喝汤。

【特点】鳖肉味甘,性平,滋阴补虚,而且鳖的裙边含胶原蛋白高,有利于肺组织修复,配生地黄加强滋阴凉血功效,加上补气的黄芪,常食可达气血双补的目的。但鳖肉滋腻,难消化,体质虚弱者只能分次少量食用。

(6)双参蜜耳饮

【原料】西洋参10g,北沙参15g,银耳10g,蜂蜜适量。

【做法】银耳水发,洗净捞出。西洋参、北沙参放入银耳中一次加足水,大火烧开,文火慢炖,等汤稠后,入蜂蜜调匀,随意饮用。

【特点】银耳味甘、淡,性平,入肺、胃、肾经,与北沙参相配,加强滋阴润肺作用,西洋参味苦,性微寒,可补气养阴,清热生津,调以缓中补虚的蜂蜜,使之成为甘甜可口的羹饮。为骨蒸潮热、短气懒言患者的药膳。

(7)冰糖黄精汤

【原料】黄精30g,冰糖50g

【做法】黄精用冷水泡发，加冰糖，用小火煎煮1小时即成。吃黄精，喝汤，每日2次。

【特点】滋阴，润心肺。适用于身体虚弱、肺虚咳嗽及肺结核或支气管扩大、低热、咯血以及妇女低热、白带等病症。

(8)白及冰糖燕窝

【原料】燕窝10g，白及15g

【做法】燕窝制如食法，与白及同放瓦锅内，加水适量，隔水蒸炖至极烂，滤去滓，加冰糖适量，再炖片刻即成。每日服1～2次。

【特点】补肺养阴，止嗽止血。适用于肺结核咯血、老年慢性支气管炎、肺气肿、哮喘。

(9)贝母甲鱼

【原料】甲鱼1只，川贝母5g，鸡清汤1000g，料酒、盐、花椒、生姜、葱各适量。

【做法】将甲鱼切块放入蒸钵中，加入鸡汤、川贝母、盐、料酒、花椒、姜、葱，上蒸笼蒸1小时即成。佐餐，趁热食。

【特点】滋阴补肺。适用于阴虚咳嗽、喘、低热、盗汗等症。健康人食用更能防病强身。

2. 民间偏方

(1)鳖肉250g，百部、地骨皮、北芪各15g，生地20g。

【做法】水煎服。

【适应证】肺结核气阴两虚证。

(2)鳖肉250g，百部、地骨皮、北芪各15g，生地20g。

【做法】水煎服。

【适应证】肺结核气阴两虚证。

(3)生龙骨粉、生牡蛎粉、生鸡内金粉各60g，生三七粉、生白及粉、生百部粉各30g。

【做法】研细末贮瓶内，早晚各取3g加入调熟的藕粉或山药粉服下。

【适应证】肺结核咯血。

(4)黄精30g,蒸百部、天浆壳各10g。

【做法】水煎服。

【适应证】肺结核久咳不愈。

(5)大小蓟(干品)、百部各620g,阿胶420g。

【做法】前两味研细末,后一味烊化,炼蜜丸。每服10g,饭后服,3个月为1疗程,连用3个疗程。

【适应证】浸润型及空洞型肺结核。

(6)猪肺1个,生白及30g,百部、麦冬、贝母、黄芪、甜杏仁各15g。

【做法】水煎服。

【适应证】配合肺结核各期西药治疗。

(7)白术500g,党参120g(切片)。

【做法】用水浸泡一夜,用桑树柴火煎成浓汁,放入蜜糖500g再煎成膏。每早用水调服30g。

【适应证】肺结核肺气虚证。

(8)桦皮100g,蜈蚣、蛇蜕各50g,穿山甲、制乳香、制没药各20g,僵蚕、炒杏仁、川贝、桔梗、半夏、蝉蜕各15g。

【做法】共研细末,水泛为丸。每服6g,每晚1次。

【适应证】空洞型肺结核症状显著者。

(9)炙黄芪30g,党参15g,茯苓、白术、生地、熟地各12g,麦冬、天冬各10g,白芍、黄柏、知母各9g,当归6g。

【做法】水煎服。

【适应证】肺结核气血两虚证。

(10)雪梨1～2个,黑豆30g。

【做法】将梨切片状,加水适量,放入黑豆炖至烂熟。每日2次,连用半月左右。

【适应证】肺结核肺阴亏损证。

表 8-4　肺结核的辨证论治

证型	治法	方剂
肺阴亏损	养阴润肺	月华丸加减
阴虚火旺	滋阴降火	百合固金丸合秦艽鳖甲散
气阴耗伤	益气养阴	保真汤加减
阴阳两虚	滋肾阴，补气血	补天大造丸加减

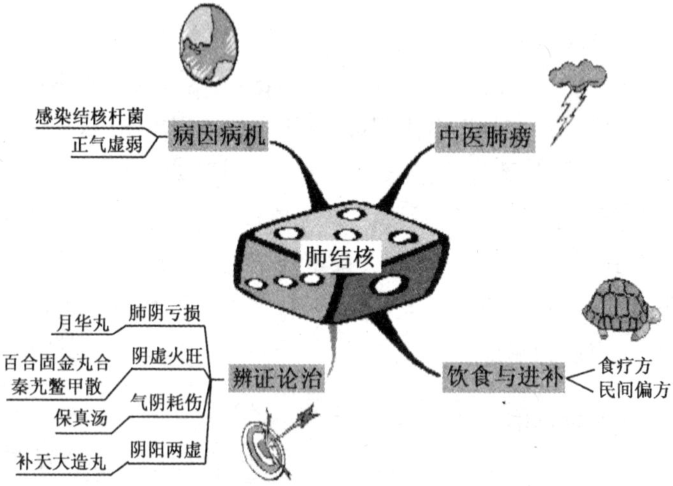

图 8-5　肺结核辨证论治

第六节　慢性支气管炎

一、概述

慢性支气管炎（简称慢支）是长期的物理化学性刺激，反复感染等综合因素引起的气管、支气管黏膜及其周围组织的慢性炎症。

临床表现以咳嗽、咳痰为主要症状，多见于老年。晚期可引起阻塞性肺气肿和慢性肺源性心脏病。国内患病率约3.82%，男性较女性为多，是一种严重危害人民健康的常见病。

本病大致属于中医的“内伤咳嗽”、“痰饮”、“喘证”等范畴，为脏腑功能失调，内邪于肺所致的本虚标实之证。

二、病因病机

喘证病因不外外感与内伤，病性有虚实两类。“邪气盛则实，精气夺则虚。”外感六淫、内伤七情、饮食不节，多为实喘之因；劳欲、久病则为虚喘之由，二者可相互转化：实喘久病迁延不愈，可耗伤肺肾之气，致肺肾气虚或阴虚，肺不主气或肾不纳气，成为虚喘；肺肾亏虚又易招致外邪侵袭，表邪束肺，肺实而喘，从而出现虚实夹杂之证。正如《内经》所说：“虚而受邪，其病则实。”本病之病位主要在肺、肾，并与肝、脾、心关系密切，病机关键实喘为邪气壅肺，肺失宣肃；虚喘为精气虚衰，肺肾出纳失常。总因气机升降失常，肺气上逆，发为喘证。

三、辨证论治

实喘

1. 风寒

(1)风寒袭肺

主症：喘咳胸闷，咯痰清稀色白。头身疼痛，恶寒无汗，或伴发热，口不渴。舌淡红，苔薄白，脉浮紧。

治法：辛温散寒，宣肺平喘。

主方：麻黄汤，药有麻黄、桂枝、苦杏仁、甘草等。

用药加减：表证不显者，去桂枝，即为三拗汤；痰多者，加陈皮、半夏、茯苓；喘甚者加苏子、前胡；喘息汗出者，加厚朴、杏仁，则有桂枝加厚朴杏子汤之义。

(2)外寒内饮

主症:喘急胸闷,咳嗽胁胀,咯痰色白、清稀起泡。形寒肢冷,后背恶寒,口淡不渴或渴喜冷饮。舌质淡红,苔白滑,脉弦紧。

治法:解表散寒,温肺化饮。

主方:小青龙汤,药有麻黄、桂枝、芍药、甘草、干姜、细辛、半夏、五味子等。

用药加减:喘咳较重者,加苏子、杏仁、射干;喘不得卧者,加葶苈子。伴烦躁面赤或舌红者,加生石膏、改白芍为赤芍。

(3)表寒里热

主症:喘急烦闷,恶寒发热,痰稠不爽,口渴。头身疼痛,无汗或少汗。舌尖红,苔白或黄,脉浮数或浮滑。

治法:宣肺解表,清热平喘。

主方:麻杏石甘汤,药有麻黄、苦杏仁、生石膏、甘草等。

用药加减:痰热较重时,加黄芩、清半夏、瓜蒌皮,即小陷胸汤;痰多者,加葶苈子、射干。

2. 痰浊

(1)痰湿蕴肺

主症:喘息咳嗽,咯痰色白,量多质黏,胸中满闷。呕恶纳呆,口黏不渴。舌苔白腻,脉滑。

治法:化痰降气,宣肺平喘。

主方:二陈汤(半夏、陈皮、茯苓、甘草)合三子养亲汤(苏子、白芥子、莱菔子)

用药加减:恶心胸闷者,加炒枳壳、旋复花;痰有转黄之势时,加瓜蒌皮、黄芩。

(2)痰热阻肺

主症:喘息气涌,胸胁胀痛,痰多黄稠,渴喜冷饮。胸中烦热,身热汗出,面红咽干,尿赤便秘。舌质红,苔黄腻,脉滑数。

治法：清热化痰，宣肺平喘。

主方：桑白皮汤，药有桑白皮、半夏、苏子、苦杏仁、贝母、黄芩、黄连、栀子等。

用药加减：身热重者加生石膏、黄芩；痰黏者加黛蛤散；喘不能卧者加葶苈子；便干者加瓜蒌皮。

3. 气郁

肺气郁痹

主症：喘息每于情志失调之后发作，起病突然，咽喉如梗，胸胁胀痛。情志抑郁，急躁易怒，心悸失眠。舌苔薄白，脉弦。

治法：疏肝解郁，降气平喘。

主方：五磨饮子，药有乌药、沉香、槟榔、枳实、木香等。

用药加减：心悸失眠者加远志、合欢花、百合等；胸胁胀痛加柴胡、郁金、元胡。

虚喘

1. 肺

肺气亏虚

主症：喘促短气，气怯声低，咳声微弱，自汗恶风。身倦乏力，易于感冒，面色苍白或面红，烦热口干。舌胖有齿痕，质淡红，苔薄白，脉细弱。

治法：补肺健脾，益气养阴。

主方：补肺汤（人参、黄芪、熟地、五味子、紫菀、桑白皮）合生脉散（党参、麦冬、五味子）。

加减：伴咯痰稀薄、口淡不渴者，此为肺中虚寒，加干姜、黄芪、甘草；伴纳差便溏、腹中下坠者，可予补中益气汤。

2. 肾

（1）肾阳亏虚

主症：喘促日久，动则加重，呼多吸少，气不得续。神疲畏寒，汗出肢冷，面唇青暗。舌质淡，苔薄白或黑润，脉沉细。

治法：温肾纳气平喘。

主方：金匮肾气丸（附子、肉桂、干地黄、山药、山茱萸、茯苓、泽泻、丹皮）合参蛤散（人参、蛤蚧）。

用药加减：肢肿面浮、尿少心悸者，此为阳虚饮停、水凌心肺，合用真武汤或苓桂术甘汤；兼见喘咳痰多，胸闷气急者，此为上盛下虚，加用葶苈子、苏子降气汤以标本同治。

（2）肾阴不足

主症：喘息气短，腰酸耳鸣，五心烦热。口干，潮热盗汗，面赤尿黄。舌瘦红少苔，脉细数。

治法：补肾养阴，纳气平喘。

主方：七味都气丸（熟地黄、山茱萸、山药、茯苓、丹皮、泽泻、五味子）合生脉散（党参、麦冬、五味子）。

用药加减：正气不支、气喘较甚者，配用人参胡桃汤；兼见咯痰少黏、咽喉不利等肺阴虚之证时，合用百合固金汤。

（3）喘脱（肺气欲竭，心肾阳衰）

本证为喘证大发作时出现的喘脱危候，多见于本病后期严重阶段。

症状：喘势剧甚，气喘痰鸣，气不接续，张口抬肩，鼻煽气促，端坐不能平卧，心慌动悸，烦躁不安，双目少神，口唇青紫，汗出如油，四肢厥冷。舌质紫暗，脉浮大无力或见歇止，或模糊不清。

治法：扶阳固脱，镇摄纳气。

主方：参附汤（人参、熟附子）送服黑锡丹、蛤蚧粉。

用药加减：出汗较多者，加龙骨、牡蛎、五味子；伴烦躁内热，口干颧红，汗出黏手者，为气阴俱竭，去附子加太子参、麦冬、五味子。

四、饮食与进补转归预后

1. 食补原则

食补以清淡为主，少食“咸腻厚味”，多食新鲜果蔬。按中医理论，“咸腻厚味”易伤脾损胃，使脾胃失调，聚湿成痰，导致咳喘、痰鸣；还应多食有祛痰、健脾、补肾、养肺功能的食品如梨、橘子、莲心、大枣、百合、枇杷、蜂蜜、核桃及动物肺脏等。

2. 食疗方

(1)甘梨1只，去皮挖芯，杏仁10枚捣烂，放入梨中，隔水炖熟，食之。适用于热咳。

(2)鲜梨1个，去皮挖芯，加川贝末6g和冰糖炖服，每日1剂。

(3)取新鲜百合和蜜蒸透，时时含化1片，主治慢性支气管炎虚热咳喘。

(4)用生萝卜捣烂取汁1杯，加冰糖30g炖开，夜晚临睡前服用。

(5)豆腐250g，生姜10g，红糖100g，水煎，睡前饮用，连用3～5天即见良效。

(6)取灵芝20g，连续煎服3天，对咳嗽、祛痰均有显效，对气管平滑肌痉挛有缓解作用。

(7)花生米、大枣、蜂蜜各30g，同水共煎饮汤，日服2次。治疗咳嗽痰少。

(8)川贝粉12g，冰糖25g，广柑一只，蒸烂后服食，尤适于老慢支肺虚之咳喘。

(9)猪腰2只，加枸杞、杜仲、山药，加水炖汤饮，有温补肾阳之功，主治久咳痰多。

(10)百合120g，川贝粉12g，加水炖汤饮，适用于肺虚久咳痰鸣。

(11)生萝卜250g，鲜藕200g，梨2只，切碎绞汁加蜂蜜适量。

热咳喘者可生服，寒咳喘者将汁加生姜几片，蒸熟后乘热服。

(12)蛤蚧粉 2g，人参粉 5g，糯米 120g 加水煮粥，热服，适用于老慢支之肺肾双虚、久咳和气喘等。

(13)黄芪 60g，乌骨鸡 1 只。将乌骨鸡去毛和内脏，切块，放沙锅中与黄芪共炖，鸡肉熟烂后，加调味品，饮汤食肉，可分作 3～4 次食用。坚持服用一个月。黄芪“入肺补气，入表实卫”，为补气诸药之最，与具有滋肾养血的乌骨鸡同炖，共起益气养肺、固表防寒、滋肾养血作用。服用后能显著增强机体防御能力。

(14)冬虫夏草 15g、老雄鸭 1 只。将虫草放于老鸭腹内，加水炖熟，食 1 个月左右即可见效。冬虫夏草是一味名贵的滋补药材，既补精髓又益肺阴，与滋阴补虚的老鸭同用，可起到补虚损、益肺肾、止喘咳作用。

表 8-5　慢性支气管炎的辨证论治

证型			治法	方剂
实喘	风寒	风寒袭肺	辛温散寒，宣肺平喘	麻黄汤
		外寒内饮	解表散寒，温肺化饮	小青龙汤
		表寒里热	宣肺解表，清热平喘	麻杏石甘汤
	痰浊	痰湿蕴肺	化痰降气，宣肺平喘	二陈汤合三子养亲汤
		痰热阻肺	清热化痰，宣肺平喘	桑白皮汤
	气郁	肺气郁痹	疏肝解郁，降气平喘	五磨饮子
虚喘	肺虚	肺气亏虚	补肺健脾，益气养阴	补肺汤合生脉散
	肾虚	肾阳亏虚	温肾纳气平喘	金匮肾气丸合参蛤散
		肾阴不足	补肾养阴，纳气平喘	七味都气丸合生脉散
		喘脱（肺气欲竭，心肾阳衰）	扶阳固脱，镇摄纳气	参附汤送服黑锡丹、蛤蚧粉

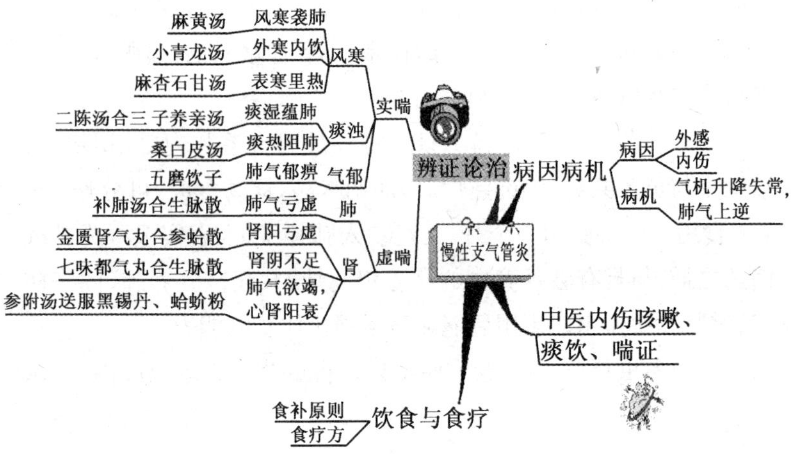

图 8-6　慢性支气管炎辨证论治

第七节　慢性胃炎

一、概述

慢性胃炎以胃黏膜非特异性慢性炎症反应为主要特征。其临床表现为胃脘疼痛、胀满、嗳气、反酸、恶心和呕吐等，后期可出现全身乏力、消瘦、恶性贫血等症状。

本病常见、多发，居各种胃病之首，占接受胃镜检查患者的80%～90%。临床常分为浅表性、萎缩性和特殊类型三大类，以前两者最常见。本病任何年龄皆可发生，但多发于15～60岁，年龄越大，发病率越高，60岁人群可达60%。萎缩性胃炎发生率随年龄增长而增高；男多于女。

本病在中医学中类似"胃脘痛"、"痞满"、"呃逆"、"纳呆"和"胃痞"等病证。

二、病因病机

1. 脾胃素虚

本病患者多有禀赋不足，脾胃素虚。这是发生本病的内在基础，再加之忧思伤脾，久病体弱，或饮食不当，恣食生冷，损伤脾胃而致本病。

2. 饮食不当

脾胃素虚之体，若再经常不规律进餐、暴饮暴食、过食辛辣或酗酒等，都能导致胃失和降，脾失健运而致本病。

3. 情志所伤

精神紧张，恼怒忧虑等情志改变，皆可导致肝失疏泄，气机郁滞，横逆脾胃，胃失和降而致本病。

4. 湿热蕴结

脾胃素虚，加之饮食不节，偏食辛辣，损伤脾胃，运化失司，水湿停聚，久而化热，湿热蕴结而致本病。

本病的主要病位在胃，但多涉及肝、脾两脏。上述各病因所致的脾胃虚弱，气机不畅，胃失和降是其基础病机。脾胃虚弱主要是脾胃气虚，亦可发展成脾胃阳虚或胃阴不足。若肝胃同病，则成肝胃不和。如脾失健运，水湿停滞，日久化热，则成湿热中阻。胃病反复发作，气机不利，气病及血，损伤胃络，瘀血阻滞，终成血瘀胃络之证。

三、辨证论治

1. 脾胃虚弱

证候：胃脘隐痛，饱胀，食后加重，恶心呕吐，面色无华，神疲乏力，大便溏薄，舌淡苔白，脉沉弱。

治法：健脾和胃，理气止痛。

方药：香砂六君子汤（党参、白术、木香、砂仁、茯苓、甘草）。

中成药:香砂六君子丸、人参健脾丸。

2. 脾胃虚寒

证候:胃脘隐痛,喜温喜按,空腹痛重,四肢不温,呕吐清水,大便溏薄,舌淡苔白,脉虚弱或沉迟。

治法:温中健脾,和胃止痛。

方药:黄芪建中汤(黄芪、桂枝、白芍、炙甘草、生姜、大枣、饴糖)合理中丸(党参、干姜、白术、炙甘草)。

中成药:小建中合剂、理中丸。

3. 肝胃不和

证候:胃脘胀痛,以胀满为主,食后加重,疼痛走窜不定,伴泛酸、嗳气,两胁肋胀痛,食欲不振,烦躁易怒,舌质偏红,苔薄黄,脉弦细或弦数。

治法:疏肝和胃,理气止痛。

方药:柴胡疏肝散(柴胡、白芍、枳壳、川芎、香附、陈皮、炙甘草)。

中成药:柴胡疏肝丸、逍遥丸。

4. 脾胃湿热

证候:脘腹胀满疼痛,脘热拒按,嗳气恶心,口黏纳呆,渴不欲饮,头身困重,大便黏滞,舌红苔黄腻,脉滑数。

治法:清热化湿,理气止痛。

方药:清中汤(黄连、栀子、半夏、茯苓、白豆蔻、陈皮、甘草)。

5. 胃阴不足

证候:胃脘隐痛,空腹加重,口干舌燥,饥不欲食,干呕呃逆,泛酸,心烦不寐,舌红少津,苔少,脉细数。

治法:滋养胃阴,清热理气。

方药:一贯煎(北沙参、麦冬、生地、当归、枸杞子、川楝子)。

6. 气滞血瘀

证候:胃脘刺痛,固定不移,局部拒按,夜间加重,伴食欲不振,夜寐不安，重则吐血便血，舌质紫暗或有瘀斑，脉弦涩。

治法：活血化瘀，理气止痛。

方药：膈下逐瘀汤（当归、川芎、赤芍、桃仁、红花、五灵脂、延胡索、香附、乌药、丹皮、五灵脂、甘草）。

中成药：血府逐瘀口服液。

四、饮食与进补

1. 饮食原则　应进容易消化，有利于保护胃黏膜和提高胃黏膜抵抗力的食物，如含丰富维生素的新鲜蔬菜、水果，含易消化高蛋白的鱼、肉、蛋类。主食以面、米类为佳。食物加工以软、烂、热为原则；避免坚硬粗糙、生冷油腻、煎炸烤烙、辛辣刺激性食物。忌烟酒、浓茶和浓咖啡。脘腹胀满重者，少进马铃薯、甘薯、南瓜等易胀气食物。

2. 食疗方

（1）小茴香粥

【原　料】炒小茴香 30g，粳米 200g。

【制　法】将小茴香装于纱布袋内扎口，入锅加水先煮半小时或 40 分钟弃药包，再加入洗净的粳米及适量水同煮至熟。酌加精盐、味精调味即可。早晚服用。

【功　效】健脾开胃，行气止痛。

【适应证】适用于脘腹冷痛，慢性胃炎，纳差等症。

（2）山药羊乳羹

【原　料】山药 50g，新鲜羊乳 500 毫升，白砂糖或蜂蜜适量。

【制　法】将山药在锅中炒至微黄，轧碎辗为细末；将羊乳烧沸，加入山药末和白砂糖搅匀即成。每日 1 次。

【功　效】益气养阴，补肾健脾。

【适应证】适用于慢性胃炎、呃逆反胃等的食疗调补。

（3）玉参焖鸭

【原　料】净鸭1只(约2000g),玉竹20g,沙参20g,各种调料适量。

【制　法】将玉竹、沙参洗净,切片,混合加水煮提取2次得玉竹、沙参浓缩汁约40毫升;鸭子由背部劈开,洗净,放盆内,加入盐、料酒、葱各少许,入笼蒸至熟烂;锅内注入原汤、鸭子、玉竹和沙参浓缩汁、精盐、料酒、白糖、葱,文火焖至鸭肉熟烂,将鸭子切成适宜的块,按原体形排于盘中,原汤用鸡油,淀粉勾成汁,浇上即成。食肉喝汤。

【功　效】滋补胃阴。

【适应证】适用于胃阴虚所致的慢性胃炎。

(4)玉竹山药鸽肉汤

【原　料】玉竹15g,山药20g,净白鸽1只,精盐及调料各适量。

【制　法】将鸽子肉切块,放沙锅中加玉竹、山药、精盐、调料,加水500毫升,文火炖煮60分钟,肉熟烂后饮汤食肉。随意服食。

【功　效】健脾益气,滋阴止渴。

【适应证】适用于慢性萎缩性胃炎的补养及气阴两虚型消渴病的辅助食疗。

(5)肉桂粳米粥

【原　料】肉桂末1～2g,粳米100g,砂糖适量。

【制　法】先将肉桂研成细末;再将粳米、砂糖共放入沙锅内,加水煮为稀粥,然后取肉桂末1～2g,调入粥中,改用文火,再煮沸,待粥稠停火即可。早晚餐时空腹温食。

【功　效】温中和胃。

【适应证】主治脾胃虚寒型慢性胃炎。

(6)沙参蛋汤

【原　料】北沙参30g,红皮鸡蛋2个,冰糖适量。

【制　法】将沙参切小块,鸡蛋洗净,加水适量,共煮,水沸10

分钟后去蛋去壳，放汤中再煮并加冰糖，5 分钟后即成。取汤温热，食蛋。每日 1 次，连用 1 个月。

【功　效】滋阴润燥，生津凉血，

【适应证】适用于萎缩性慢性胃炎病人。

(7)花生乌贼骨面

【原　料】乌贼骨、生花生仁、炒花生仁各 150g。

【制　法】将上 3 种配料共碾成细粉，搅匀装入容器中备用。每日服 3 次，每次 1～2 匙。当日见效，以 7～10 天为 1 疗程。

【功　效】消炎止痛，养胃补脾。

【适应证】主治胃炎、胃溃疡。

(8)姜蒜醋

【原　料】生姜 100g，大蒜 100g，米醋 500g。

【制　法】将生姜洗净，与大蒜一同切片，浸泡在米醋中，密封贮存 1 个月即可饮用。饭后服用，每次 10 毫升。或在菜肴中酌量加用。

【功　效】健胃散寒。

【适应证】适用于慢性萎缩性胃炎，胃痛等症。

(9)党参大枣茶

【原　料】党参 15g，大枣 10 枚，陈皮 3g。

【制　法】将上 3 味煎汤代茶饮。每天 2 次，7 天为 1 个疗程。

【功　效】养胃，消炎。

【适应证】主治慢性胃炎。

(10)参枣饮

【原　料】取红枣 10 枚(去核)，党参 10g，陈皮 6g。

【制　法】煎水代茶饮。每日 1 次，连服 5～7 日。

【功　效】舒肝理气、和胃止痛。

【适应证】气滞型胃炎。

表 8-6　慢性胃炎的辨证论治

证型	治法	方药
脾胃虚弱	健脾和胃，理气止痛	香砂六君子汤
脾胃虚寒	温中健脾，和胃止痛	黄芪建中汤合理中丸
肝胃不和	疏肝和胃，理气止痛	柴胡疏肝散
胃阴不足	滋养胃阴，清热理气	一贯煎
脾胃湿热	清热化湿，理气止痛	清中汤
气滞血瘀	活血化瘀，理气止痛	膈下逐瘀汤

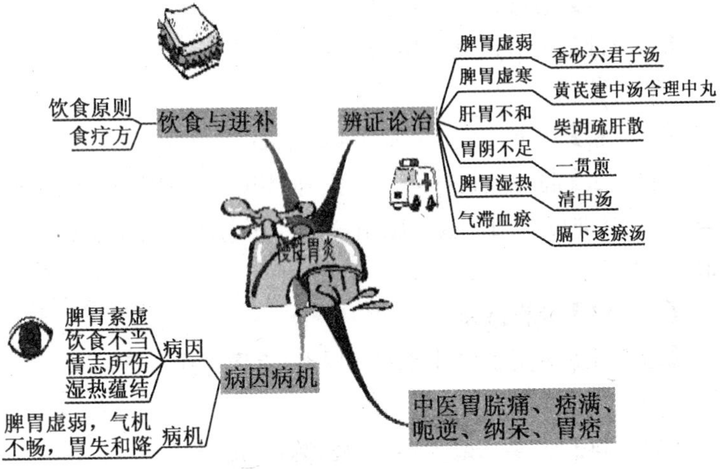

图 8-7　慢性胃炎辨证论治

第八节　慢性腹泻

一、概述

泄泻是以排便次数增多，粪质稀薄或完谷不化，甚至泻出如水样为特征的病证。一年四季均可发生，但以夏秋季节较多。本病易反复发作，有的随个人体质、季节、地域之不同又各有兼症。

本病与西医腹泻的含义相同，可见于多种疾病，凡属消化器官发生功能或器质性病变导致的腹泻，如急慢性肠炎、肠结核、肠道激惹综合征、吸收不良综合征等，均可参考本节辨证论治。

二、病因病机

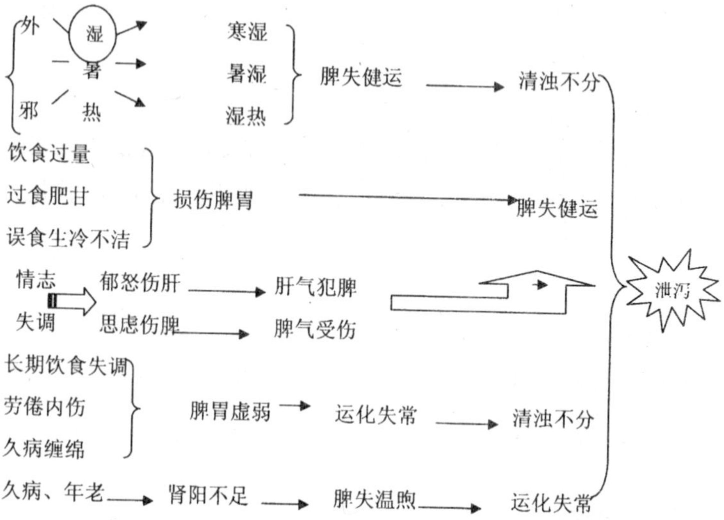

三、辨证论治

1. 脾虚泄泻

主症：大便时溏时泻，迁延反复，完谷不化。饮食减少，食后脘闷不舒，稍进油腻食物，则大便次数明显增多，面色萎黄，神疲倦怠。舌淡苔白，脉弱。

治法：健脾益气。

主方：参苓白术散，药有人参、茯苓、白术、桔梗、山药、甘草、白扁豆、莲子肉、砂仁、薏苡仁等。

用药加减：若脾阳衰微，阴寒内盛，可用附子理中汤；若久泻不愈，中气下陷而兼脱肛者，可用补中益气汤，并重用黄芪、党参。

2. 肾虚泄泻

主症：黎明脐腹作痛，肠鸣即泻，泻下完谷，泻后则安。形寒肢冷，腰膝酸软。舌淡苔白，脉沉细。

治法：温补脾肾，固涩止泻。

主方：四神丸，药有补骨脂、肉豆蔻、吴茱萸、五味子等。

用药加减：若年老体弱，久泻不止，中气下陷，加黄芪、党参、白术；亦可合桃花汤固涩止泻。

3. 肝郁泄泻

主症：素有胸胁胀闷，嗳气食少，每因抑郁恼怒或情绪紧张时，发生腹痛泄泻。腹中雷鸣，攻窜作痛，矢气频作。舌淡红，脉弦。

治法：抑肝扶脾。

主方：痛泻要方，药有白术、白芍、防风、炒陈皮等。

用药加减：若肝郁气滞，胸胁脘腹胀痛者，可加柴胡、枳壳、香附；若脾虚明显加黄芪、党参、扁豆；若久泻不止，加乌梅、诃子等。

四、饮食与进补

1. 饮食原则

(1)低脂少渣饮食：每天脂肪 40g 左右，过多不易消化并加重胃肠道负担，刺激胃肠蠕动加重腹泻。植物油也应限制，并注意烹调方法，以蒸、煮、烩、烧等为主，禁用油煎炸、爆炒、滑溜等。可用食物有瘦肉、鸡、虾、鱼、豆制品等。注意少渣，粗纤维多的食物能刺激肠蠕动，使腹泻加重，当腹泻次数多时最好暂时不吃或尽量少吃蔬菜和水果，可给予鲜果汁、番茄汁以补充维生素；少渣饮食可减少肠蠕动、减轻腹泻，故宜进食细挂面、粥、烂饭等。

(2)高蛋白高热能：慢性腹泻病程长，常反复发作，影响食物消化吸收，并造成体内贮存的热能消耗。为改善营养状况，应给予高蛋白高热能饮食，并用逐渐加量的方法，如增加过快，营养素不能完全吸收，反而可能加重胃肠道负担。

(3)禁忌食物：如粗粮、生冷瓜果、凉拌菜等，含粗纤维多的韭菜、芹菜、榨菜等；坚硬不易消化的肉类如火腿、香肠、腌肉等；刺激性食物如辣椒、烈酒、芥末、辣椒粉，以及肥肉、油酥点心等高脂肪食物。

2. 辨证用药进补

(1)脾胃虚寒型

表现为大便时溏时泻，迁延反复，食欲不振，食后脘闷不舒，稍进油腻食物则大便次数明显增加，粪便中夹有不消化食物，面色萎黄，神疲倦怠，舌淡苔白，脉细弱外，还有腹痛喜按，得温则减，遇寒腹泻更甚，呈水泻状。治疗应以温中祛寒、健脾补气为原则，方剂有理中汤。即人参 3g(或党参 10g)，白术 12g，干姜 6g，炙甘草 9g。每日 1 剂，水煎取汁，连服 1～2 周。也可用理中丸或附子理中丸，每日 2 次，每次 6～9g，连服 2～4 周。

(2)中气下陷型

腹泻病程长，且伴有内脏下垂或脱肛。治疗常用补中、益气升阳、调补脾胃法，方用补中益气汤。该方由黄芪 15g，人参 3g(或党参 12g)，白术 12g，炙甘草、当归、陈皮各 9g，升麻、柴胡各 6g 组成。每日 1 剂，水煎取汁，连服 2～3 周。也可用补中益气丸，每日 2 次，每次 9g，连服 4 周。

(3)脾肾阳虚、命门虚衰型

主要表现为黎明之前脐腹作痛，肠鸣即泻，泻后痛减，形寒肢冷，腰酸膝软，舌淡苔白，脉沉细。这种腹泻俗称为“五更泄泻”，治疗应以温肾暖脾、涩肠止泻为原则。四神汤是常用的方药。该方由补骨脂 12g，肉豆蔻 9g，五味子、吴茱萸各 6g，大枣 5 枚组成。每日 1 剂，水煎取汁，连服 2～3 周。也可用四神丸，每日 2 次，每次 9g，连服 4 周。

此外，医生还可根据慢性腹泻患者的具体病情，选用健脾益气的四君子丸、健脾消食的人参健脾丸、健脾温肾的健脾双补丸等中成药。一般每日2次，每次9g，连服2～4周。

3. 药粥

除了应用药物进补外，药粥也是常用的进补方法，下面介绍几则：

(1)脾胃虚弱者可服“茯苓粉粥”。取茯苓粉30g，糯米30g，红枣(去核)7个。先烧水，水沸后放入红枣和糯米，至将成粥时放入茯苓粉，搅匀即可。当作早餐或不拘时服食，具有健脾肾之湿、调中止泻之功。

(2)脾肾阳虚者可食“芡实粥”。取糯米、芡实各50g，山药30g。煮粥如常法，但以煮得较烂为宜，粥成加白糖少许即可。晨起空腹食一小碗，使脾肾双补而泻止。

另外，可选用温中健脾的良姜粥。取良姜末15g，糯米100g，煮粥分服。也可选用健脾和中、涩肠止泻的薯蓣鸡子黄粥。即用山药粉30g，熟鸡子黄(鸡蛋黄)3只，将山药粉调成糊状煮沸后，加入鸡子黄搅拌均匀而食。若将薏苡仁、芡实、扁豆、莲子、山药各90g，党参、茯苓各60g，白术30g，白糖240g，研成细末，同糯米粉适量混匀，蒸熟为糕(即“八珍糕”)，平素常食，也具有很好的健脾止泻作用。

表8-7 慢性腹泻的辨证论治

证型	治法	方药
脾虚泄泻	健脾益气	参苓白术散
肾虚泄泻	温补脾肾，固涩止泻	四神丸
肝郁泄泻	抑肝扶脾	痛泻要方

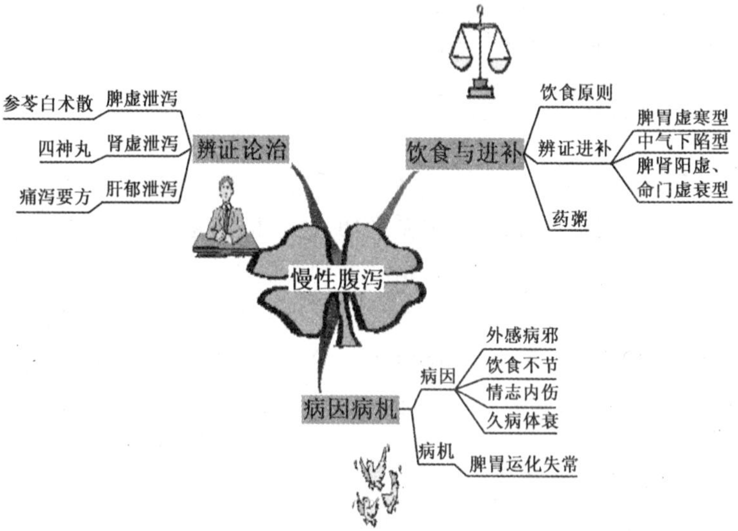

图 8-8　慢性腹泻辨证论治

第九节　骨质疏松症

一、概述

骨质疏松症是以骨组织显微结构受损，骨矿成分和骨基质等比例地不断减少，骨质变薄，骨小梁数量减少，骨脆性增加和骨折危险度升高的一种全身骨代谢障碍的疾病。骨质疏松症一般分三大类，即原发性骨质疏松症和继发性骨质疏松症及特发性骨质疏松症。以原发性骨质疏松症为多见。临床常表现为：(1)疼痛，尤以腰背痛多见，并可有下肢麻木；(2)身长缩短，驼背；(3)骨折以桡骨远端、腰椎和股骨上端骨折多见；(4)呼吸功能下降，胸廓缩小，肺活量下降，出现胸闷、气短、呼吸困难等症。

中医虽无骨质疏松症的病名，但根据其临床表现，可归属于“骨痿”、“骨痹”、“虚劳”等病范畴。

二、病因病机

中医理论认为，肾为“先天之本”，肾主骨生髓，骨的生长、发育、强劲、衰弱与肾精盛衰关系密切，肾中精气充足，骨髓充盈，则骨骼发育正常，坚固有力，肾精亏虚则骨髓生化无源，骨骼失养而痿弱无力；脾为“后天之本”，生化之源，脏腑组织的生长皆有赖于脾转化之精微，脾精不足，则肾精乏源，骨骼失养，骨痿无力；肝藏血，肾藏精，精血同源，故而骨的生成，与肾、脾、肝三脏有着紧密的联系。

1. 肾虚

先天禀赋不足，年老精血耗竭，肝肾亏虚，骨髓得不到精血的充养而致骨质疏松。

2. 脾虚

长期饮食不节，损伤脾胃，日久脾运失健，化源不足，内不能调和于五脏六腑，外不能洒陈于营卫经脉，筋骨衰惫，而致骨质疏松。

3. 血瘀

外伤骨折后，气血亏虚，长期卧床，肢体少动，导致气血运行不利，阻滞于经脉，骨质失养，而致骨质疏松。

本病病性属本虚标实，本虚以肾（气、阴、阳）虚为主，涉及肝阴、脾气及气血之不足，标实多为瘀血。

三、辨证论治

目前中医治疗骨质疏松有三大原则，即肝肾或脾肾同治，精血齐补，气血并重。而肾虚是本病的发病关键，因此无论何型，均应选择加用补肾药物。另外，在补虚的基础上，还可根据疼痛的程度配合使用舒筋活络、理气止痛的药物。

1. 肝肾阴虚

证候:患部微热,关节僵硬,腰膝酸软,烦热咽干,潮热颚红,盗汗遗精,眩晕耳鸣,发白,健忘,舌红苔少,脉弦细数。

治法:滋补肝肾。

方药:左归丸(熟地、山药、山萸肉、枸杞子、牛膝、菟丝子、鹿角胶、龟板胶)。阴虚内热者,用虎潜丸(龟板、黄柏、知母、熟地黄、白芍、锁阳、陈皮、虎骨、干姜)。

中成药:左归丸。

2. 脾气虚衰

证候:腰背酸痛,双膝行走无力,甚则轻微运动可引起胸背剧痛,或腰弯背驼,纳少,腹胀,饭后尤甚,大便溏薄,肢体倦怠,少气懒言,面色萎黄或浮肿,或消瘦,舌淡苔白,脉缓弱无力。

治法:健脾益气,温阳补肾。

方药:参苓白术散加减(莲子肉、薏苡仁、砂仁、桔梗、白扁豆、茯苓、人参、甘草、白术、山药、陈皮)。

3. 肾阳虚衰

证候:患部湿冷,水肿,光亮,汗毛脱落,畏寒肢冷,神疲倦怠,腰膝冷痛,面色淡白或黎黑,手足麻木,阳痿滑泄,尿频不尽,牙齿松动,舌淡白,脉沉迟细弱。

治法:补肾壮骨。

方药:右归丸(熟地、山药、山萸肉、枸杞子、牛膝、菟丝子、鹿角胶、杜仲、当归、肉桂、制附子)。

中成药:右归丸、桂附八味丸、仙灵骨葆。

4. 肾精不足

证候:患部酸楚隐痛,筋骨瘦弱无力,早衰,发脱齿摇,健忘,舌红,脉细弱。

治法:补肾填精。

方药:补髓丹(杜仲、补骨脂、鹿茸、没药、胡桃肉)。

中成药：六味地黄丸、济生肾气丸、骨松宝。

5. 气血两虚

证候：患部肿胀，沉重乏力，有压痛，少气懒言，神疲自汗，面色萎黄，纳食不馨，食少便溏，舌淡苔白，脉细弱无力。

治法：气血双补。

方药：归脾汤(党参、黄芪、白术、茯神、酸枣仁、桂圆肉、木香、炙甘草、当归、远志、生姜、大枣)。

中成药：归脾丸、十全大补丸。

6. 气滞血瘀

证候：患部青紫肿痛，凝滞强直，筋肉挛缩，瘦弱麻木，口唇爪甲晦暗，肌肤甲错，舌质紫暗，脉细涩。

治法：行气活血，祛瘀止痛。

方药：桃红四物汤(桃仁、红花、当归、川芎、熟地、白芍)或补阳还五汤(黄芪、赤芍、当归尾、川芎、桃仁、红花、地龙)。

中成药：仙灵骨葆、丹参片。

7. 风邪偏盛

证候：患部瘙痒，可见红斑。表现为游走性关节疼痛，入夜稍安，肢节屈伸不利，手足不仁，苔薄白，脉浮。

治法：祛风通痹止痛。

方药：防风汤或如意通圣散加减(防风、麻黄、当归、秦艽、肉桂、葛根、茯苓、生姜、大枣、甘草)。

四、饮食与进补

1. 饮食原则

(1)及早补充含钙质丰富的食物，像乳类及其制品如牛奶，豆类及其制品如豆腐，海、水产品如小鱼干、牡蛎、海带、虾米，及黑木耳、芝麻、核桃和植物种仁等。最好每天成人能摄取1g的钙，老年人或停经后妇女则摄取1.5g。必要时也可藉钙片来补充，因为在有胃酸分泌的环境吸收较佳，所以钙片最好与食物一起吃。

（2）注意膳食的均衡搭配，多吃新鲜蔬菜（莴苣、西红柿、黄瓜、大蒜、芹菜、萝卜）及水果，以利钙的吸收。在烹调方法上，强调以高压锅炖，使带骨食品中的钙质溶解于汤中而易于吸收。

（3）改变一些不良生活习惯，比如过量饮用碳酸饮料和浓茶，会抑制钙在肠道的吸收；多吃盐可加剧肾脏对钙的排泄。有人提倡素食饮食，特别是一部分热衷于减肥的年轻女性，长期的素食饮食，往往缺乏足够蛋白质，影响钙质的摄入和骨骼的形成，造成骨量减少而容易导致骨质疏松。

（4）多摄入富含维生素 D 的食品，如禽、蛋、肝、鱼肝油等，有利于钙的吸收。

2. 食疗方

（1）甲鱼补肾汤

【原　料】甲鱼 1 只，枸杞 30g，熟地 15g

【制　法】甲鱼洗净，去肠杂、头、爪及鳖甲，切成小块，同洗净的枸杞、熟地一起放入锅中，加水适量，文火炖熟。

【功　效】补益肝肾，滋阴养血。

【适应证】适用于老年骨质疏松症属肝肾阴虚者。

（2）枸杞子羊肾粥

【原　料】枸杞子 30g，羊肾 1 只，肉苁蓉 15g，粳米 60g，盐适量。

【制　法】将羊肾剖开，去内筋膜，切碎，同枸杞子、粳米、肉苁蓉放入锅中，加水适量，文火煎煮，粥将成时，加入食盐调匀。

【功　效】补益肝肾，滋阴壮骨。

【适应证】适用于老年骨质疏松症属肝肾阴虚者。

（3）羊肾黑豆杜仲汤

【原　料】羊肾 1 对，黑豆 60g，杜仲 10g，小茴香 3g，生姜 9g。

【制　法】羊肾去脂膜和臊腺，洗净。黑豆洗净。将杜仲、小茴香、生姜片同放入洁净纱布袋中，放水中先煮 20 分钟，再下黑豆和肾片。待豆、肾熟后，去药包。饮汤食肾和黑豆。

【功　效】补肾壮腰。

【适应证】适用于老年骨质疏松症属肾阳虚者，症见腰膝疼痛、酸软乏力、畏寒肢冷、小便频多、腹冷便溏等。

(4)何首乌粥

【原　料】制何首乌 30g，粳米 100g，大枣 3 枚，冰糖适量。

【制　法】何首乌放入沙锅内，加水适量，煎取浓汁，去渣备用。将粳米、大枣、冰糖放入首乌汁中，加水适量，煎煮成粥。

【功　效】滋补肝肾，益气养血。

【适应证】适用于老年骨质疏松症驼背弯腰、腰背(或腰腿)酸痛、头晕耳鸣、五心烦热、口干咽燥或足跟疼痛等症。

(5)芝麻核桃仁粉

【原　料】黑芝麻 250g，核桃仁 250g，白砂糖 50g。

【制　法】将黑芝麻拣去杂质，晒干，炒熟，与核桃仁同研为细末，加入白糖，拌匀后瓶装备用。每日 2 次，每次 25g，温开水调服。

【功　效】滋补肾阴，抗骨质疏松。

【适应证】适用于骨质疏松症腰膝酸软、头晕耳鸣或耳聋、五心烦热、盗汗、颧红、口干咽燥等症。

表 8-8　骨质疏松症的辨证论治

证型	治法	方药
肝肾阴虚	滋补肝肾	左归丸
脾气虚衰	健脾益气，温阳补肾	参苓白术散
肾阳虚衰	补肾壮骨	右归丸
肾精不足	补肾填精	补髓丹
气血两虚	气血双补	归脾汤

续表

证型	治法	方药
气滞血瘀	行气活血，祛瘀止痛	桃红四物汤或补阳还五汤
风邪偏盛	祛风通痹止痛	防风汤或如意通圣散

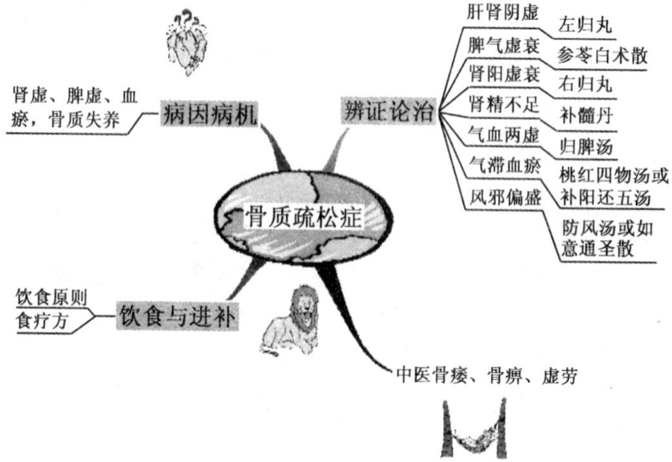

图 8-9　骨质疏松症辨证论治

第十节　贫　血

一、概述

贫血是指外周血液血红蛋白量低于正常值的下限。贫血是一种症状，而不是具体的疾病。如果许多原因不同的贫血具有类似的临床表现和血细胞学的特征，则可归纳为一种综合病征。如再生障碍性贫血、缺铁性贫血等。临床贫血的一般症状有面色苍白，疲倦乏力，头晕耳鸣，记忆力衰退，心悸，食纳减退等。

缺铁性贫血常因铁的摄入不足、吸收障碍或丧失过多引起，临床除贫血的共有症状外还可见注意力不集中，耐力差，皮肤干燥，毛发干枯等症。

再生障碍性贫血的病因有化学物品的接触、射线、抗肿瘤药物、病毒感染等。临床除贫血的共有症状外，急性型起病急骤，进展迅速，兼有高热汗出，烦躁，出血，口干等症状；慢性型起病缓慢，症状相对较轻，兼有皮肤黏膜瘀点，鼻衄，牙龈出血等症状。

中医学中没有贫血的名称，但从患者临床所呈现的证候，则相当于中医学"血虚"、"阴虚"、"血证"或"虚劳亡血"的范畴。

二、病因病机

中医认为，血液的生成与心、肝、脾、肺、肾五脏有着密切联系。饮食入胃，经过脾胃的消化吸收，其精微物质转输于上，通过心肺作用，"化赤为血"。"肾藏精、主骨生髓"，"血为精所化"，说明肾、骨髓、血液三者之间的关系，肾之功能强弱与否，可以影响骨髓生精造血。肝藏血，并疏畅气机，调节血液运行。故而五脏功能失调，皆影响血的生成。

1. 先天禀赋不足

父母体弱，精血不旺，妊娠期调养不足，或患病治疗不当，或早产、多胎，造成胎儿精血素亏，发育迟缓，体虚不健，伴发贫血。

2. 后天失养

饮食不节，饥饱无常，或食物不洁，过食生冷，或药物伤胃，致脾胃损伤，不能化生精微，虫积于内，耗损精微，使血液的化源不足，产生贫血。

3. 情志因素

思虑过极，劳倦过度，或精神因素如愤怒、忧伤、哀愁影响脏腑功能，"忧伤心"，"思伤脾"，造成心脾受损，耗伤气血，而致贫血。

4. 病后失调

热病伤阴耗血，久病暗耗阴血，产后气血耗伤，气血日亏，脏腑功能低下，导致贫血。

总之，贫血的形成，总不外先天和后天两方面因素。先天关键在于肾，肾精亏虚不能生髓充骨；后天关键在于脾胃，脾胃失职，化源不足。

三、辨证论治

1. 热盛迫血

证候：起病急骤，持续高热，汗出热不退，口渴，烦躁，口腔溃疡，齿衄鼻衄，皮下大片紫癜，尿血，便血，心悸气短，面色苍白，神疲乏力，舌干无津，苔黄腻，脉数。

治法：清热泻火，凉血解毒。

方药：清瘟败毒饮（生石膏、水牛角、生地、丹皮、玄参、黄连、黄芩、山栀子、连翘、板蓝根、竹叶、赤芍、甘草）。

中成药：羚羊角粉、清开灵注射液。

2. 脾气虚弱

证候：面色萎黄或苍白，神疲乏力，纳少便溏，舌质淡，苔薄腻，脉沉细。

治法：健脾益气。

方药：香砂六君子汤（木香、砂仁、陈皮、半夏、人参、白术、茯苓、甘草）。

中成药：香砂六君丸、参苓白术丸。

3. 气血两虚

证候：面色苍白或萎黄，口唇爪甲淡白，神疲乏力，动则气短，声音低微，头晕眼花，食欲不振，舌质淡，苔薄白，脉细弱。

治法：补气养血，壮骨生髓。

方药：人参养荣汤（党参、黄芪、白术、当归、首乌、熟地、陈皮、白芍、大枣、川芎、炙甘草）。

中成药：血宝、复方阿胶浆口服液、再障生血片、生脉注射液、参麦注射液。

4. 肝肾阴虚

证候：午后低热，或手足烦热，盗汗，面色苍黄，颧红，头晕目眩，心烦不宁，口干咽躁，鼻衄，齿龈出血，皮肤紫斑，腰膝酸软，遗精，或月经不调，舌质红少苔，脉弦细数。

治法：滋养肝肾，补益精血。

方药：左归丸（熟地、山药、山萸肉、枸杞子、牛膝、菟丝子、鹿角胶、龟板胶）或青蒿鳖甲汤（青蒿、鳖甲、知母、生地、丹皮）。

中成药：滋肾宁神丸、杞菊地黄丸、二至丸。

5. 脾肾阳虚

证候：面色苍黄无华，神疲乏力，少气懒言，畏寒肢冷，自汗，腰膝酸软，或面浮肢肿，食欲不振，腹胀便溏，舌淡肿少苔，脉沉细。

治法：温补脾肾。

方药：右归丸（熟地、山药、山萸肉、枸杞子、牛膝、菟丝子、鹿角胶、杜仲、当归、肉桂、制附子）。

中成药：肾气丸、复方皂矾丸。

四、饮食与进补

1. 饮食 要预防缺铁性贫血，首先要注意饮食，要均衡摄取瘦肉、肝脏、蛋黄、谷类等富含铁质的食物。如果饮食中摄取的铁质不足或是缺铁严重，则必须补充铁剂。维生素C可以帮助铁质的吸收，也能帮助制造血红素，所以维生素C的摄取量也要充足。要注意的是，牛奶及一些中和胃酸的药物会阻碍铁质的吸收，所以尽量不要和含铁的食物一起食用。对于急性再障，饮食宜进清淡且易消化的食品，忌食辛辣、粗糙煎炸食物。

2. 进补食疗方

（1）黄芪鸡汁粥

【原　料】重1000～1500g的母鸡1只，黄芪15g，大米100g。

【制　法】将母鸡剖洗干净浓煎鸡汁，将黄芪煎汁，加入大米100g煮粥。早、晚趁热服食。

【功　效】益气血，填精髓，适于体虚、气血双亏、营养不良的贫血患者。

【宜　忌】感冒发热、外邪未尽者忌服。

(2)肝粥

【原　料】猪肝(羊肝、牛肝、鸡肝均可)100～150g，大米100g，葱、姜、油、食盐各适量。

【制　法】将动物肝洗净切成小块，与大米、葱、姜、油、盐一起入锅，加水约700g，煮成粥，待肝熟粥稠即可食。每日早、晚空腹趁热顿食。

【功　效】补肝，养血明目，适用于气血虚弱所致的贫血、夜盲症、目昏眼花等症。

(3)红枣黑木耳汤

【原　料】黑木耳15g，红枣15个。

【制　法】将黑木耳、红枣用温水泡发放入小碗中，加适量水和冰糖，再将碗放置蒸锅中，蒸1小时。每日服2次，吃木耳、红枣，喝汤。

【功　效】清热补血，适用于贫血患者。

(4)荔枝干大枣

【原　料】荔枝干、大枣各7枚。

【制　法】将荔枝干与大枣共煎水。每日服1剂，分2次服。

【功　效】补气血，适用于失血性贫血。

(5)豆腐猪血汤

【原　料】豆腐250g，猪血(羊血、牛血也可)400g，大枣10枚。

【制　法】将大枣洗净，与豆腐、猪血同放入锅中，加适量水，煎煮成汤。饮汤，食枣。15日为1疗程。

【功　效】补血，适用于产后妇女贫血。

(6)补血灵糖浆

【原　料】制首乌30g，鸡血藤30g，熟地30g，当归30g，炒白术27g，炒谷芽30g，炒麦芽30g，陈皮18g，五味子18g，大枣15枚。

【制　法】浓煎成500毫升，加白糖及防腐剂适量，装瓶。1岁以内每次10～15毫升，1～3岁20～30毫升，4～6岁30～40毫升，每日3次，温开水送服。

【功　效】补气生血，健脾和胃。

(7)山药花粉汤

【原　料】山药、天花粉各30g。

【制　法】将山药、天花粉同煎汤。每日分2次服完。

【功　效】补脾胃，生血。

【适应证】适用于再生障碍性贫血。

(8)鸡血藤汤

【原　料】鸡血藤30g，大熟地24g，杭芍18g，当归12g，枸杞子24g，山萸肉24g，炙黄芪30g，锁阳9g，巴戟天12g，补骨脂12g。

【制　法】水煎服，每日1剂，日服2次。

【功　效】补气养血，填精补髓。

【适应证】适用于精髓不足，气血亏虚的贫血。

表8-9　贫血的辨证治疗

证型	治法	方药
热盛迫血	清热泻火，凉血解毒	清瘟败毒饮
脾气虚弱	健脾益气	香砂六君子汤
气血两虚	补气养血，壮骨生髓	人参养荣汤
肝肾阴虚	滋养肝肾，补益精血	左归丸
脾肾阳虚	温补脾肾	右归丸

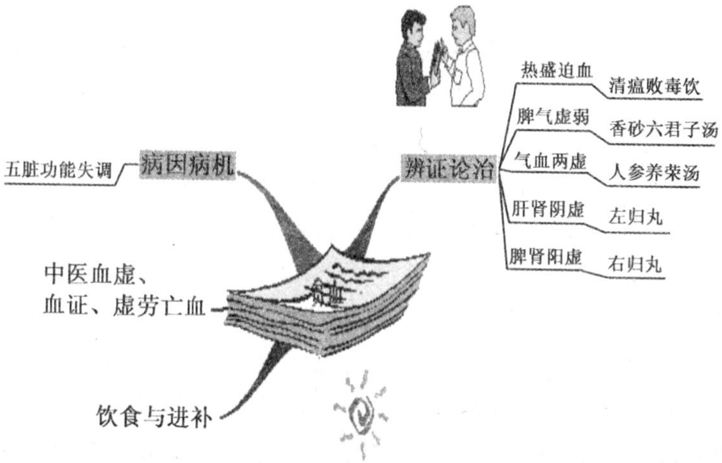

图 8-10　贫血辨证论治

第十一节　病毒性肝炎

一、概述

病毒性肝炎(viral hepatitis)是由肝炎病毒引起的急性传染病,目前病毒性肝炎可分为甲型、乙型、丙型、丁型及戊型。具有传染性强,传播途径复杂,流行面广泛,发病率高等特点;部分乙型、丙型和丁型肝炎病人可演变成慢性或发展为肝硬化并有发生肝细胞癌可能,对人类健康危害甚大。

本病属于中医"黄疸"、"胁痛"、"郁证"、"癥积"等范围。

二、病因病机

中医认为本病多因脾湿内郁复感湿热疫邪所致。由于平素饮食不节，多食油腻或嗜好饮酒，损伤脾胃，以致运化功能失常，湿浊内生，郁而化热，加之外感湿热痰邪，蕴结脾胃，内外合邪，上而宣散不畅，下而利泄不及，湿热交阻，脾湿肝郁而发病。邪犯肺卫，以致气机不利，症见恶寒，身热，肢酸。邪蕴中焦则食呆，呕恶，痞满，倦息，无力，湿盛肝郁，热淫肝急，肝与胆合，胆液外溢，不循常道，熏蒸肌肤而发黄疸，或见肤痒；疫毒内陷厥明，伤及肝阴，毒热过盛，迫血妄行，故出血；上扰心包蒙蔽清窍，故烦躁不安或昏迷。肝居胁下，经络布于两胁。性喜疏泄，肝气郁结，失于条达则胸闷不舒，抑郁不欢或暴躁易怒。经主气，络主血，气滞则胁肋胀痛；气滞日久，血络被阻则胁痛如刺而不缓。瘀积日久而成块，实则拒按，虚则喜按。湿热逗留，久病体虚，肝脾（胃）不和，化源衰少，精血亏损，面色无华，少神倦怠。血不养肝，胁肋疼痛绵绵；或因劳累即感精疲力乏，甚则筋脉拘急。迁延失治，伤害肝脾，累及肾脏，形成肝、脾、肾三脏俱病等可致鼓胀。

三、辨证论治

病毒性肝炎有急性与慢性两种。在急性病毒性肝炎中，又分黄疸型与无黄疸型，黄疸型肝炎属于“黄疸”的范围，以目黄、身黄、小便黄为特征；无黄疸型肝炎属于“胁痛”的范围，以胁痛、身倦、食减为主征。慢性迁延性和慢性活动性肝炎属于“胁痛”、“郁证”、“湿病”、“积聚”等范围，以恶心、胁痛、脘腹胀满、身体倦怠为待征。迁延性、慢性肝炎系急性肝炎迁延不愈，或湿热不除，或气血瘀阻，以致肝脾不和所引起。则肝气郁结而化热，脾失健运而停湿，以致湿热内蕴而发病；亦有因气郁伤肝劳倦伤脾，气虚血少，或气滞血瘀而致的。若病迁延日久，也可出现脾胃虚弱，气阴两伤，或肝阴与肾阴亏虚的证候。

1. 急性黄疸型肝炎

阳黄

(1)湿热兼表

症状:黄疸初起,目白睛微黄或不明显,小便黄,脘腹满闷,不思饮食,伴恶寒发热,头身重痛,乏力,舌苔薄腻,脉浮弦或弦数。

治法:清热化湿,佐以解表。

主方:麻黄连翘赤小豆汤,药有麻黄、蔻仁、连翘、赤小豆等。

用药加减:热重者加金银花、栀子。

(2)热重于湿

症状:身目俱黄,黄色鲜明,发热口渴,小便短赤,腹胀便秘,心中懊侬,口干口苦,恶心欲吐,舌苔黄腻,脉象弦数。

治法:清热利湿,佐以泻下。

主方:茵陈蒿汤,药有茵陈、栀子、生大黄等。

用药加减:可酌加清热解毒药——连翘、升麻、大青叶、虎杖;淡渗利湿药——车前子、猪苓、泽泻等。

(3)湿重于热

症状:身目俱黄,其色不如热重者鲜明,头身困重,脘腹痞满,纳呆,恶心呕吐,腹胀便溏,舌苔厚腻微黄,脉弦滑或濡缓。

治法:利湿化浊,佐以清热。

主方:茵陈五苓散,药有茵陈、猪苓、茯苓、白术、泽泻等。

用药加减:可加调气药如木香、枳壳、厚朴等;食欲不振者加炒麦芽、鸡内金。

(4)胆腑郁热

症状:身目发黄鲜明,右胁剧痛放射至肩背,壮热或寒热往来,呕逆,尿黄便秘,舌红苔黄而干,脉弦滑数。

治法:泄热化湿,利胆退黄。

主方:大柴胡汤,药有柴胡、黄芩、半夏、枳实、白芍、大黄等。

用药加减:可加金钱草、川朴、茵陈、郁金等。

急黄

症状:发病迅速,身目俱黄,其色如金,高热烦渴,胁痛胀满,神昏谵语，衄血，便血，舌质红绛，苔黄燥，脉弦数或细数。

治法：清热解毒，凉血开窍。

主方：犀角散，药有犀角、黄连、升麻、栀子、茵陈等。

用药加减：可加入清热解毒药如野菊花、金银花、公英、板蓝根、大青叶、连翘、土茯苓等；神昏谵语加安宫牛黄丸或至宝丹；衄血、便血加地榆炭、柏叶炭等；腹水加木通、车前草、大腹皮等。

阴黄

(1)寒湿证

症状：身目俱黄，黄色晦暗，或如烟熏，腹胀大便不实，口淡不渴，神疲畏寒，舌质淡，苔白腻，脉濡缓或沉迟。

治法：健脾和胃，温化寒湿。

主方：茵陈术附汤，药有茵陈蒿、白术、附子、干姜、炙甘草、肉桂等。

用药加减：胁痛加元胡、郁金、赤芍等；便溏加茯苓、泽泻、车前子等。

(2)脾虚证

症状：身目发黄，黄色较淡而不鲜明，食欲不振，肢体倦怠乏力，心悸，气短，食少腹胀，大便溏薄，舌淡苔薄，脉濡细。

治法：补养气血，健脾退黄。

主方：小建中汤，药有桂枝、芍药、甘草、生姜等。

用药加减：酌加淡渗利湿之品如茯苓、泽泻等；气虚甚加黄芪、党参；血虚甚加当归、地黄。

2. 无黄疸型肝炎

(1)肝气郁结

主症：两侧胁肋胀痛，走窜不定，疼痛每因情志波动而增减。伴有胸闷、纳呆、脘腹胀满，善太息。舌苔薄白，脉弦。

治法：疏肝理气。

主方：柴胡疏肝散，药有陈皮、柴胡、枳壳、芍药、炙甘草、香附、川芎等。

用药加减：胁痛重酌加青皮、郁金、川楝子以增强理气止痛的作用；气郁化火者，去川芎加丹皮、栀子、黄连、川楝子、元胡等以清肝理气，活血止痛；若气郁化火，进而伤阴者，可去川芎加丹参、首乌、枸杞子、丹皮、山栀、菊花等滋阴清热。

(2)瘀血阻络

主症：胁肋刺痛，痛处固定而拒按，入夜更甚。面色晦暗，胁下有块。舌质紫暗，脉沉弦。

治法：活血化瘀，通络止痛。

主方：血府逐瘀汤，药有当归、生地黄、桃仁、红花、枳壳、赤芍、柴胡、甘草、桔梗、川芎、牛膝等。

用药加减：若瘀血严重，有明显外伤史者，应以逐瘀为主，方选复元活血汤。还可酌加三七粉另服，以助祛瘀生新之效。

(3)湿热蕴结

主症：胁肋胀痛，触痛明显而拒按，或牵及肩背。伴有胸脘闷、纳呆、恶心呕吐，或有黄疸或伴有寒热，小便涩滞不爽。舌苔黄腻，脉弦滑或数。

治法：清热化湿，理气通络。

主方：龙胆泻肝汤，药有龙胆草、泽泻、通草、车前子、当归、柴胡、生地黄等。

用药加减：胁痛重可加金铃子散；若发热黄疸者，加茵陈、黄柏；若疼痛加剧，呕吐蛔虫者，先以乌梅丸安蛔，继则除蛔；若热盛伤津，大便秘结，腹部胀满者，可加大黄、芒硝以泄热通便。

(4)肝阴不足

主症：胁肋隐痛，绵绵不已，遇劳加重。伴有口干咽燥，心中烦热，两目干涩，头晕目眩。舌红少苔，脉弦细数。

治法：滋阴柔肝，养血通络。

主方：一贯煎，药有沙参、麦冬、当归、生地黄、枸杞子、川楝子等。

用药加减：若两目干涩，视物昏花可加草决明、女贞子；头晕目眩甚者可加黄精、钩藤、天麻、菊花；心中烦热，口苦甚者可加栀子、丹皮、夜交藤、远志。

四、饮食与进补

1. 饮食原则

（1）结构要合理　多食蔬菜、水果，以补充足够的维生素和纤维素，也助于促进消化功能。肝脏功能减退时常常影响脂肪代谢，所以很多慢性肝炎患者合并有肝炎后脂肪肝。因此饮食要低脂肪、低糖（过多的糖进入人体内易转化为脂肪）、高蛋白。高蛋白饮食要包括植物和动物蛋白，如豆制品、牛肉、鸡肉、鱼肉等，动植物蛋白质要各半搭配。摄入蛋白质在消化后被分解为氨基酸才能吸收，然后在肝脏制造成人类最重要的肌肉和血液成分的蛋白质。人体有 8 种氨基酸自身不能制造，一定要由外源供给。当动植物蛋白质每天各半搭配、均衡提供时，可弥补各自的不足，明显增加蛋白质的利用率。适量的植物蛋白质能抑制动物性脂肪量，减低对动脉硬化的影响，保证必需氨基酸的充分吸收利用。挑食对肝病康复是不利的。

（2）食量要恰当　肝病消化功能减弱，进食过饱常导致消化不良，也加重肝脏负担。吃饭八成饱最好，暴饮暴食对肝脏、胃肠功能都不利。

（3）饮食清淡　炒菜应清淡，少放油，少食生冷、刺激性食品，戒烟戒酒。

2. 食疗方

（1）车前茵陈公英汤

取鲜车前叶、鲜蒲公英、鲜茵陈各 50g，洗净加水煎取一大碗，去渣加冰糖稍炖即成。每次服用 100～200 毫升，每日 2 次。可用于急性黄疸性肝炎降酶、退黄。该汤制作时，还可选加马齿苋、马兰、红枣、绿豆等。

(2)玉米须煲蚌肉

取玉米须(干鲜均可)30～60g，蚌肉120～200g，西瓜皮(翠绿部分)200g，洗净以沙锅煲汤，随餐饮汤。可用于肝炎黄疸、胆囊炎等。

(3)归参三七炖子鸡

取童子鸡一只洗净，腹腔内装党参15g，三七15g，当归15g，枸杞子15g及葱、姜、蒜、黄酒、盐各适量，放沙锅内加清水炖烂，食肉喝汤。可用于慢性肝炎气血不足者。制作时也可加生黄芪15g；可清蒸、切块罐焖；也可选乌鸡、鲫鱼、鲤鱼、猪肝等。

(4)丹参烧田鸡

取田鸡400g去皮及内脏洗净，以少许植物油、葱、姜、丝、黄酒过油备用。另用丹参20g，草蔻3g，陈皮6g，三七6g清水煮后兑入田鸡中，加酱油、盐等调味品同焖烧，加少许白糖收汁。可用于慢性肝病有血瘀、出血者，具有理气活血、养血止血的功效。

(5)精炖甲鱼

取甲鱼一只去肠杂及爪甲，加枸杞子、淮山药、女贞子、熟地各30g、黄芪15g，大枣10枚，入沙锅加水适量烧开，加料酒、盐、生姜，改小火炖2小时。食肉、大枣和山药，喝汤。用于慢性肝炎，早期肝硬化。具有补肾益肝、滋阴养血的作用。

(6)板蓝根煨红枣

板蓝根30g，红枣20枚。先将板蓝根洗净，切片后放入纱布袋，扎口，与洗净的红枣，同入沙锅，加水浸泡片刻，中火煨煮30分钟，取出药袋，即成。早晚2次分服。本食疗方适用于各型病毒性肝炎。

(7)香附陈皮茯苓茶

炒香附10g，陈皮10g，茯苓30g，山楂20g，红糖20g。将陈皮、茯苓洗净后，晒干或烘干，切碎，研成细末，备用。炒香附、山楂洗净，切成片，放入纱布袋中，扎口，放入沙锅，加水浸泡片刻，先用大火煮沸。调入陈皮、茯苓粉末，搅和均匀，改用小火煨煮 30 分钟，取出药袋，调入红糖，小火煨煮至沸即成。早晚 2 次分服，代茶，频频饮用。本食疗方对肝脾不调型病毒性肝炎尤为适宜。

(8)枸杞当归煲鹌鹑蛋

枸杞子 30g，当归 30g，鹌鹑蛋 10 个。将当归洗净，切片，与拣净的枸杞子、鹌鹑蛋同入沙锅，加水适量，煨煮 30 分钟，取出鹌鹑蛋，去壳后再回入锅中，小火同煨煲 10 分钟，即成。早晚 2 次分服，当日吃完。本食疗方对肝阴不足型病毒性肝炎尤为适宜。

(9)首乌枸杞肝片

制何首乌 20g，枸杞子 20g，猪肝 100g。先将制何首乌、枸杞子洗净，放入沙锅，加水浸泡片刻，浓煎 2 次，每次 40 分钟，合并 2 次煎液，回入沙锅，小火浓缩成 50 毫升，配以水发木耳、嫩青菜、葱花、蒜片，加适量料酒、酱油、姜末、精盐、味精、香醋、水淀粉，将猪肝(切片)熘炒成首乌枸杞肝片。佐餐当菜，随意服食，当日吃完。本食疗方对肝阴不足型病毒性肝炎尤为适宜。

表 8-10　病毒性肝炎的辨证论治

证型			治法	方药
急性黄疸型肝炎	阳黄	湿热兼表	清热化湿，佐以解表	麻黄连翘赤小豆汤
		热重于湿	清热利湿，佐以泻下	茵陈蒿汤
		湿重于热	利湿化浊，佐以清热	茵陈五苓散
		胆腑郁热	泄热化湿，利胆退黄	大柴胡汤
	急黄		清热解毒，凉血开窍	犀角散
	阴黄	寒湿证	健脾和胃，温化寒湿	茵陈术附汤
		脾虚证	补养气血，健脾退黄	小建中汤